妇产科疾病诊治要点与护理技术

主编　张菲　王英　李传瑞　段冬云　李芳　孙娟

上海科学技术文献出版社

图书在版编目（CIP）数据

妇产科疾病诊治要点与护理技术 / 张菲等主编．上海 ：上海科学技术文献出版社， 2024. -- ISBN 978-7-5439-9225-2

Ⅰ．R71

中国国家版本馆 CIP 数据核字第 2024CZ6546 号

责任编辑： 王　珺

妇产科疾病诊治要点与护理技术

FUCHANKE JIBING ZHENZHI YAODIAN YU HULI JISHU

张　菲　王　英　李传瑞　段冬云　李　芳　孙　娟　主　编

出版发行：上海科学技术文献出版社

地　　址：上海市长乐路746号

邮政编码：200040

经　　销：全国新华书店

印　　刷：北京兰星球彩色印刷有限公司

开　　本：787*1092　1/16

印　　张：17.75

字　　数：24万字

版　　次：2024年9月第1版　2024年9月第1次印刷

书　　号：ISBN 978-7-5439-9225-2

定　　价：148.00元

http://www.sstlp.com

《妇产科疾病诊治要点与护理技术》编委会

主　编

张　菲　枣庄市妇幼保健院

王　英　枣庄市妇幼保健院

李传瑞　枣庄市妇幼保健院

段冬云　枣庄市妇幼保健院

李　芳　菏泽市牡丹区都司镇中心卫生院

孙　娟　枣庄市市中区齐村镇卫生院

副主编

李文慧　山东中医药大学第二附属医院

葛明秀　枣庄市立医院

付大引　枣庄市妇幼保健院

黄礼云　山东中医药大学第二附属医院

赵瑞莲　枣庄市妇幼保健院

万召华　枣庄市妇幼保健院

前 言

当今医学领域，妇产科作为守护女性健康与生命延续的重要学科，其疾病诊治与护理技术的不断进步，直接关系到母婴安全及生活质量的提升。随着医学研究的深入和临床经验的积累，妇产科疾病的诊疗策略与护理模式也在不断更新与优化。在此背景下，《妇产科疾病诊治要点与护理技术》一书应运而生，旨在为妇产科临床医护人员提供一部全面、系统且实用的参考书籍。

本书汇聚了妇产科领域的最新研究成果与临床实践精华，围绕妇产科常见疾病，从基础到临床，从理论到实践，进行了全面而深入的剖析。我们深知，在繁忙的临床工作中，快速准确地把握疾病诊治的关键点，以及实施有效的护理措施，对于提高诊疗效率、改善患者预后至关重要。因此，本书特别注重内容的条理性、重点的突出性以及实用性和逻辑性，力求使读者能够在短时间内掌握妇产科疾病诊治与护理的核心知识。

在编写过程中，我们坚持科学严谨的态度，每一种疾病均从概念界定出发，详细描述了其临床表现、检查方法、诊断标准、鉴别诊断要点，进而深入到治疗原则与具体治疗技术，以及与之紧密相关的护理技术。我们不仅关注疾病治疗的直接效果，更强调个体化治疗方案的制定与人文关怀的融入，力求实现治疗效果与患者满意度的双重提升。

本书不仅适用于妇产科专业的初级临床医师、实习医师及医学生，作为他们学习和掌握妇产科疾病诊治基本技能的重要工具；同时，也为中高级医师提供了丰富的临床案例与诊疗思路，有助于其在复杂病例处理中做出更加精准的决策。此外，书中关于护理技术的详细介绍，也为妇产科护理人员提供了宝贵的实践指导，有助于提升整体护理服务质量。

目　　录

第一章　妊娠期黄疸

妊娠期黄疸（jaundice in pregnancy）是妊娠期较为常见的疾病。20 世纪 80 年代我国纪克宁报道的妊娠期黄疸发生率为 0.066%，国外文献报道，妊娠黄疸的发生率为 1：429，且大多数为初产妇，病因以妊娠期合并症及与妊娠有关的疾病有关，其中妊娠合并病毒性肝炎占首位，妊娠期肝内胆汁淤积症占第二位。另外，妊娠期急性脂肪肝、妊娠期高血压疾病引起的 HELLP 综合征均可直接引起不同程度的肝细胞损害，导致妊娠期黄疸，起病急、病程短，严重危及母儿的安全。及时发现妊娠期黄疸的病因，做出正确诊断，是十分必要的。

第一节　妊娠合并病毒性肝炎

病毒性肝炎是由肝炎病毒引起的全身性传染病，主要累及肝脏，是严重危害人类健康的传染病，当前已明确的病原有 5 种：甲型（HAV）、乙型（H1BV）、丙型（HCV）、丁型（HDV）及戊型（HEV）肝炎病毒。甲、戊型肝炎以肠道（粪口）途径传播为主，其他三型主要通过输血、注射、皮肤破损、性接触等肠道外途径感染。孕妇在妊娠任何时期都可被感染，其中以乙型肝炎最为常见。孕妇肝炎的发生率约为非孕妇的 6 倍，而急性重型肝炎为非孕妇的 66 倍，是我国孕产妇主要死亡原因之一。

（一）病因与发病机制

1.肝炎病原体及其特征

（1）甲型肝炎（HA）　甲型肝炎是由甲型肝炎病毒（HAV）引起的急性肝脏疾病，HAV 是一种微小核糖核酸（RNA）病毒，分类为小 RNA 科肠道病毒属 72 型。只有一种血清型。病毒存在于受感染的人或动物的肝细胞胞质、血清、胆汁和粪便内，增殖部位主要在肝细胞的胞质内，通过胆汁从粪便排出体外。对外界抵抗力较强，能耐酸（pH 3.0），耐乙醚（4℃12h 稳定），耐热（50℃60min），耐寒（-20℃数年），但 100℃5min、氯仿 1mg/L 30min，紫外线照射 1h、甲醛 1：400 37℃ 72h 均可灭活。HAV 不像其他肝炎病毒，很易在组织培养中生长。

甲型肝炎经消化道途径传播，病人或亚临床感染者的粪便污染食物、饮水、用具等均可引起传播。人类对 HAV 普遍易感，感染后可获得持久的特异性免疫力，防止再感染，但不能防止其他型肝炎病毒的侵袭。

（2）乙型肝炎（HB） 乙型肝炎病毒（HBV）又称 Dane 颗粒，为嗜肝 DNA 病毒组中一个成员。其完整病毒略呈球形，直径 42nm，双层结构，由外壳蛋白和核心成分组成，外壳直径 713m，核心直径 27nm，外壳蛋白含有表面抗原（HBsAg）和前 s 基因的产物；即前 S 基因 1（Pre-S1）和前 s 基因 2(Pre-S2)。核心部分结构复杂，包括核心抗原（HBcAg）、e 抗原（HBeAg）、DNA 及 DNA 多聚酶，均为乙型肝炎病毒复制部分。电子显微镜检查乙型肝炎感染者血清，可见三种颗粒形态，为数最多的是直径 22nm 的小球形或管形颗粒，其抗原性与 HBV 的外壳相同，故认为是 HBV 过剩的外壳蛋白。另一种为 42nm 的大球形病毒颗粒。血清中小球形与管形颗粒数量远远超过大球形颗粒，其比例为（100～1000）：1。

①表面抗原（HBsAg）：为 HBV 的主要外壳蛋白，是一种复合抗原，现已鉴定出许多不同的 HBsAg 亚型决定簇，它们的一个共同抗原决定簇是 a 抗原，亚型决定簇 d 和 y、w 和 r 互为等位基因，互相排斥。因而分为四个主要亚型：adw、adr、ayw 和 ayr。这些 HBsAg 亚型为评价乙型肝炎感染的传播，可提供流行病学的标志。HBsAg 具有免疫原性，可以刺激机体产生相应抗体。它可出现于胞质及细胞膜而不见于核内。

②核心抗原：完整的 42nm 的病毒颗粒，能被缓和的去污剂将其外壳裂解，

分离出 27nm 的核心颗粒。这种赤裸的核心颗粒不在血清中循环。在核心表面表达的抗原，称为乙肝核心抗原（HBcAg），其相应的抗体为乙肝核心抗体（抗体 HBc）。HBcAg 与 HBsAg 无交叉反应，可见于肝细胞的核中，HBcAg 在肝细胞核内形成后，从核膜孔来到胞浆并进入内质网内，装配表面抗原，形成 Dane 粒子。由于循环内 HBcAg 外面包裹 HBsAg，以及少量游离的 HBcAg 可转化为 HBeAg 或被抗 HBc 结合形成免疫复合物，因此用一般方法不能从患者的血清中测得 HBcAg，只有在肝细胞细胞核和直接从 Dane 颗粒中才能检出。

③e 抗原（HBeAg）：HBeAg 是一种可溶性非微粒状的抗原，仅在 HBsAg 阳性血清中才能发现此抗原，多数证据提示 HBeAg 是核心抗原的亚成分，或是核心抗原破裂的产物。e 抗原阳性提示体内病毒在复制，持续阳性易发展为慢性肝炎。

④脱氧核糖核酸（DNA）：核心中的 DNA 主要为双链，部分为单链，它有 3200 个核苷酸，其内还有去氧核糖核酸多聚酶，指引 HBV-DNA 的复制与修复，在体外多聚酶能修补单链 DNA 的裂隙，使之成为双链的 DNA。

现有电镜资料提示核心抗原（HBcAg）是根据病毒的基因组所决定，在胞浆的核糖核蛋白体内合成，然后又进入核内参与核心的组装。e 抗原也是在胞浆内合成后进入核内。进入核内的核心抗原和 e 抗原，同核内的 DNA 及 DNA 聚合酶共同组装为核心。核心再次经核膜孔进入胞浆中粗面内质网，经该处的表面抗原包被后形成完整的乙型肝炎病毒。

乙型肝炎的传染源是 HBsAg 阳性者的血液。实验证明 HBsAg 阳性且 HBeAg 阳性血液，其 10^{8}ml 即可感染本病。因此可通过输血、血浆、血制品或使用污染病毒的注射器针头、针灸用具、采血用具而发生感染。HBsAg 除存在于血清外，还可在唾液、尿液、胆汁、乳汁、汗液、羊水、月经血、精液、阴道分泌物、胸腹水等中检得。其中唾液在传播中尤其重要。此外母婴垂直传播也为主要途径，其方式有子宫内经胎盘传播、分娩时通过软产道接触母血或羊水传播、产后接触母亲唾液或喂母乳传播。

（3）丙型肝炎（HC）HC 曾称为肠道外传播的非甲非乙型肝炎，病原是丙型肝炎病毒（HCV），属披盖病毒科，为有包膜、单股正链 RNA 病毒。

HCV 主要通过输血、输血制品、注射、母婴传播等途径传播。家庭生活接触及异性接触，并非 HCV 常见的传播途径。

（4）丁型肝炎（HD）丁型肝炎病毒（HDV）又称δ因子，是一种缺陷的嗜肝 RNA 病毒，必须同时依赖于 HBV 的存在，随 HBV 引起肝炎，即丁型肝炎。HDV 有完整的病毒结构，直径 38nm，为一含 1678 个核苷酸的环状分子。病毒粒子含 HDAg 和 HDV-RNA，HDV-RNA 没有复制 HDV 外壳所需的基因密码，是一种缺陷病毒。在人类它只能存在于 HBV 感染者中，利用 HBV 复制中产生的 HBsAg 等装配在 HDAg 和 HDV-RNA 外部，组合成 HDV 颗粒，因此 HDV 既能与 HBV 同时引起感染，也能传染给已感染 HBV 的患者。

HDV 的传播方式与 HBV 基本相同，是经血或注射途径传播，与 HBV 相比，HDV 的母婴垂直传播少见，而性传播相对重要。

（5）戊型肝炎（HE）HE 既往称流行性或肠道传播的非甲非乙型肝炎。病原为戊型肝炎病毒（HEV），直径 27～38nm 球形颗粒，表面有圆形突起和缺口，无外壳。在蔗糖梯度中沉降系数为 183s，病毒基因组为正链单股 RNA。本病毒不稳定，在 4℃下保存易裂解，在。Mg^{2+}或 Mn^{2+}存在下可保存其完整性。在 pH 呈碱性的环境中较稳定。HEV 主要通过人类肠道途径感染。

2.肝炎与妊娠的相互影响

（1）病毒性肝炎对妊娠的影响

①对母体的影响：妊娠早期合并病毒性肝炎，可使妊娠反应加重。发生于妊娠晚期，则妊娠期高血压疾病的发生率增高，可能与肝病时醛固酮灭活能力

下降有关。分娩时因肝功能受损，凝血因子合成功能减退，产后出血率增高。若为重症肝炎，常并发DIC，出现全身出血倾向，直接威胁生命。据报道妊娠合并病毒性肝炎时孕妇死亡率为18.3%，明显高于非孕期肝炎对照组的5.6%。

②对胎儿的影响：妊娠早期患肝炎，胎儿畸形率约增高2倍。近年来连续研究指出病毒性肝炎和Down综合征的发病密切相关。肝炎孕妇发生流产、早产、死胎、死产和新生儿死亡均较非肝炎孕妇高。新生儿死亡率明显增高。妊娠期并发病毒性肝炎，新生儿可通过母婴垂直传播而感染，尤以乙肝病毒为甚。

③母婴传播

a.甲型肝炎：HAV能否通过母婴传播，目前尚缺乏证明。一般认为HAV经粪口传播，不会通过胎盘或其他途径传给胎儿。但近年来国外资料报道，妊娠晚期患急性甲肝可引起母胎传播。这可能是胎儿在分娩过程中，暴露于污染的母体血液或粪便的结果。

b.乙型肝炎：不同地区母婴传播状况不同。在东南亚地区母婴传播极为普遍，据报道每年新发病人中35%～40%是由于围生期传播造成的，而在北美与西欧围生期传播并不常见。乙肝的母婴传播途径可分下列三个方面：

i.宫内传播：HBV通过胎盘屏障的机制尚不清楚，多数学者认为由于胎盘屏障受损或通透性改变引起母血渗漏而造成。Wong等曾提出宫内传播的诊断标准：①脐血或出生后第三天婴儿静脉血存在抗-HBcIgM，由于IgM不能通过胎盘，提示婴儿近期有HBV感染；②出生后第三天静脉血HBsAg水平高于脐血水平，往往说明婴儿本身有病毒的复制；③出生时婴儿注射乙肝高效价免疫球蛋白（HBIG），由于HBsAg可被被动免疫的HBs抗体所中和，如第三天静脉血中存在HBsAg，无论水平高低都意味宫内感染。但抗-HBeIgM是否可以判断HBV宫内感染，尚无定论。

影响宫内传播的因素：①妊娠后期患急性肝炎的孕妇易传播给胎儿。Tong

报告孕 12 周前急性 HBV 感染妇女出生之婴儿无一例 HBsAg 阳性。孕 28 周后或产褥期患急性 HB 时，75%婴儿 HBsAg 阳性。②合并 e 抗原阳性，因 e 抗原体积小，且不为 HBs 抗体束缚，易于通过胎盘，母婴宫内传播危险大。③羊水中存在 HBsAg。有报道羊膜腔穿刺检测羊水中 HBsAg，其阳性率为 26%，以合并 e 抗原阳性孕妇为高。凡羊水阳性者，其出生的婴儿在第一月龄时 HBsAg 均阳转。

Ⅱ. 产时传播：根据目前资料，分娩期感染是 HBV 母婴传播的主要途径，占 40%～60%。新生儿脐血 HBsAg 阳性，3 个月内转为阳性，这与肝炎的潜伏期相符合。由于阴道分泌物 HBsAg 阳性率较羊水阳性率高，产时新生儿通过产道时吞咽含 HBsAg 的母血、羊水、阴道分泌物，或在分娩过程中因子宫收缩使胎盘绒毛血管破裂，母血渗漏人胎儿血液循环，只要有 8～10ml 母血进入胎儿即可使乙肝传播。

影响产时传播因素：①孕妇 e 抗原阳性，据研究 e 抗原阳性携带者的阴道分泌物，96%存在 HBsAg，其所分娩的新生儿的胃液中 90%阳性；②产程超过 9h 脐血阳性率高，因产程长短与母儿间血液交流成正比；③HBsAg 滴定度越高，母儿传播可能性越大。

iii. 产后传播：主要通过母婴接触使病毒感染新生儿。主要与接触母亲唾液及母乳喂养有关。

我国 HBsAg 阳性携带者约 1／3 来源于母婴传播，2／3 来源于幼年的水平传播。婴儿 T 细胞功能没有完全发育，对 HBsAg 有免疫耐受，容易成为慢性携带状态，以后容易发生肝硬化和原发性肝癌。

c. 丙型肝炎（HC）：根据对 HCV 研究资料，大多数人认为 HCV 能在母婴之间垂直传播。晚期妊娠时患 HC，2／3 发生母婴传播，其中 1／3 以后发展为慢性肝病，这些小孩除转氨酶增高外无其他临床表现。另外，孕妇为静注毒品成瘾者和 H1V 感染者是导致 HCV 围生期传播的危险因素。

HDV 的母婴垂直传播比较少见，主要见于 HBeAg 阳性的孕妇。HEV 的母婴传播国内尚未见报道。

（2）妊娠对病毒性肝炎的影响 妊娠期新陈代谢率高，营养物质消耗多；胎儿的代谢和解毒作用要依靠母体肝脏来完成；另孕期内分泌变化所产生的大量性激素，如雌激素需在肝内代谢和灭活。分娩时的疲劳、出血、手术和麻醉这些均加重了肝脏的负担，故妊娠期间容易感染病毒性肝炎，或易促使原有的肝病恶化。孕妇患肝炎时病情较非孕时为重，且妊娠期越晚，越易发生重症肝炎。但近 20 年，欧美文献强调妊娠并不增加肝炎的发病率，肝炎病情的严重性也与妊娠本身无关。而发展中国家的资料仍认为妊娠时患肝炎预后差，特别晚期妊娠如伴发急性肝炎、重症肝炎病死的机会远比非妊娠期肝炎患者为多。如孕晚期患戊肝，孕妇病死率可达 10%～20%。

（二）病情分析

1. 甲型肝炎（HA） HA 较多发生于秋冬季，潜伏期为 2～6 周，平均 28 日。临床表现和病程极不一致，大多数病例临床表现或许不明显，特别是儿童。一般以不适、乏力及胃食欲缺乏起病，常伴有畏寒、发热，并有头痛、全身酸痛等流感样症状，多数可有恶心、呕吐、腹部不适，上腹或右上腹疼痛、腹胀、便秘。上述症状多半在起病后 24～48h 内先后出现，少数可有肝大，血清转氨酶活力迅速上升。起病后 3～10 日，尿色变深如浓茶，继而巩膜及皮肤出现黄疸。此时胃肠道症状好转，但黄疸日益加深，约历 1～2 周达高峰，心率常缓慢，部分病人有皮肤瘙痒，大便可呈黏土色，轻症除黄疸外无其他重要症状和体征。较重者肝脏肿大达肋下 2～3cm，质中等，有不同程度的叩痛和触痛，脾脏轻度肿大，黄疸持续 2～6 周或更长。此后黄疸消退，病人食欲和精神好转，肝脾逐渐缩小，肝区叩、触痛消失，肝功能逐渐恢复正常。持续 2～4 周。

甲型肝炎的发病过程可无黄疸。潜伏期与黄疸型相同，临床表现除无黄疸外，其他与黄疸型基本相似。一般认为病情较轻、病程较短，隐性感染更为多见。当病变累及肝内小胆管，出现梗阻性黄疸的表现称淤胆型。因其肝坏死程度及肝实质细胞损害不甚显著，故临床经过及预后良好。

甲型肝炎可演变为重型肝炎，但发生率远较乙型肝炎为少。此型起病急骤，黄疸迅速加深，病情日渐加重，出现频繁恶心、呕吐、腹胀、呃逆等严重消化道症状，病人极度乏力，有出血倾向，肝脏缩小及行为异常、意识障碍等昏迷前期表现。肝功能严重损害、凝血酶原时间明显延长、胆碱酯酶活力明显降低。

2. 乙型肝炎（HB） HBV 感染人体后可造成急性、慢性肝炎和无症状携带者，少数可并发重型肝炎。我国以无症状携带者为最多见，估计在 1.2 亿左右。乙型肝炎较多发生于 20～40 岁的青壮年。人体感染乙型肝炎病毒（HBV）后，所引起的肝脏和其他脏器病变，以至于疾病的发生、发展，并非病毒本身所致，而与人体的免疫状态有一定关系。免疫反应强烈的病人可能发生急性重型肝炎，细胞免疫功能低下者，感染 HBV 后易演变成慢性肝炎。

(1)急性乙型肝炎 临床经常见到的乙型肝炎与甲型肝炎相似，有黄疸型、无黄疸型及胆汁淤积型，二者从症状和体征方面较难鉴别，但乙肝潜伏期较长，为 1～6 个月。起病常比较隐匿，前驱症状大多不明显，多数病人无发热，很少有高热。在前驱期部分病人有皮疹、荨麻疹、血管炎、关节痛、肾小球肾炎等。无黄疸型肝炎比黄疸型多见，可达 60%～80%。血清 ALT 和 AST 上升较慢，恢复也较慢。病程较甲型肝炎长，一般至少需 3 个月或更长时间才能恢复。淤胆型以梗阻性黄疸为主要表现，有乏力、皮肤瘙痒、肝大、大便呈灰白色，但消化道症状较轻，全身情况尚好，无体重减轻和贫血现象。肝功能异常示直接胆红素、AFP、胆固醇增高，血清转氨酶接近于正常。黄疸可持续数月至 1 年以上，大多数病人可恢复，仅少数发展为胆汁性肝硬化。

(2) 慢性乙型肝炎 我国的慢性乙型肝炎是在新生儿或婴幼儿期感染，在成年期出现症状或肝功能异常而被发现。而在成人期感染者，转慢性者一般5%左右。临床上有乏力、食欲不振、腹胀、肝区痛等症状。也可无症状，仅偶然发现肝功能异常。肝脏可有轻度肿大。乙型慢性活动性肝炎病人可有面色灰黑、皮肤痤疮、肝大质地偏坚、脾肿大、皮肤黏膜出血倾向、蜘蛛痣、肝掌等体征。

（3）重型肝炎乙型肝炎约1%～5%可并发重型肝炎，以亚急性重型居多，而急性重型肝炎（急性重型肝炎）较少，在乙型慢性肝的基础上发生重型肝炎相当常见。

①急性重型肝炎：也称急性重型肝炎，急性黄疸肝萎缩或急性坏死性肝炎。通常以急性黄疸型肝炎起病，病情在10日内迅速恶化，出现精神神经症状，如嗜睡、烦躁、谵妄，定向力和计算力障碍，神经错乱、昏迷、抽搐等。黄疸迅速加深，肝脏迅速缩小，有肝臭。病人还常伴有明显出血倾向，多数病人有脑水肿，可有肝肾综合征、尿少、尿闭及氮质血症等。肝功能损害严重，血清胆红素171mol／L（10mg／dl）以上，凝血酶原时间显著延长，为正常值的0.5倍以上，胆碱酯酶降低。

②亚急性重型肝炎：亦称亚急性重型肝炎。临床症状与急性重型肝炎相似，但起病后10天以上才出现。主要症状有高度乏力、食欲明显减退和顽固的恶心、呕吐，严重的腹胀，同时黄疸急剧加深。病情进一步发展，病人常出现明显的腹水和出血倾向，晚期则出现肝昏迷、肝肾综合征而死亡，或发展为坏死性肝硬化。

③慢性重症肝炎：又称慢性肝炎亚急性重型肝炎，乃在慢性活动性肝炎或肝硬化的基础上发生的亚急性重症肝炎，故临床表现基本上与亚急性重症肝炎类似，同时又有慢性活动性肝炎或肝硬化的各种表现，如脾大、肝掌、蜘蛛痣、食管静脉曲张等。

（4）无症状HBsAg携带者　指HBsAg持续阳性，无明显症状，且肝功能正常者。实际上如作肝活检，至少有10%～20%（有的报告高达50%～80%）患者之肝脏有不同程度的病变，包括非特异性炎症、慢性迁延性肝炎、慢性活动性肝炎或肝硬化。

3. 丙型肝炎（HC）　丙型肝炎潜伏期为2～26周，输血后丙肝潜伏期较短2～16周（与感染病毒量多少有关）。临床表现与乙肝无特异性区别。但丙肝症状常轻微，转慢率高，重症病例少见。症状以明显乏力、食欲不振为主。血清胆红素平均值及黄疸持续时间较乙肝（HB）者为低和短。ALT最高峰平均值也较HB者为低。急性期亦可有肝外表现，如关节炎、皮疹、肾小球肾炎和结节性小动脉炎等。本病病程较长，一般需经3～6个月左右或更长时间，转氨酶和肝功能试验恢复正常。有人认为急性期ALT增高呈双峰或多峰者转慢性倾向大。HcV感染极易慢性化，慢性率高达50%以上，最后发展为肝硬化和肝癌。

4. 丁型肝炎（HD）　因仅在HBV感染者才能发生HDV感染，故HDV感染的临床表现决定于伴随的HBV感染。

（1）同时感染潜伏期4～20周，与典型的急性重型肝炎一样，有乏力、厌食、尿深、黄疸、腹痛、肝痛和肝大，但发生暴发型肝炎的较多，高达5%。部分病人可出现双相的经过，于临床和转氨酶恢复后2～4周后再度异常。疾病初期HDV抗原血症常伴第一个ALT高峰，第二个ALT高峰恰是抗一HD阳转时。此型约64%~92%患者痊愈，5%转为慢性。

（2）重叠感染在原有HBV感染基础上重叠感染HDV，临床上可表现为急性、慢性和重型肝炎。其演变情况取决于原有的肝脏损害。绝大多数（70%～90%）原有病加重，进展至慢性肝炎和肝硬化。无症状HlBsAg携带者可表现为急性发作，病情常较重。发生急性重型肝炎者高达10%。重叠感染者大部分（70%）呈持续感染，特别是原先系慢性肝病者而表现为慢性进行性肝病，仅少数患者回到原来HBV感染状态。

5. 戊型肝炎（HE）　HEV 感染后可表现为临床型和亚临床型。成人临床型感染较为多见，儿童多为亚临床感染。潜伏期约为 2～8 周。临床表现与甲型肝炎相仿。病程一般为 4~8 周，不发展为慢性。孕妇患本病死亡率高达 10%～20%。

（三）诊断要点

妊娠期病毒性肝炎的诊断比非孕期困难，尤其在妊娠晚期，因可伴有其他因素引起的肝功能异常，故不能单凭 ALT 升高作出诊断，而应根据流行病学详细询问病史，结合临床症状、体征及实验室检查进行综合判断。

1. 病史　有与病毒性肝炎患者密切接触史，或有输血、注射血制品史等。

2. 临床表现　出现不能用妊娠反应或其他原因解释的消化道症状，如食欲减退、恶心、呕吐、腹胀、肝区痛及乏力等。部分患者有畏寒、发热、黄疸及皮肤一过性瘙痒。妊娠早、中期可触及肿大的肝脏，肝区有触痛或叩击痛。妊娠晚期因子宫底升高，肝脏触诊较困难。

3. 实验室检查

（1）周围血象急性期白细胞常稍低或正常，淋巴细胞相对增多，偶可有异形淋巴细胞，但一般不超过 10%，慢性肝炎白细胞常减少。急性重症肝炎则白细胞总数及中性粒细胞百分比均可显著增加。部分慢性肝炎病人血小板可减少。

（2）肝功能试验

①血清酶测定：血清酶的种类繁多，主要检查反映肝实质损害的酶类。根据国内经验丙氨酸氨基转移酶（ALT）较天门冬氨酸氨基转移酶（AST）更灵敏，应用也更广泛，虽然其特异性不强，但如能除外其他引起升高的因素，特别是当数值很高（大于正常值 10 倍以上），持续时间较长时，对肝炎的诊断价值很大。也有人认为 ALT / AST 比值对于鉴别诊断有一定意义，病毒性肝炎时比值为 0.56，梗阻性黄疸时为 1.03，正常人为 1.15。谷胱甘肽-5-转移酶（GST）在重症肝炎时升高最早，有助于早期诊断。果糖-1，6-二磷酸酶是糖原合酶之一，

各型慢性肝炎血清含量明显升高。

②其他：凝血酶原时间及其活动度的测定可用于判定重症肝炎，如注射维生素 K 后仍明显异常，常表示肝细胞组织严重受损，预后不良。此外如胆固醇、胆固醇酯明显降低，亦常提示预后不良，血氨测定有助于肝性脑病的诊断。

4. 血清学及病原学检测

（1）甲型肝炎

①病原学检查：在潜伏期后期和急性早期，可检测到 HAV 病毒与抗原。

②血清学检查：测定抗 HAV 抗体，常用 RIA 和 EIA 法，可分别测定抗 HAV-IgM 和抗 HAV-IgG 抗体。抗 HAV-IgM 急性期病人发病第一周即可阳性，1～2 个月抗体滴度和阳性率下降，于 3～6 个月后消失，因此对早期诊断十分重要，特异性高。抗 HAV-IgG 在急性期后期和恢复早期出现，持续数年或以上，主要用于了解过去感染情况及人群免疫水平，对流行病学调查更有意义。

（2）乙型肝炎

①HBV 抗原一抗体的测定：人体感染 HBV 后，血液中可出现一系列的 HBV 有关的血清学标志，可作为临床诊断和流行病学调查的指标。常用的标志有 HBsAg、HBcAg 和 HBeAg 及其抗体系统。

a. HBsAg 与抗一 HBs 的检测：HBsAg 阳性是 HBV 感染的特异性标志，其滴定度随病情恢复而下降，慢性肝炎、无症状携带者可长期检出 HBsAg，但 HBsAg 的滴度与病情无平行关系。HBsAg 为病毒表面外壳，无传染性。血清中抗体 HBs 阳性，提示有过 HBv 感染，它是一种保护性抗体，血清中出现阳性表示机体有免疫力，不易再次得乙型肝炎。此外，接种乙型肝炎疫苗后，检测抗一 HBs 是评价疫苗效果的重要标志之一。

b. HBeAg 与抗一 HBe 的检测：由于 HBeAg 是核心抗原的成分，其阳性和滴度常反映 HBV 的复制及判断传染性的强弱。急性乙肝时 HBeAg 呈短暂阳性，如持续阳性提示转为慢性，在慢性 HBV 感染时，HBeAg 阳性常表示肝细胞内有 HBV 活动性复制；当 HBeAg 转阴，伴抗 HBe 转阳常表示 HBV 复制停止。抗 HBe 出现于急性乙肝的恢复期，可持续较长时期。抗-HBe 的出现意味着血清中 Dane 颗粒少或无，传染性低。

c. HBcAg 与抗-HBc 的检测：应用电镜和免疫酶染色技术可检出肝细胞核内的 HBcAg。HBcAg 阳性表示 HBV 在体内复制，反映血清中 Dane 颗粒数量与 DNA 多聚酶关系密切。抗 HBc 包括抗 HBc 总抗体、抗 HBcIgM 和抗 HBcIgC。抗 HBc 出现于急性乙型肝炎的急性期，恢复后可持续数年或更长，滴度则逐渐下降。慢性 HBV 感染者，抗 HBc 持续阳性。单项抗 HBc 阳性表示过去可能感染过 HBV，需与其他标志结合起来判断，分别测抗 HBcIgM 和 HBcIgG 更有意义。急性乙肝病人抗 IgM 呈高滴度阳性，特别对于 HBsAg 已转阴性的病人（“窗口期”），抗 HBcIgM 阳性可确诊为急性乙肝。抗 HBclgG 出现时间较迟于 HBCIgM，主要见于恢复期和慢性感染。

d. 前 S1、前 S2 和 PItSA 受体（与多聚人血清白蛋白结合的能力）均为 HBV 的外壳蛋白，其阳性率和滴定度与 HBAg 滴度、HBeAg、HBV-DNA 呈正相关，可作为 HBV 感染的新标志。血清中前 S1 抗体阳性是急性乙型肝炎早期诊断指标，因抗一前 S1 在乙肝潜伏期出现，前 S2 抗体在病毒复制终止前出现，故血清中抗一前 S2 是肝炎恢复期的指标。

②病毒标志

a. HBV-DNA 的检测：应用 DNA 分子杂交和 PCR 技术测定。HBV-DNA 阳性表示体内有 HBV 复制，对本病确诊和抗病毒药物疗效考核有参考意义。

b. DNA 多聚酶的检测：为 HBcAg 核心成分，DNA 多聚酶（DNAP）阳性为 HBV 存在的直接标志之一，并表示体内病毒在复制。

（3）丙型肝炎　目前 HCV 体外培养系统还没建立，还不知道 HCV 抗原的全部免疫学特征，并由于病毒变异和血清标志水平低微，故HCV的检测困难。血清抗原低于现行方法的可检fB水平，只能检出抗体。血清中出现HCV抗体可诊断为HCV感染。

（4）丁型肝炎HDV是缺陷性病毒，只能依附HBV感染而复制和表达。而丁型肝炎无特殊临床特征，遇F列情况应考虑：HBsAg携带者急性肝炎发作，急性肝炎有双相转氨酶升高。乙型慢活肝胆无HBV复制，原有乙肝合并重型肝炎或肝衰竭，主要诊断根据血清内病毒RNA、HDAg、抗HDV抗体和肝组织内HDAg和病毒RNA测定。但以血清学方法测抗原和抗体最普遍。

①HDAg：当患急性肝炎时，血清HDAg出现于潜伏期后期和急性期早期，以后很快消失。慢性感染时，用RIA或EIA的检出率极低，但用免疫印渍法测定仍可检出，或当抗HDV出现后转阴，但肝脏内持续有HDAg。

②抗HDV：分别测定HDV-IgM和抗HDV-IgG。急性HDV感染时，临床症状出现数天后，抗HDV.IgM出现阳性，一般持续2~4周，抗HDV-IgG随后阳性。二者抗体的滴度一般不高。慢性HDV感染时，抗HDV-IgM持续阳性，并伴有高滴度的抗HDV。IgG。测定HDV-IgM不仅有助于早期诊断，其滴度的下降和增高，往往表示疾病缓解或进展。

③HDV-RNA：用分子杂交技术、核酸印迹试验或PCR法可测定血清和肝脏内病毒核酸的存在。

（5）戊型肝炎

①粪便病毒检测：从潜伏末期和急性期初期的病人粪便中，急性和恢复期血清处理后，可用免疫电镜检测到病毒样颗粒。

②特异性抗体测定：患者急性期血清内含有高滴度的IgM抗体，在恢复期病人血清内可测出低水平的IgG抗体。

5.关于慢性迁延性及慢性活动性肝炎的诊断　慢性迁延性肝炎（CPH）主要

由 HBV 与 HCV 引起，虽也有其他病因，但难以肯定。肝炎呈非进行性，不发生肝功能衰竭，进展至肝硬化者极为罕见，而慢性活动性肝炎（CAH）是由各种不同病因（包括 HBV、HBV 合并 HDV、HCV、自身免疫、某些药物、乙醇中毒、肝豆状核变性等)引起的疾病,其中最重要与最常见的触发因素可能是 HBV 或 HCV，其特征为持续的肝坏死、活动性炎症与纤维化，引起或并发肝功能衰竭、肝硬化以至死亡。CAH 临床上常易与 CPH 混淆，特别是以隐匿性发病症状不典型的，肝功能损害有时可于一段时间内相对不明显或根本隐蔽，需作较长时间随访观察，必要时作肝穿刺取活组织病理检查，作出准确的诊断与鉴别诊断。

6.鉴别诊断

（1）妊娠剧吐引起的肝损害　妊娠剧吐多见于第一胎孕妇，初为一般早孕反应，但逐日加重，至停经 8 周左右发展为妊娠剧吐。由于反复呕吐和长期饥饿。引起失水、电解质紊乱和代谢性酸中毒，严重者脉搏增速，体温上升，血容量减少，甚至肝、肾功能受损，出现黄疸，血胆红素和转氨酶增高（SB<68.4 μmol / L，ALT 轻度升高），尿中出现酮体、蛋白和管型。但在补足水分，纠正酸碱失衡及电解质紊乱后，病情迅速好转，肝功能可完全复原。目前此症已少见，有时与无黄疸型肝炎可相互混淆，肝炎病毒抗原系统血清学标志可协助鉴别。

(2)妊娠期高血压疾病引起的肝损害　妊娠期高血压疾病的基本病理生理是全身小动脉痉挛，各重要脏器均可累及。当动脉痉挛致肝脏供血障碍可引起肝损害，文献报道发生率为 3%～4.6%。此类患者在肝损前已有水肿、高血压、蛋白尿和肾功能损害。血清中 ALT、AST、碱性磷酸酶、胆红素轻度或中度升高，肝脏可轻度增大及压痛，也可出现腹水，但消化道症状不明显，一旦妊娠结束，可迅速恢复。HELLP 综合征是妊娠期高血压疾病肝损的一种严重并发症，有溶血、转氨酶升高及血小板减少两大特征。临床典型表现为乏力、右上腹疼痛不适。近期出现黄疸、视力模糊。有时并发抽搐、牙龈出血和右上腹严重疼痛，也有呕吐或上消化道出血或便血者。母儿围生期病死率高。故凡是妊娠期高血压疾病患者，均应常规检查血小板及肝功能，以助于早期诊断与治疗。

（3）急性脂肪肝　本病少见，发病率约 1/万，常发生在妊娠 35 周以后的初产妇。其临床表现与急性重型肝炎极相似。早期仅有恶心、乏力、不适等一般症状，伴有黄疸及上腹痛。1～2 周后病情迅速恶化，出现少尿、DIC、肝肾衰竭、肝性脑病、昏迷和休克。化验检查白细胞计数明显升高，血小板减少，凝血酶原时间延长，严重低血糖（<2mmol/L 或 35mg/dl），血清胆红素升高，但尿胆红素可阴性。ALT 升高，但一般不超过 500u，而急性肝炎常在 1000u 左右。B 超可见肝区弥散的密度增高区，呈雪花状强弱不均。正确的诊断应是肝脏组织学检查，肝小叶结构基本正常，中央区肝细胞内充满小的脂肪空泡呈蜂窝状，肝细胞脂肪变性。亚急性重型肝炎肝脏组织学检查大片肝细胞小叶坏死，超声波示密集微波，示波衰减。

（4）妊娠期肝内胆汁淤积症（ICP）　又称特发性妊娠黄疸，是一种在妊娠期出现瘙痒及黄疸为特征的并发症，占妊娠期黄疸的 1/5，发生率仅次于病毒性肝炎。大多数学者认为雌激素升高是产生 ICP 原因，本病有家族性发生的倾向。临床特点是在妊娠中、晚期先出现全身瘙痒，继而发生黄疸，持续至分娩后迅速消失。患者一般情况较好，ALT 及 AST 正常或轻度升高；血清总胆红素升高，一般不超过 85.5～137μmol/L(5～8mg/dl)，呈阻塞性黄疸表现，血中胆酸盐明显升高，可达正常的 10～100 倍，且较症状出现早，具有较大诊断价值。

ICP 对妊娠的影响主要是早产及胎儿宫内窘迫，可导致死胎、死产和产后出血的发生。本病易与妊娠期出现的伴有黄疸的肝病相混淆，应注意鉴别。

（5）药物导致的肝损害　孕妇因服药发生肝损害或（和）黄疸病例较非妊

娠期多，可能与雌激素影响胆红素排泄有关。妊娠期易引起肝损害的药物有氯丙嗪、巴比妥类镇静药、三氯乙烯、氟烷等麻醉药、红霉素、四环素、异烟肼、利福平等。药物性肝损患者均有用药史而无病毒性肝炎接触史，用药后很快出现黄疸和肝损，常伴有皮疹、皮肤瘙痒、蛋白尿、关节痛、嗜酸粒细胞增多，消化道症状较轻，转氨酶轻度升高，停药后多可恢复。必须注意的是妊娠期使用四环素（日使用量>2g）数日，可引起急性脂肪肝、肝肾功能衰竭，有时伴胰腺炎、严重消化道出血、休克和昏迷死亡。

（四）抢救要点

1.预防　预防方法虽因各型病毒性肝炎而有所不同，但均应采取以切断传播途径为重点的综合性预防措施。如重点抓好水源保护、饮水消毒、食品卫生、粪便管理，提高群众卫生知识和素质等对切断甲型、戊型肝炎的传播有重要意义。对乙型、丙型和丁型肝炎的预防重点在于防止通过血液和体液传播，加强各医疗卫生单位消毒隔离制度，防止医源性传播，尤其应严格血液等体液污染物的消毒处理，加强血液制品管理和对献血员进行严格筛选，防止输血后肝炎的发生。孕妇应加强营养，食物要富于蛋白质、糖类和维生素等，以增强抵抗力。同时注意饮食卫生和个人卫生。对有甲肝病人接触史的孕妇，及早（接触后7天内）肌内注射丙种球蛋白2～3ml。孕妇家中有人或其丈夫患急性乙型肝炎时，孕妇可先注射一针乙肝免疫球蛋白（HBIG），并筛查HBsAg、抗-HBS和抗-HBC，三项检查均阴性的患者，可肌内注射乙肝疫苗，按0（开始接种时）、1个月、6个月程序，接种30μg、10μg。凡患病毒性肝炎的育龄妇女应避孕，并以选用避孕工具为妥，可避免某些对肝脏有影响的避孕药物之使用，待症状消失一年后再妊娠。对孕期出现黄疸及ALT升高时，应详细检查，早期诊断，及时隔离和治疗。

2.妊娠期病毒性肝炎的治疗与非妊娠期相同

（1）轻症肝炎的处理

①一般处理：肝炎急性期应卧床休息。慢性肝炎及无症状的乙肝病毒携带者，应适当休息、避免过量活动。禁用对肝功能有损害的药物，如氯丙嗪、巴比妥类等。饮食宜清淡易消化。

②保肝药物：给予大量维生素和葡萄糖，如维生素 B 族、维生素 C、维生素 E、维生素 K 等。维生素 C 能促进肝细胞再生，改善肝功能，维生素 K 有促进凝血酶原、纤维蛋白原和某些凝血因子合成的作用。口服药物如水飞蓟宾（水飞蓟宾）、核苷酸、辅酶 A、辅酶 Q 等。慢性肝炎活动期的患者，可给予 10%葡萄糖液 1000ml 加胰岛素 20u 和氯化钾 2～3g，静脉滴注，2 周为 1 个疗程，亦可用丹参注射液 12～16ml，加入 10%葡萄糖液 500ml 中静脉滴注，2 周为 1 个疗程，对改善肝脏血液循环，促进肝功能恢复有一定作用。还可酌情输新鲜血、血浆和白蛋白，纠正低蛋白血症，改善凝血功能。

③微量元素的补充与纠正：肝脏对许多微量元素的吸收、贮藏和代谢起着重要的调节作用，而在慢性肝病时肝脏对微量元素的调节与代谢均发生显著异常，从而引起体内多种酶系统的代谢障碍或受到抑制，导致体内的一系列代谢紊乱和病理改变，以致更加重慢性肝病的病程。慢性的肝病患者体内铁锌明显缺乏，而铜含量则增高。因此治疗时可补充或纠正微量元素。

④抗病毒治疗：可选用抗乙肝免疫核糖核酸注射液，4mg 肌内注射，1 次 / 日。1 个月后隔日 1 次。3 个月为 1 个疗程。有促进巨噬细胞吞噬病毒之功能。也可选用干扰素 50 万～100 万 u 肌内注射，每日 1 次，3～6 个月为 1 个疗程，可使病毒解体抑制肝炎病毒在体内复制，同时也有促进巨噬细胞吞噬肝炎病毒之作用，但价格昂贵，且肝功能差、转氨酶高、黄疸重和有出血倾向者不宜使用。

⑤中草药：有改善肝细胞功能及临床症状的作用。中药以疏肝理气、清热

解毒、健脾利湿和活血化瘀为主。可用茵陈蒿汤加减、丹栀逍遥散或滋水清肝饮等方剂加减。常用的成药有联苯双酯（滴丸或片剂）、垂盆草冲剂、黄疸茵陈冲剂、肝炎灵针剂、强力宁针剂、云芝多糖胶囊、香菇多糖等。

⑥产科处理

a. 妊娠早期：急性肝炎因是轻症故经保肝治疗后，可继续妊娠。慢性活动性肝炎患者，妊娠后肝脏负担加重，可使病情急性发作，对母婴均有威胁，故宜适当治疗后行人工流产。

b. 中、晚期妊娠：尽量避免终止妊娠，以免手术操作或药物对肝脏的影响。晚期妊娠时应加强孕期监护，行胎动计数、无负荷试验（NST）等检查。积极防治妊娠期高血压疾病，不使其达到延期或过期妊娠。

c. 分娩期：分娩前数日可肌内注射维生素 K_1，每日 20～40mg。产前准备好新鲜血液，做好抢救休克和新生儿窒息的准备。有条件阴道分娩者，应防滞产，缩短第二产程，可行产钳或胎头吸引器助产。胎盘娩出后立即静注缩宫素以减少出血。产后选用对肝脏损害小的广谱抗生素如氨苄西林、头孢菌素等防治感染。

（2）重症肝炎的处理　重症肝炎的病理学基础是肝细胞大量坏死。因此，凡是具有防止肝细胞进一步坏死，促进肝细胞再生作用的药物都有利于病情的恢复。

①保护肝脏

a. 胰高糖素促胰岛素联合治疗：动物实验证实两种药物联合应用对尿毒循环中酶有诱导作用，能改善氨基酸和氨的异常代谢，肝血流量增加 24%，有防止肝细胞坏死和促进肝细胞新生的作用。常用剂量为每日胰高糖素 1～2mg，胰岛素 6～12u 加入 10% 葡萄糖液 500ml 中静脉滴注，2～3 周为 1 个疗程。

b. 人体白蛋白注射液：有促进肝细胞的再生作用，每周 2～3 次，每次 5g，溶于10%葡萄糖液内滴注。

c. 新鲜血浆：有促进肝细胞再生作用，同时含有多种凝血因子及某些免疫因子。血浆置换术治疗急性重型肝炎疗效较好。

d. 门冬氨酸钾镁注射液：可促进肝细胞再生，对降低高胆红素血症，使黄疸消退。因本品含有钾离子，故肝肾综合征出现高血钾时慎用。

②防止和治疗肝昏迷

a. 注意饮食与通便：禁止或减少食物中蛋白质含量，每日应<0.5g / kg，低脂肪，增加糖类，使热量每日维持在6276kJ / d(1500kcal / d)，并予大量维生素。保持大便通畅，减少氨及毒素的吸收，出现便秘宜及时用轻泻剂（如镁乳）。口服新霉素或甲硝唑抑制大肠杆菌，减少游离氨及其他毒素的形成。酸化肠道以减少氨的吸收，可口服乳果糖10mg，每日3次；或白醋30ml加生理盐水60～100ml保留灌肠。

b. 常用抗肝昏迷药物：14氨基酸一800或6氨基酸一520，两者均富含支链氨基酸，不含芳香氨基酸。6氨基酸一520适用于急性重型肝炎肝昏迷，每次250ml，每日2次，与等量10%葡萄糖液，内加L-乙酰谷氨酰胺500mg，串联后缓慢静滴。如神志基本清醒，则减为每日1次，直至完全清醒。疗程一般5～7日，以后改14氨基酸一800，每日500ml巩固疗效。后者适用于预防肝炎肝昏迷及肝硬化肝昏迷。

左旋多巴：应用上述支链氨基酸来取得期待效果时可用左旋多巴100mg加卡比多巴（多巴脱羧酶抑制剂）20mg，静脉滴注，每日1～2次。左旋多巴能与胺类物质相拮抗而解除神经传递的障碍，恢复正常的神经传递功能。同时使用卡比多巴能减低左旋多巴的不良反应。

③DIC的处理：肝炎并发DIC的诊断标准为：血小板≤50×10^9 / L(5万 / mm^3)；凝血酶原时间较正常延长一倍以上；纤维蛋白原降至≤

1.25g/L(125mg%)；3P试验及乙醇凝胶试验阳性。DIC往往是重症肝炎的致死原因，故应严密观察。一旦发生DIC时需用肝素治疗，由于肝脏灭活能力下降，故剂量宜小，一般先25mg静脉滴注30～60min，然后根据凝血功能及病情调整用量。并由于肝炎肝脏凝血因子合成不足，加上DIC消耗了大量凝血物质，故在使用肝素时必须补充新鲜血或抗凝血酶III。在临产或分娩结束12h内发生的DIC，不能用肝素，以免胎盘剥离面发生致命性的大出血，应该给予输新鲜血为主的补充疗法。

④肾功能衰竭的处理：晚期重症肝炎易并发急性肾功能衰竭，亦称“肝肾综合征”。主要表现为少尿、无尿、低血钠、腹水及尿毒症酸中毒，出现少尿后大多在7天内死亡。治疗十分棘手。常用治疗方法为：严格限制液体大量，以免增加肾脏的负荷，一般每日液量为500ral加前一日尿量为宜；避免使用损害肾脏的药物，如卡那霉素、新霉素、庆大霉素等；山莨菪碱(654-2)40～60mg，加10%葡萄糖液250ml静脉滴注，以改善肾脏微循环；利尿剂：呋塞米（呋塞米）60～80mg静脉注射，必要时2～4h重复1次，2～3次后无效则停用；积极防治高血钾。目前对肾功能衰竭尚缺乏良策，腹膜透析和血液透析基本无效。近年来有报道使用前列腺素E及E_2，有改善肝肾综合征效用。

⑤妊娠处理：重症肝炎孕妇病情多凶险，需积极治疗，待病情好转后施行人工流产。中、晚期妊娠发病者之处理尚有争论。多数学者认为创伤与出血将增加肝脏负担，不主张人工终止妊娠，因可加重肝脏负担，而主张积极给予保守治疗，待足月时引产或等待自然分娩。如经治疗后病情继续恶化，则应终止妊娠。分娩方式根据产程进展情况而定，短时间内分娩能顺利结束的宜阴道分娩，否则以剖宫产手术为宜。因为产程长、体力消耗大必将增加肝脏负担。熟练轻巧的剖宫产术能较快地结束分娩，相对减轻了负担。术时用局麻或硬膜外麻醉，术后严禁使用任何镇痛药。分娩后常因肝损害加剧致DIC及肝肾综合征

出现，故应限制入水量，一般采用 500～700ml 加前一天的尿量作为当天补液量。继续给予支持疗法，特别是人体白蛋白，选用对肝脏无损害的抗生素兼用清热解毒利湿的中药。

3.新生儿处理　母婴垂直传播对胎儿乙型肝炎的影响较大。世界各国对 HBsAg 或 HBeAg 阳性孕妇分娩的新生儿多采用免疫预防，以切断围生期传播。目前，我国使用的方法如下：

（1）注射乙肝疫苗（HBvac）　注射 HBvac，促使机体建立主动免疫。新生儿出生后即刻肌内注射 HBvac 30μg，1 个月及 6 个月各注射 10~30μg。

（2）注射乙肝高效免疫球蛋白（HBIG）　应用 HBIG 可使婴儿获得被动免疫，阻止病毒进入肝脏，使婴儿暂不发生 HBV 感染。新生儿出生后即刻肌内注射 HBIG 0.5ml／kg，生后 1 个月、3 个月各注射 0.16ml／kg。6 个月后查血清中 HBeAg，阴性者为被动免疫成功。

(3)HBvac 与 HBIG 联合应用　新生儿出生后 6h 内和 1 个月龄时各肌内注射 1ml HBIG(≥200μg／ml)，2、3、6 个月龄各接种 HBvac20μg 疫苗。联合应用的有效保护率最高，可达 95%。母初乳 HBV DNA 阳性的，不宜哺乳，若坚持哺乳，必须给婴儿注射 HBIG，并使其浓度在哺乳期一直保持在有效范围内。

妊娠伴发急性无黄疸型肝炎和慢性迁延性肝炎患者，预后较好，一般不会危及病人生命。对胎儿的预后，大部分人均认为肝炎孕妇的预后差，发生流产、早产、死胎、死产均较非肝炎孕妇高。此外，母体患肝炎，尤其是乙肝和丙肝可引起母婴垂直传播，对新生儿肝炎感染的影响较大，严重损害了他们的正常生长和发育。

（五）　护理

一、日常护理

1.注意个人卫生，隔离及卧床休息。

2. 有与甲型肝炎患者密切接触史者，可注射丙种球蛋白。预防乙肝可注射乙型肝炎免疫球蛋白。

3. 重视孕期监护，将肝功及肝炎病毒血清学抗原、抗体检测列为产前检测常规，并定期复查。对 HBsAg、HBeAg 阳性孕妇分娩时，应严格施行消毒隔离制度。防止产伤及新生儿损伤、羊水吸入等，以减少垂直传播。

4. 对 HBsAg 阳性孕妇所生的婴儿，需在出生后 24 小时内、出生后 1 个月及 6 个月各皮内注射乙肝疫苗。如有条件可于出生后再肌注一支人类 HBs 免疫球蛋白则更有利于防止母婴垂直传播。

二、饮食调理

孕妇应加强营养，摄取高蛋白、高碳水化合物和高维生素食物。

1. 妊娠合并乙型肝炎

予以清淡及低脂肪饮食，每日应供给足够热能，如消化道症状较剧，则应予葡萄糖液静脉滴注。

2. 妊娠合并重症肝炎

予以低脂肪、低蛋白、高糖类流汁或半流汁饮食，保证热能为 6276kJ/d，并予以大量维生素。需要时静脉补充。

第二节 妊娠期急性脂肪肝

妊娠期急性脂肪肝（AFLP）又称妊娠特发性脂肪肝，是发生在妊娠晚期的一种严重并发症，其主要病变为肝脏脂肪变性，常伴有肾、胰、脑等多脏器的损害。以黄疸、肝功能衰竭、凝血功能障碍、肝性脑病以及肝脏脂肪变性为临床特征，起病急骤，病情凶险。如对本病的早期症状和体征认识不足，延误了诊断，可造成母婴死亡。其发病率约 1 / 13 000，近年来随着对本病进一步的认识，AFLP 的发病率有所增加。过去由于认识不足，母儿病死率高达 85%，现因早期诊断及治疗方法的提高，及时治疗和终止妊娠，母儿的预后有明显改善。

（一）病因与发病机制

AFLP 是妊娠后期特发的肝病，可能与妊娠后期母体激素、环境、免疫应答变化，脂质代谢、蛋白合成障碍以及胎儿方面的因素有关，但至今病因不明。由于 AFLP 发生于妊娠晚期.且只有终止妊娠才有痊愈的希望，故推测妊娠引起的激素变化使脂肪酸代谢发生障碍，致游离脂肪酸堆积在肝细胞和肾、胰、脑等其他脏器，造成多脏器损害。研究多集中在 AFLP 与线粒体内脂肪酸β氧化障碍的关系上。Grimbert 等发现人为致雌激素水平增高，可抑制线粒体脂肪酸β氧化致脂肪变性，诱发脂肪肝；我国有学者以苯甲酸雌二醇腹腔注射孕鼠体内，发现孕鼠肝细胞脂肪变性；这些均提示高雌激素水平与肝脏脂肪变性有关。脂肪酸氧化过程需要一系列特殊的酶，这些酶的缺陷可导致肝脏发生小脂滴脂肪变性，常见有长链 3-羟酰基辅酶 A 脱氢酶（Long Chain 3-Hydroxyacyl Coenzyme ADehydroge-nase，LCHAD）缺陷，并且发现妊娠急性脂肪肝患者，其子女存在 LCHAD 和短链酰基辅酶 A 脱氢酶（short-chain acyl Coenzyme A Dehydrogenase）缺陷。

近年来已有多例复发病例和其子代有遗传缺陷报道，故有人提出可能是先天遗传性疾病。此外病毒感染、中毒、药物（如四环素）、营养不良、妊娠期高血压疾病等多因素对线粒体脂肪酸氧化的损害作用可能也有关。

（二）病情分析

1.发病时间及好发因素　AFLP 通常发生于孕 35 周以后，少数可在孕 28 周，个别甚至在孕 23 周发病。多见于初产妇，尤其是双胎妊娠或怀男胎者多见。

2.临床表现　起病初期仅有持续性恶心、呕吐、乏力、上腹痛或头痛，数天至 1 周出现黄疸且进行性加深，常无瘙痒。腹痛可局限于右上腹，也可呈弥散性。常有高血压、蛋白尿、水肿，少数人有一过性多尿和烦渴，如不分娩病情继续进展，出现凝血功能障碍（皮肤瘀点、瘀斑、消化道出血、齿龈出血等）、低血糖、意识障碍、精神症状及肝昏迷、尿少、无尿和肾功能衰竭，常于短期内死亡。AFLP 时死产、死胎、早产及产后出血多见。少数病人还可出现胰腺炎和低蛋白血症。

（三）诊断要点

1. 诊断　具有临床、实验室和病理学特征，排除可能引起近足月孕妇急性肝损害的其他原因而作出诊断。确诊还有赖于肝穿刺活检。

（1）病史　无肝炎接触史，既往无肝病史。

（2）症状　妊娠晚期突然发生无原因的恶心、呕吐、上腹痛、黄疸时需高度警惕 AFLP。密切注意症状的加重合作下列检查。

（3）实验室检查

①血常规：白细胞计数增高，一般为 20×10^9 / L 左右，血小板减少，有时可见幼红细胞。

②血清及尿胆红素测定：血清总胆红素增高，直接胆红素及间接胆红素均升高，以直接胆红素增高为主。血清总胆红素一般在 100 μmol/L 左右，有的甚至高达 563 μmol / L。直接胆红素为水溶性，可经肾脏排泄，但妊娠期急性脂肪肝可有肾微血管脂肪沉积，引起肾小球基底膜病变，而使直接胆红素滤过障碍，使尿胆红素阴性。因此尿胆红素阴性可有助于 AFLP 的诊断，但也有表现为阳性者。

③血清酶学测定：丙氨酸氨基转移酶（ALT）及天门冬氨酸氨基转移酶（AST）轻中度升高。当肝细胞坏死严重时，酶生成障碍仅略升高与黄疸不相一致，称此为“胆酶分离”。

④血清蛋白测定：当肝功能严重受损时，肝细胞合成白蛋白能力明显下降，白蛋白浓度可低至 15g/L，出现低蛋白血症，而 γ-球蛋白合成增加致血球蛋白

比值倒置。

⑤血氨测定：当血氨浓度超过 117μmol/L，即可出现肝性脑病。

⑥凝血功能测定：凝血功能异常很常见，表现为血浆纤维蛋白原降低，凝血酶原时间延长，部分凝血活酶时间延长，纤维蛋白降解产物 FDP 增多及 D-二聚体增加。

⑦肾功能测定：如出现肝肾综合征时，血尿素氮及肌酐大多增高，严重者可出现高氮质血症。

⑧血尿酸测定：最高可达 1094.8μmol/L，高尿酸血症可先于临床表现，对早期诊断可有帮助。

⑨血糖测定：AFLP 由于继发性肝糖原分解减少，常并发低血糖，血糖可低于 2.8mmol/L。

（4）病理特点　肝组织学检查是唯一确诊方法。当临床高度怀疑 AFLP 时，应及早在 DIC 发生前做穿刺活组织检查。典型病理变化为肝细胞弥漫性、微滴性脂肪变性，炎症、坏死不明显。本病开始时肝小叶周围肿胀的肝细胞充满细小的脂肪滴，细胞核仍位于细胞中央，以后病变累及门脉区的肝细胞癌，肝小叶结构清晰，基本正常。病情进一步发展，肾脏、胰腺、脑等均有微囊样脂肪变性。HE 染色时可见肝细胞脂肪变性形成独特的空泡，肝细胞呈气球样变，肝血窦内出现嗜酸小体。用特殊的脂肪油红染色，细胞中脂肪小滴的阳性率更高。电镜观察可见肝细胞核位于中央，胞浆中充满大小不等的囊泡，可见脂滴，线粒体基质密度增高，并明显肿大。如病人康复，上述的病理变化可完全消失，肝脏无伤痕遗留。

对于肝穿刺的再认识：随着对本病认识的逐渐深入，目前认为确诊可根据临床表现及实验室检查结果作出早期诊断，而非必须通过肝穿刺组织学检查来确诊。理由之一：该病起病急骤，可迅速累及全身各器官，任何时间上问题上的拖延都会使病情恶化，甚至危及生命，等病理组织学检查结果出来后再进行治疗，可能延误治疗时机而影响治疗结果；理由之二：AFLP 患者病情多较危重，常有凝血功能异常，血小板减少，肝穿危险性大；理由之三：肝穿刺结果可能为阴性，即使阳性也并非 AFLP 的唯一病理表现。那么，在以下情况下肝穿刺组织学检查是合理的：①临床疑难病例，诊断困难；②肝功能在产后不能恢复正常的；③未足月孕妇，在 AFLP 的早期阶段，凝血功能正常，明确 AFLP 诊断后可作为终止妊娠的主要指征。肝穿刺除常规留送标本，尚需另留新鲜标本作冰冻切片脂肪染色检查。

（5）影像诊断肝脏超声和 CT 检查有助于 AFLP 的诊断，但 假阴性率高。AFLP 肝脏的 CT 图像显示肝实质密度减弱，但有报 道只有在脂肪堆积占肝脏的 20%以上方有表现，轻、中度时多无 异常图像。B 超肝脏扫描时可见肝内有密集光点，回声稍增强，分布不均匀，肝区前段较密集，肝区后段回声衰减，光点稀疏，整个回声显示透声性强，似一层薄雾，故有“亮肝”之称。如有肝萎缩者可见肝脏缩小。B 超既无损害且经济简便，对可疑者可常规检查供参考，同时可排除肝脏肿瘤、胆管及胆囊疾病。

2. 鉴别诊断　本病主要应与妊娠期重症病毒性肝炎、先兆子痫、HELLP 综合征、妊娠肝内胆汁淤积症相鉴别。

（1）妊娠期重症病毒性肝炎　AFLP 往往在短期内出现多脏器衰竭，其临床表现和肝功能试验酷似急性重症肝炎，故应特别注意加以鉴别。急性重症肝炎时病毒性肝炎血清免疫学检查（HBsAg 及两对半等指标）阳性，血清转氨酶明显升高（1000u / L）。尿三胆阳性，血尿酸不高，白细胞计数正常，肾功能衰竭出现比较晚，外周血涂片无幼红细胞及点状红细胞。肝组织学检查见肝细胞广泛坏死，肝小叶结构破坏。

（2）先兆子痫　AFLP 时肾曲管上皮细胞也有游离脂肪酸沉积，引起肾曲管上皮细胞重吸收障碍，导致水钠滞留，出现恶心、呕吐、水肿和高血压，类似于妊娠期高血压疾病，但先兆子痫时很少发生肝功能衰竭和肝性脑病，肝脏活检示典型的门静脉周围出血，肝血窦中纤维蛋白沉着，肝细胞坏死。

(3)HELLP 综合征　HELLP 综合征是重度妊娠期高血压疾病的一种特殊类型，是妊娠期或产后并发的以溶血、肝细胞酶升高和血小板减少为综合病症的临床综合征，常见症状有头痛、上腹痛及血尿，以溶血指标异常为主，但凝血指标无明显异常，仅血小板降低，较易出现急性肾衰（20%）和胎盘早剥（18.4%）。AFLP 和 HELLP 综合征均有共同的主征，即血清转氨酶和血清胆红素升高、出血素质和肾功能衰竭。临床特征和实验室检查结果有较多相似处，治疗原则也颇相同。HELLP 综合征是妊娠期高血压疾病发展到较严重阶段的并发症之一，故也有人认为 AFLP 与妊娠期高血压疾病之间有内在联系。根据多数学者报道，大多数 HELLP 综合征病人不存在低血糖症，这不仅是 HELLP 综合征与 AFLP 问题的一个很重要鉴别要点，且低血糖本身还可提示肝功能衰竭和预后险恶。肝区 B 超检查对鉴别诊断或许有帮助，但明确诊断只能依靠肝组织学检查。

（4）肝内胆汁淤积症　肝内胆汁淤积症时以皮肤瘙痒为主要临床表现，但肝功能损害轻，转氨酶及胆红素仅轻度升高，无神经系统症状和凝血障碍。其临床特点可总结为“先痒后黄，黄轻痒重”。肝活检肝实质和间质结构正常，胆小管内有胆栓形成。

（四）抢救要点

如同其他严重妊娠并发症一样，本病处理的首要目标是对母体作出评价并尽量使母胎结局良好。目前推荐的方案是在早期识别基础上迅速分娩和最大限度地支持治疗。

1. 终止妊娠是治疗的关键　如果病史、体检和实验室结果均符合 AFLP 或

AFLP 不能被肯定地排除时，则无论病情轻重，病期早晚，都应尽快终止妊娠。理由是：①本病可突然迅速恶化危及母胎生命；②迄今尚无产前得以康复的先例，而近年采用立即分娩措施已使母胎存活率明显提高；③大多数患者的肝功能在产后迅速改善，也只是在产后才开始改善，④本病发生于近足月，分娩对胎儿影响不大。AFLP 与重症肝炎不能鉴别时亦应终止妊娠，因早期分娩可望改善前者的预后而并不使后者的预后更加恶化。至于剖宫产和引产哪种分娩方式更好，仍应按母体及胎儿的状况及子宫颈成熟度来决定。

终止妊娠的方式是经剖宫产，还是经阴道，目前尚无一致意见。一般认为宫颈条件差或胎位异常者，因力求迅速分娩，多采用剖宫产，术中采取局麻或硬膜外麻醉，不用全麻以免加重肝损害。若胎死宫内，宫颈条件差，短期不能经阴道分娩的也应行剖宫产分娩。剖宫产时对凝血机制障碍、出血不止经用宫缩剂等保守治疗无效者，应行次全子宫切除。术后禁用镇静、止痛剂。若条件许可，胎盘功能好，引产阴道分娩的结果也较好。产后仍需支持疗法，应用广谱抗生素预防感染。注意休息，不宜哺乳。经上述治疗，多数产妇病情改善，预后良好。肝脏损害一般在产后 4 周能康复，无慢性肝病后遗症。少数患者虽经迅速终止妊娠及上述各种方法治疗，病情继续恶化的，可考虑肝脏移植。文献报道对不可逆肝衰者，肝移植确能提高生存率。

2. 支持治疗　针对各种并发症采取积极对症治疗。

（1）一般治疗　卧床休息，给予低脂肪、低蛋白、高糖类，保证足够热卡。静脉滴注葡萄糖纠正低血糖。注意水电解质平衡，纠正酸中毒。

（2）保肝、防治肝性脑病、促进肝细胞再生、防止肝细胞坏死：六合氨基酸、胰高血糖素、能量合剂、高浓度葡萄糖等。

（3）选用对肝脏影响最小的广谱抗生素预防感染（头孢菌素等）。

（4）纠正各种代谢紊乱，包括低凝血因子、低蛋白血症、低血糖。

①输注大量新鲜冰冻血浆、血小板、红细胞悬液、补充凝血因子（维生素K_1、冷沉淀、抗凝血酶 IU）、补充纤维蛋白原。

②20%白蛋白 50 ml，12h / 1 次，与血浆交替使用。

③高浓度葡萄糖液治疗低血糖。

④保持水、电解质及酸碱平衡。

（5）肾上腺皮质激素保护肾小管上皮，宜用氢化可的松，每日 200～300mg 静脉滴注。

（6）防治肝肾综合征　肾衰时大剂量呋塞米利尿，无效时考虑血液透析。

（7）防治消化道出血　除补充凝血因子外，给予抑制胃酸、保护胃黏膜的药物如奥美拉唑等。

（8）出现大量腹水，可向腹腔留置橡皮引流管行腹腔引流，以达到腹膜透析及缓解腹胀症状。

（9）肝衰竭时可行辅助性肝移植（auxiliary liver transplant）、肝脏移植或人工肝支持系统（人工方法清除血循环中因肝功能衰竭而产生有害物质的一系列装置）。血浆置换治疗可清除血液内的激惹因子，增补体内缺乏的凝血因子，减少血小板聚集，促进血管内皮修复，能取得较好疗效。

预后的好坏，与及时的早期诊断、积极有效的治疗和适当合理的产科处理有关。

（五）

一、日常护理

1. 住院期间密切观察母婴的生命体征及其变化。发现问题及时处理。

2. 对患者加强心理护理，帮助患者消除悲观、恐惧，积极配合治疗。

二、饮食调理

1. 鼓励进食，给予含必需氨基酸的优质蛋白，保证维生素的摄入量。

2. 宜进食低脂肪、低蛋白、高碳水化合物、易消化的食物，保证足够热量。

3. 严格限制饮水量。

第三节 妊娠期肝内胆汁淤积症

妊娠期肝内胆汁淤积症（intrahepatic cholestasis of pregnancy，ICP）是一种重要的妊娠期并发症，出现于妊娠中晚期的、以皮肤瘙痒和生化检查表现为胆汁淤积为特征的疾病，随妊娠持续、分娩后消失。ICP 的病因及发病机制尚不清楚，多认为是在遗传易感性的基础上，与体内雌激素升高有关，导致母体内胆汁酸增高，胎盘胆汁酸转运障碍，代谢异常，引起母儿胆汁酸储留。从而引起胎儿宫内窘迫、早产、围产儿死亡及产后出血。现已广泛地引起临床的重视。尽早诊治可降低围产儿死亡率及发病率。

（一）病因与发病机制

1. 发病机制　近 20 年来很多学者致力于 ICP 的发病机制研究。目前其确切的发病机制尚未十分明确。目前研究认为，激素、遗传、环境及免疫等因素与疾病的发生有关。根据大量的流行病学调查、I 临床观察及实验室工作研究，推断出如下一些学说。

（1）雌激素诱导 ICP

①流行病学证据：在临床上根据流行病学的观点有很多表现提示雌激素水平过高可能是诱发 ICP 的原因，现列举如下：ICP 多发生于妊娠的晚期，正值雌激素分泌的高峰期；ICP 在双胎中发生率较单胎中明显增高，约 5～6 倍；应用含雌激素及孕激素的避孕药物妇女中发生胆汁淤积的表现与 ICP 的症状十分相似；应用避孕药的妇女妊娠时发生 ICP，再次妊娠时复发率较一般的更高。

②实验室研究：不少学者研究雌激素对动物胆汁分泌过程的影响，在对各种动物中发生胆汁淤积的研究，用雌激素后发生的变化则以鼠与人最为相似，

因之选用鼠作为动物模型。

胆汁分泌过程，包括肝细胞内.胆盐的生成，向肝细胞质膜转运、排入肝小管，还牵涉到肝窦状隙膜向肝小管内运转的过程；由于其过程复杂，20 多年来，科研工作者已发表了大量文献。根据 Vore 及 Reyes 的总结，认为雌激素导致胆汁淤积可能通过以下途径：

a.胆汁的渗透性增加：1969 年 Forker 首先报告雌激素可导致胆汁流量和有机阴离子的排出减少，他提出除了转运减少外并有逆向弥散增加，不少学者曾支持这种观点；1987 年 Jaeschke 长时间用雌激素造成渗透性增加，但他认为这种变化可能是胆汁淤积的继发变化。因此胆汁流量减少应该是细胞异常的结果。

b.Na^{+}，K^{+}-ATP 酶活性下降：胆盐在经肝细胞转运的过程中，首先是经肝窦间隙依靠钠离子依赖性载体的转运入肝细胞，然后在肝细胞内易位转运，以非离子依赖性载体传递入肝小管；在雌激素的影响下，窦状隙区域受影响，胆汁流量降低，胆盐转运受到阻碍。

c.膜的流动性下降：细胞膜是一种双层脂质的镶嵌性液态结构，具有流动性，小鼠用大量雌激素后，血中胆固醇水平明显降低，同时，细胞的低密度脂蛋白受体增加而血浆脂蛋白的清除率增加。肝的胆固醇摄入增加导致浆细胞膜的胆固醇酶的增加。由于内细胞膜成分的改变，流动性下降，使胆盐的通过发生障碍。有不少研究认为膜的改变主要还在窦状隙区域内。

d.雌激素代谢产物：自然的雌激素通过 16 羟基化后代谢成雌三醇、16 羟基雌酮、2 羟基雌酮和 2 甲基雌酮，其中雌三醇有 3 硫雌三醇、3 葡糖醛酸雌三醇、3-硫-16-葡糖醛酸雌三醇以及 16-葡糖醛酸雌三醇。Vore 等曾对鼠静脉注射 D 环葡糖醛酸（如 16 和 17-葡糖醛酸）雌二醇、雌三醇及炔雌醇，受试鼠立即产生明显的可逆的胆酸淤积，其程度与剂量大小有关。但如给以 A 环（如 3-

葡糖醛酸）类雌激素，则使胆汁分泌增加。至于其机理则尚未明确。Vore 等认为可能这与某些受体有关。因 D 环葡糖醛酸雌激素与胆酸的结构相似而成为胆酸载体的竞争性抑制物。妊娠期产生大量雌激素，其代谢产物必然增加，D 环葡糖醛酸雌激素可能导致妊娠期某些妇女的胆汁淤积，但这些妇女对此也比较敏感。这些问题仍然有待于今后的解释。

e.肝的雌激素受体以及蛋白合成：对肝的雌激素受体介绍已经很多，它在分泌性蛋白合成方面起中介作用，例如，在细胞色素 P450 及低密度脂蛋白受体合成方面就和雌激素有关。所以人们可以推测雌激素可以使有机阴离子及胆酸载体合成的减少。但也有实验在先予炔雌醇后，用 14-C 胆酸盐测肝浆膜的胆酸转运，胆酸转运载体的亲和力及数量均未减少。雌激素还影响细胞内结合蛋白的有机阴离子的易位、分泌小泡至胆小管区域的运行等，所以雌激素对肝内雌激素受体和肝内蛋白合成的作用有待于更新的实验手段加以说明。

（2）与孕激素的关系　近年来有研究表明，孕激素水平过高可能是导致 ICP 的病因，在易感妇女中，口服孕激素可能是诱发 ICP 的一个外源性因素。ICP 患者孕激素的产生并没有增加，但是与正常妊娠孕妇相比，其硫酸孕激素却占有相当大的比例。ICP 患者其胆汁分泌硫酸类固醇的代谢物具有选择性的缺陷，这可能是由于胆小管转运体基因多态性的原因。对于易感人群与雌激素代谢物的相互作用有可能增加 ICP 的发病。

（3）家族遗传学说　不少文献报道，ICP 有家族性发生倾向，对临床上有迹象的对象（包括男性）进行了类固醇激素激惹试验和组织相容性试验，结果表明 ICP 的亲代遗传是按照孟德尔优势的遗传模式进行，其中 X 连锁遗传不能排除。Holabch 认为本症确有遗传特点，家族中的男性可以是携带者，其表型是被抑制的。但是，也有学者认为 ICP 的发生并不是纯粹地由基因决定的。遗传学说认为，ICP 的发生可能是多因素共同作用的结果，是在常染色体显性遗传或不能排除的 X－连锁遗传决定肝脏对雌激素代谢反应异常或应答敏感性过强的基础上，环境因素诱发 ICP 的发生并决定其严重程度。

（4）免疫学说　近年来，随着生殖免疫学的兴起和发展，围绕母体对半异体同种抑制物为何不排斥反而呈可接受状态（即正常妊娠）这一核心问题进行研究，同时对不孕、流产、不明原因的死胎和 ICP、妊娠期高血压疾病等病理妊娠进行了大量的研究。从免疫学来看，妊娠类似于器官移植，是带有父方异体抗原成分的胚胎，对母体来说是一个半异体同种移植物，母体免疫系统对其进行识别并产生免疫应答一免疫耐受。胎儿母体免疫平衡的建立与稳定，有赖于母体所产生的特殊免疫抗体即“封闭抗体”以抗衡胎儿抗原的负荷。一些国外学者以及我们近年来的系列研究，包括 ICP 患者的细胞免疫、体液免疫的改变，在移植物排斥反应及血管内皮活化中起重要作用的几种黏附分子表达的改变，影响机体免疫反应的 Thl 及 Th2 细胞因子的改变，以及患者家庭（夫妇双方及胎儿）HLA 基因与 IC 的相关性研究等等，我们发现封闭抗体由 HLA-基因表达的 HIA-类抗原刺激母体产生，母胎间 HLA-基因相似性越大，其表达的 HLA-类抗原相容性越高，封闭抗体产生减少，母体即对胎儿抗原（父系抗原）产生免疫应答，TS 减少和 Thl 增加，血清 IgG 水平下降，细胞免疫增强，CD8 下降，CD4 / CD8 比值增高，黏附分子表达增强，母胎免疫平衡失调而导致 ICP。上述的研究是从免疫遗传学的角度去揭示 ICP 的发病机制。

（5）微量元素硒与 ICP 流行病学　调查资料显示，ICP 的发生有极明显的地理分布特点及季节变化，智利、玻利维亚、以瑞典为代表的斯堪的纳维亚以及波兰等国家和地区是高发区，发生率约为 3％～15.60%不等，我国上海、成都及重庆等地是高发区，发生率达 3％～7％，而北美及东西欧的一些国家和地区发病率很低，仅（1～2）／万。按照美国食品与营养委员会推荐的标准，智利、斯堪的纳维亚、波兰、芬兰等国均属“低硒区”或“临界性硒利用区”。

中国的“低硒区”分布于从东北至西南的宽状带内。这些国家和地区居民饮食硒摄入量较少。研究发现，低硒可致人和动物肝脏损伤，以低硒饮食饲养的大鼠发生了胆酸代谢障碍，在芬兰及智利的两项临床研究发现，ICP 患者血清及血浆硒浓度和谷胱甘肽过氧化物酶（GSH-Px）的活性均低于正常的健康孕妇。我们也研究了机体硒状态与 ICP 发生的关系，结果发现 ICP 患者母血、脐血、胎盘硒含量以及母血、脐血 CSH-Px 活性在孕晚期及产后均显著低于正常妊娠组，血硒浓度与 GSH-Px 活性呈正相关，ICP 患者胎盘组织病理检查可见绒毛水肿、纤维素坏死、合体细胞结节增多，血管合体膜增厚，绒毛间腔狭窄。我们推测 ICP 的发生可能是由于患者血硒水平降低以及硒代谢增加导致 GSH-Px 活性减低，使抗氧化防御的基本因素减少，加之妊娠所致的雌激素负荷增加，最终导致自由基形成，破坏了肝细胞膜从而降低胆汁的排泄。硒不是 ICP 发病机制中的直接因素，可能是作为胆汁形成与分泌的一些重要步骤中的辅助因素。

总之，ICP 可能是多种因素联合作用的结果，其病因及发病机制目前尚不明确，还有待于更进一步的研究与探索。

2.病理变化

（1）光镜检查　肝结构完整，肝细胞无明显炎症或变性表现，仅在肝小叶中央区有些胆小管内可见胆栓，胆小管直径正常或有轻度扩张。小叶中央区的肝细胞含有色素，并可见嗜碱性的颗粒聚集。由于病变不明显有时可被忽略。

（2）电镜检查　细胞一般结构完整，线粒体大小、电子密度及其分布均正常，粗面内质网、核糖体及糖原的外形和分布亦属正常；光滑内质网轻度扩张，其主要病理表现在肝细胞的胆管极、溶酶体数量轻度增加，围绕毛细管的外胞浆区增宽，毛细胆管有不同程度的扩张，微绒毛扭曲、水肿或消失。管腔内充满颗粒状的致密电子物质（可能为胆汁）。

（二）病情分析

1.病史　妊娠前无肝炎史，如为经产妇，既往妊娠有皮肤瘙痒、黄疸、早产、IUGR、死胎等病史；既往口服避孕药后有皮肤瘙痒、黄疸；某些食物或药物过敏史，如青霉素、磺胺类药物、杨梅、鱼类等；家族中曾有同样的病患者。

2.临床表现　ICP在妊娠中、晚期出现瘙痒，或瘙痒与黄疸同时共存，分娩后迅速消失。

（1）瘙痒往往是首先出现的症状，常起于28～32周，但亦有早至妊娠12周者。戴钟英等报道的250例中，除去开始时间不详的6.4%以外，瘙痒起始于早期妊娠（孕12周以前）中期妊娠（13～27周）及晚期妊娠（28～40周）者各占1.2%、23.2%及69.2%。

瘙痒程度亦各有不同，可以从轻度偶然的瘙痒直到严重的全身瘙痒，个别甚至发展到无法入眠而需终止妊娠。手掌和脚掌是瘙痒的常见部位，瘙痒都持续至分娩，大多数在分娩后2天消失，少数在1周左右消失，持续至2周以上者罕见。

（2）黄疸瘙痒　发生后的数日至数周内（平均为2周）部分患者出现黄疸，在文献中ICP的黄疸发生率在15%～60%。黄疸程度一般轻度，有时仅角膜轻度黄染。黄疸持续至分娩后数日内消退，个别可持续至产后1月以上，在将发生黄疸的前后，患者尿色变深，粪便色变浅。

（3）其他症状　发生呕吐、乏力、胃纳不佳等症状者极少。

3.实验室检查　血清肝功能试验指标和胆汁酸的变化是妊娠期肝内胆汁淤积症的重要表现和可靠的诊断依据，对病情评估、产科处理和围产儿预后的预测具有指导意义。

（1）血清转氨酶　血清丙氨酸氨基转移酶（ALT）和天门冬氨酸氨基转移酶（AST）是肝细胞损害的敏感指标。正常孕妇A LT和AsT有轻微变化，升高或降低，但在正常范围内。20%～80%的妊娠期肝内胆汁淤积症孕妇ALT和AST

轻、中度增高，一般不超过正常上限的4倍，个别可达10倍。血清ALT是妊娠期肝内胆汁淤积症的敏感指标，其灵敏度仅次于血清胆汁酸。

（2）胆红素　大多数研究提示，正常孕妇血清胆红素水平降低，与妊娠期生理性血液稀释有关。一些研究显示，胆红素水平不变。20%的妊娠期肝内胆汁淤积症孕妇血清总胆红素和直接胆红素增高，但总胆红素很少超过100μmol/L，而直接胆红素/总胆红素比值常超过0.35，这是胆汁淤积的重要特征之一。

（3）碱性磷酸酶（AKP）　由于胎盘和骨同工酶释放增加，孕妇血清AKP随妊娠逐渐增高，妊娠晚期妇女AKP水平为非孕妇女的3.6倍。妊娠期肝内胆汁淤积症孕妇血清AKP较同孕周正常妊娠显著增高，约70%妊娠期肝内胆汁淤积症孕妇血清AKP高于同孕周正常孕妇的上限，但由于受同工酶增加的影响，而且个体变异较大，其诊断特异性不高，因此该项测定在诊断ICP时并无明显价值。

（4）胆汁酸　胆汁酸（bile acid）是胆汁中胆烷酸的总称。人类的胆汁酸主要有两种：胆酸（cholic acid，CA）及鹅脱氧胆酸（chenodeoxycholic acid，CDCA），在结肠中，细菌可将胆酸转变成脱氧胆酸（deoxycholic acid，DCA），并可将鹅脱氧胆酸转变成石胆酸（lithocholie acid），脱氧胆酸和石胆酸都是次级胆酸。在肝细胞损伤或肝分泌功能减退时，胆酸排泄不畅，因之在周围血清中积累。

①胆汁酸组分的变化：胆酸、鹅脱氧胆酸和脱氧胆酸是血清胆汁酸的主要组分，前二者为初级胆酸，后者为次级胆酸。血清中浓度较低的胆汁酸有熊去氧胆酸和石胆酸，均为次级胆酸。初级胆酸以胆固醇为前提在肝细胞内合成，随胆汁进入肠道，由肠道细菌经水解和7位脱羟基生成次级胆酸。90%的次级胆酸被重吸收经腔静脉返回肝脏，形成胆汁酸的肝肠循环。血清中胆汁酸主要

以与甘氨酸、牛磺酸结合的形式存在，其中甘氨酸与牛磺酸结合胆汁酸的比值为3：1。非孕妇女血清胆酸与鹅脱氧胆酸的比值小于或接近1.0。孕期血清脱氧胆酸与鹅脱氧胆酸水平基本不变或略降低，胆酸轻微升高，血清胆酸与鹅脱氧胆酸的比值逐渐增高，至妊娠晚期均超过1.0，也有报道增高至1.5～1.9。妊娠期肝内胆汁淤积症孕妇胆酸增高至正常的20倍，鹅脱氧胆酸则增高至10倍，二者的比值增至2.0～4.0。妊娠期肝内胆汁淤积症时胆酸/鹅脱氧胆酸比值增高以及甘氨酸结合胆酸占优势使甘胆酸成为妊娠期肝内胆汁淤积症最敏感的诊断指标，并与病情相关。

②总胆汁酸水平（total bile acid，TBA）的变化：总胆汁酸的测定采用3-α-hydroxysteroid dehydrogenase(3-α-HSD)，其测得的结果比胆酸、鹅脱氧胆酸和脱氧胆酸之和高32%，这是因为3-α-HSD的底物包括所有3-α羟基的甾体化合物。与ALT、AST一样，总胆汁酸是肝细胞损伤的敏感指标，已经成为最常用的肝功能指标之一。正常孕妇血清总胆汁酸随妊娠逐渐增高，妊娠期间平均增加13%～25%，表明正常妊娠存在着生理性胆汁淤积；但少数研究报道认为，妊娠期血清总胆汁酸无显著变化。妊娠期肝内胆汁淤积症孕妇血清总胆汁酸显著增高，可增至同孕周正常孕妇的5～8倍，其增高幅度和异常发生率高于血清转氨酶和胆红素，是妊娠期肝内胆汁淤积症的敏感诊断指标。

③血清甘胆酸水平的变化：甘胆酸（cholyglycine，CG）是胆酸与甘氨酸的结合物，是妊娠晚期血清中最主要的胆汁酸组分。在我国，采用放射免疫分析法测定血清甘胆酸是最常用的诊断指标。妊娠期血清甘胆酸水平发生显著变化。正常孕妇血清甘胆酸水平随妊娠逐步增高，至足月妊娠，血清甘胆酸较非孕时增加30%～60%。妊娠期肝内胆汁淤积症患者血清甘胆酸水平较正常孕妇显著增高。文献报道增幅可达100倍。连续的跟踪观察表明，妊娠期肝内胆汁淤积症患者出现临床症状前，血清胆酸水平已经超过正常上限，而此时ALT超

过正常的仅占50%，AST异常仅占12.5%，胆红素全部正常。因此，胆酸和甘胆酸是敏感的早期诊断指标，在出现临床症状前2周即高于正常上限，结合病史和其他辅助检查排除肝炎、肝外胆道阻塞，甘胆酸诊断妊娠期肝内胆汁淤积症的灵敏度可达到94.7%，特异度达100%。

妊娠期肝内胆汁淤积症患者上述肝功能指标与胆汁酸变化在分娩后迅速恢复。观察表明，产后1周胆汁酸水平和转氨酶活性平均降幅为80%，4～6周内完全恢复正常水平。

ICP患者的CA及CDCA一般于妊娠30～32周后逐步升高，至妊娠40周时，各增加20倍及10倍，CA均值为9.64μmol/L，CDCA为4.74μmol/L，DCA为1.07μmol/L，CA：CDCA=2：1。妊娠合并单纯瘙痒而无肝功能损害者，CA均值有轻度升高，少数患者可高于正常值的上限。

(5)γ-谷氨酰转肽酶　正常孕妇血清γ-谷氨酰转肽酶无明显变化，或轻微降低。虽然γ-谷氨酰转肽酶是非妊娠期胆汁淤积的敏感指标之一，妊娠期肝内胆汁淤积症患者血清γ-谷氨酰转肽酶无显著变化。这与妊娠期间高水平的雌激素对γ-谷氨酰转肽酶合成的抑制作用和妊娠期生理性血液稀释有关，是妊娠期γ-谷氨酰转肽酶变化的重要特征。

（6）肝炎病毒检测　阴性。

（7）尿三胆测定　尿胆原、尿胆红素、尿胆素均阳性。

（三）诊断要点

1.对ICP的诊断，具体可按以下标准　①在妊娠期出现以皮肤瘙痒为主的主要症状；②肝功能异常，主要是血清转氨酶的轻度升高，ACP及AST大约达100U左右，超过200U以上者较少；③可以伴有轻度黄疸，血清胆红素约在1.1～5mg/dl；④患者一般情况良好，无明显呕吐、食欲不佳、虚弱及其他疾病症状；⑤一旦分娩，瘙痒迅速消退，肝功能亦迅速恢复正常；⑥胆酸水平升高。

2. 鉴别诊断

（1）妊娠合并病毒性肝炎　妊娠合并病毒性肝炎的诊断比非孕期困难，需根据流行病学详细询问病史，结合临床症状、体征及实验室检查进行全面分析。无黄疸型肝炎症状轻，易被忽视，妊娠终止后病情缓解。黄疸型肝炎常先有厌食、恶心、腹胀及肝区疼痛，然后出现黄疸，小便深黄色，大便偶呈灰白色，发病 7～10 天后病情突然加剧，黄疸进行性加深，伴有头痛，极度乏力以及持续性呕吐或腹痛，可出现腹水及全身水肿，肝臭气味，不同程度的肝性脑病表现若伴发 DIC，可出现全身出血倾向，对母婴危害极大。实验室检查：肝酶升高，白蛋白／球蛋白比例倒置，血清胆红素明显升高超过 171μmol／L，尿胆红素阳性，肝炎病毒血清学检查是确诊病毒性肝炎的重要方法和依据。

(2)HELLP 综合征　HELLP 综合征以溶血（haemolysis，H），肝酶升高（elevated liver enzymes，EL），血小板降低（low plateletcount，LP）为主要表现，是妊娠期高血压疾病的一种特殊形式或并发症。在重度妊娠期高血压疾病中的并发率约为 10%。患者除有妊娠期高血压疾病的典型症状外，常伴有全身不适，恶心、上腹痛、肝大、腹水、黄疸、出血倾向，呼吸窘迫以及心力衰竭，妊娠终止后临床表现及实验室检查多能迅速恢复。实验室检查：外周血涂片可见红细胞变形、破碎或呈三角形、棘形红细胞，可出现贫血，血红蛋白下降达 60～90g／L，网织红细胞增多 0.5%～1.5%，血胆红素≥20.5μmol／L，以间接胆红素升高为主，尿胆红素，尿胆原可以阳性，严重溶血时可出现酱油色尿，血清乳酸脱氢酶升高≥600U／L。严重病例可伴有血管内凝血。

(3)肝外胆汁淤积症　肝外胆汁淤积症是指肝外胆道系统由于结石、炎症、良性梗阻或肿瘤等引起部分或完全性的机械性梗阻。临床上出现不同程度的腹痛或黄疸。妊娠期与非妊娠期的肝外胆汁淤积症的表现基本相同，临床症状的严重性与病变的轻重有关，轻症者对母婴影响不大，不需终止妊娠。肝外胆汁淤积症的诊断主要依据临床表现，如饱餐后右上腹痛，尤其是高脂肪饮食后数小时突然疼痛发作，很少持续超过数小时，发生黄疸者占9.6%。由于胆盐潴留于皮肤深层而刺激感觉神经末梢发生瘙痒。B超的应用使胆囊炎及胆石症的诊断正确率达90%以上，同时能动态观察胆囊的功能，获得早诊断早处理的良好结局。

（四）处理要点

1.早期诊断　CA值的升高，CA：CECA>1及SALT活性增加对早期诊断有一定的意义，但其实用价值不大，难以在临床上推广。早期诊断主要依靠对ICt的重视，例如每次产前检查时医师要常规询问是否有瘙痒，如有瘙痒，及时跟踪做SGPT检查，这对早期诊断有较大意义，各个医院产妇中ICP的发生率差异较大，很可能和产前检查是否重视ICP以及细致地询问、检查有关。

2.胎儿监护　由于ICP孕妇的胎儿常在产前突然死亡，1976年Gamff对84例ICP患者分别用尿E_3、胎盘催乳素及甲胎蛋白对胎儿监护，发现结果正常者并不能除外发生胎儿窘迫的可能，而结果异常者则需作进一步观察，故其价值有限。

目前对ICP胎儿的监护，一般认为胎心监护比较可靠，1981年Ammala报告用胎儿监护仪观察胎心率（FHR）的短程变异（shon term variability）以预测ICP患者的胎儿窘迫。在64例ICP中，发生胎儿窘迫者5例。而FHR短程变异阳性者9例，其中属真阳性（发生胎儿窘迫）4例，其敏感度为80%，预测值为44%。故有一定意义。

ICP患者的胎儿在宫内的变化往往十分突然，我们仍主张积极地监护，包括NST及胎动计数，根据多年的经验，瘙痒严重，特别是黄疸明显的孕妇，其胎儿死亡率高，因此，对该类患者住院后，及早给以每日地塞米松10mg，静脉注射，连续3天，以后每周重复，当已达37周时即主动干预，以剖宫产终止妊娠，对上次妊娠因 ICP 而胎儿或新生儿死亡者采取更为积极的手段，当妊娠达 35 周时即考虑终止妊娠。及时积极干预有助于改善围产儿的预后。

3. 药物

(1) δ-腺苷酸-L-蛋氨酸（S-Adenosyl-L-Methionine，SAMe） 商品名思美泰。是一种普遍存在于所有生物体中的生理性分子结构，在人体内腺苷蛋氨酸由蛋氨酸和腺苷合成，并作为许多生物反应的底物遍布机体所有组织之中，它作为甲基供体和生理性巯基化合物的前体，参与体内重要的生化反应。在肝内腺苷蛋氨酸通过使质膜磷脂甲基化而调节肝细胞膜的流动性，保证细胞的正常生理活动，同时通过巯基反应促进肝细胞的解毒功能，因而增加肝细胞内的内生解毒化合物如半胱氨酸谷胱甘肽、牛磺酸和辅酶 A 等的合成。只要肝内腺苷蛋氨酸的生物利用度在正常范围内，这些反应就有助于防止肝内胆汁淤积。近年来腺苷蛋氨酸被公认为是治疗肝内胆汁淤积的有效药物。用法：SAMe 800mg／d，静脉滴注，连用 14～20 天。

（2）乌索脱氧胆酸 乌索脱氧胆酸（ursodeoxy-cholic Acid，UDCA）又名熊去氧胆酸，是一种利胆药，口服 UDCA 发挥利胆作用，增加胆汁酸池的亲水性，替代肝细胞膜上疏水性、细胞毒性大的内源性胆汁酸，抑制肠道对疏水性胆酸的重吸收而改善肝功能，降低血胆酸水平，改善胎儿环境。该药对母、儿均无不良反应，产后 5 个月随访时，婴儿表现良好，因之疗效可以肯定。用法：UDCA 100mg，每日 3 次口服 20 天。

（3）地塞米松 妊娠期间的雌激素主要来自胎儿 l 胎盘单位，胎儿肾上腺合成的硫酸去氢表雄酮（DHAS）是胎盘产生雌激素的前身物质，地塞米松能通过胎盘抑制胎儿肾上腺分泌的 DHAS，从而降低血中雌激素水平，以减轻胆汁淤积的病理变化；且地塞米松兼有促进胎肺成熟的作用，以避免早产而发生的新生儿呼吸窘迫综合征，可以用为治疗 ICP 的药物。

（4）考来烯胺　考来烯胺（Cholestyramine）是一种强碱的离子交换树脂，在肠腔内它与胆酸结合，形成一种不被吸收的复合体，因此防止胆酸重复进入肝、肠循环，而使血清胆酸水平降低，减轻瘙痒症状。大量长时间服药，可影响脂肪、维生素K及脂溶性维生素的吸收，因而使凝血功能受到影响，所以服药同时，需要补充维生素A、维生素D、维生素K及钙盐。考来烯胺用法：每次2～3g，每日2～3次。有报道长期应用考来烯胺可以引起叶酸缺乏，应重视及时补充。

（5）苯巴比妥　苯巴比妥是一种酶诱导剂，它促使肝细胞微粒体增加葡糖醛酸结合的能力及肝脏消除胆红素的功能，使胆红素下降。同时，它还可以增加胆小管胆汁酸分泌的速度，并通过改变胆固醇-7a-水解酶的活性以影响胆汁酸的生成。用法：0.03g，每日口服3次。也有报道用苯巴比妥及UDCA联合治疗ICP的。

（五）护理

一、日常护理

1.患者适当卧床休息，尽量取左侧卧位以增加胎盘血流量，防止胎儿缺氧。

2.每日保持皮肤清洁，皮肤瘙痒时避免抓挠，预防感染。

3.保持良好的情绪，乐观的心态。

4.学会自我监测胎动，如有异常，应及时到医院就诊。

二、饮食调理

按时进食，进食高蛋白、富含维生素、低脂、易消化的食物，避免食用生冷刺激性食物。

第二章 妊娠晚期出血

妊娠晚期出血的原因包括前置胎盘、胎盘早剥、前置血管、胎盘边缘血窦破裂、蜕膜息肉、子宫颈息肉、子宫颈癌合并妊娠等。其中以前二者最为常见，且后果严重。

第一节 前置胎盘

胎盘在正常情况下附着于子宫体部的后壁、前壁或侧壁。妊娠 28 周以后胎盘附着于子宫下段，甚至胎盘下缘达到或覆盖宫颈内口，其位置低于胎先露部，称前置胎盘（placenta praevia）。前置胎盘是妊娠晚期出血的主要原因之一，是妊娠期的严重并发症，处理不当可危及母儿生命。

（一）病因与发病机制

1. 子宫内膜病变与损伤　如产褥感染、多产、人工流产、引产、刮宫、剖宫产等，引起子宫膜炎或子宫内膜受损，使子宫蜕膜生长不全，当受精卵着床后，血液供给不足，为摄取足够营养，胎盘伸展到子宫下段。

2. 胎盘面积过大　多胎妊娠、副叶胎盘、膜状胎盘、糖尿病等胎盘面积过大伸延到子宫下段。

3. 胎盘异常　如主胎盘位置正常而副胎盘位置在子宫下段、接近子宫内口；膜状胎盘大而薄，可扩展到子宫下段。

4. 受精卵发育迟缓　受精卵到达宫腔，尚未发育到能着床的阶段，继续下移，植入子宫下段，在此处生长发育，形成前置胎盘。

（二）病情分析

1. 分类　根据胎盘边缘与宫颈内口的关系分类：

（1）完全性前置胎盘　又称中央性前置胎盘，指宫颈内口全部被胎盘组织所覆盖。

（2）部分性前置胎盘　指宫颈内口一部分被胎盘组织所覆盖。

（3）边缘性前置胎盘　胎盘边缘附着于子宫下段，甚至达宫颈内口但不超越宫颈内口。

2. 对母儿的影响

（1）产后出血　子宫下段收缩不良，胎盘剥离面的血窦难迅速闭合，导致产后出血或晚期产后出血。

（2）植入性胎盘　由于子宫下段蜕膜形成不良，胎盘绒毛可植入子宫肌层，使胎盘剥离不全面引起大出血。

（3）产褥感染　因胎盘剥离面接近宫颈外口，细菌易从阴道侵入胎盘剥离面，加之产前产后出血，多数产妇体质虚弱，易发生感染。

（4）羊水栓塞　前置胎盘易诱发羊水栓塞。

（5）对围产儿的影响　前置胎盘出血导致早产、产前出血、产妇体质虚弱甚至休克，引起胎儿窘迫，胎儿可因严重缺氧死于宫内，也可因早产儿生命力差死亡。

（三）诊断要点

1. 症状　以妊娠晚期无痛性阴道流血为特点。出血量、初次出血时间、出血次数与前置胎盘的类型有关，出血早、量多者完全性前置胎盘可能性大。

2. 体征　大出血可表现为面色苍白、脉搏微弱、血压下降等休克征象。产科检查表现为：

（1）宫高符合停经月份。

（2）先露高浮（因胎盘占据子宫下段）。

（3）胎位异常，如臀位、横位等。

（4）流血时可无宫缩，临产者宫缩亦有间歇，间歇期子宫完全放松。

（5）出血量少者多不影响胎心（为母体失血）。大出血引起休克时，因胎盘供血不足使胎儿宫内缺氧，胎心可有变化。

（6）胎盘位于下段前壁时，可在耻骨联合上方闻及与母体脉搏一致的胎盘杂音。

3. 阴道检查　妊娠期很少采用，目前已被 B 超检查代替。在紧急情况、无 B 超设备，需明确诊断决定分娩方式时，可在输血、输液、做好剖宫产术前准备的前提下行阴道检查。方法：沿穹窿触摸，如能清楚触及胎头可排除前置胎盘；如手指与先露间触及较厚的软组织，应考虑为前置胎盘。忌一开始即入宫口检查，否则将引起大出血。若无活动性出血，颈管消失，颈口已开，可轻触宫口，了解胎盘与宫口的关系，确定前置胎盘的类型。

4. B 型超声检查　B 型超声对胎盘定位的准确率可达 95%以上。适当充盈膀胱，以显示宫颈内口。阴道 B 超对前置胎盘的诊断准确率可达 100%，且不需充盈膀胱。典型表现是胎盘位于子宫下段，部分或全部覆盖宫颈内口，也可以是胎盘边缘距宫颈内口距离<7cm。

5. 产后检查胎盘　对产前出血患者，产后应仔细检查胎盘。前置部位的胎盘有黑紫色的陈旧血块附着。若胎膜破口距胎盘边缘<7cm 则为前置胎盘。若行剖宫产，术中能直接了解胎盘位置，胎膜破口失去诊断意义。

（四）治疗要点

处理原则为抑制宫缩、止血、纠正贫血和预防感染，根据出血量的多少、孕周、胎位、前置胎盘的类型、孕产次及宫口是否已扩张而综合确定。

1. 期待疗法　期待的目的是在保证孕妇安全的前提下延长胎龄，使其达到或接近足月，从而提高胎儿的成活率。适用于胎龄小于 34 周、胎儿体重小于 2000g、胎儿存活且流血量不多、一般情况良好的孕妇。一般应在 36 周左右结束妊娠。

（1）凡有阴道出血者应立刻收入医院。绝对卧床休息，左侧卧位，避免粗暴的腹部检查，禁止肛诊及阴道检查，定期进行胎儿监护。

（2）进行B型超声检查，确诊前置胎盘的类型，了解有无胎盘植入。

（3）抑制宫缩硫酸沙丁胺醇4.8mg，每6h 1次；或25%硫酸镁30～60ml加于5%葡萄糖液500ml，以1～2g／h的速度静脉滴注。应用时需防镁中毒症状。

（4）孕期足量输血，要求出多少，输多少，防止贫血，维持正常血容量，使血L细胞比容超过0.30。

（5）查羊水L／S比值，促胎肺成熟，可用地塞米松10mg加于50%葡萄糖液20ml静脉注射，每日或隔日 1次，共2～3次。

（6）宫颈环扎术　防止子宫颈口扩张引起胎胎剥离出血效果较好。术前术后均加用宫缩抑制剂。刮宫产后再行宫颈拆线。

2.终止妊娠

（1）指征

①胎龄已达36周；

②胎龄未达36周，但孕妇反复多量出血致贫血甚至休克者；

③胎龄未达36周，但胎儿成熟度检查提示胎儿已成熟者；

④胎龄未达36周，出现胎儿窘迫征象或胎儿胎心电子监护发现胎心异常者。

（2）剖宫产可于短时间内娩出胎儿，减少对胎儿的伤害；防止宫颈撕裂，减少出血；在直视下处理胎盘，迅速止血，对母儿均安全。由于以上优点，剖宫产已成为目前处理前置胎盘的首选方法。剖宫产指征为：完全性前置胎盘，持续大量阴道流血；部分或边缘性前置胎盘出血较多，先露高浮，估计短时间内难以经阴道分娩者；胎心异常，有胎儿窘迫征象者。术前应备足血源、做好抢救，发生儿窒息的准备。

①子宫切口选择：根据前置胎盘类型及术前B超胎盘附着部位选择。切口原则上应避开胎盘附着处以减少术中出血。胎盘附着于后壁选子宫下段横切口；附着于前壁选下段偏高纵切口或体部切口；附着于前壁偏左，切口从右侧进入，偏右则从左侧进入；胎盘大而薄或呈筒状附着于前壁大部分，则可直接从下段进入，迅速切开胎盘，取出胎儿。也有报道均行下段横切口，并迅速延长切口取出胎儿者。

②防治出血：由于下段收缩力差，应及时人工剥离胎盘，同时子宫肌壁内注射麦角新碱和催产素以及前列腺素F2α；卵圆钳夹切口边缘并以大纱布压迫止血；按摩子宫，促进下段收缩；对剥离面大的开放血窦出血，用0号肠线“8”字缝合及热盐水纱布压迫止血；无效者行双侧子宫动脉或髂内动脉结扎。

③子宫切除：以上止血方法无效，局部出血或渗血不止应考虑子宫切除。可将胎盘附着的出血处切除，保留部分宫颈，行低位次全子宫切除；也可行全子宫切除。

④胎盘植入的处理：剖宫产开腹后，若有局限性怒张血管，应高度怀疑胎盘植入，应做好充分准备并与家属讲明，做子宫体部纵切口迅速取出胎儿，检查是否有植入。若部分植入可梭形切除部分子宫肌层，可以吸收线缝合止血；若仍出血或大部分胎盘植入，活动出血无法纠正则行子宫切除术。

⑤其他：术前术后应积极抢救出血与休克，补足血容量，纠正酸中毒、心衰，并给予抗生素预防感染。

（3）阴道分娩　仅适用于边缘性前置胎盘、枕先露、流血不多、估计在短时间内能经阴分娩者。决定经阴分娩后，先行人工破膜，破膜后胎头下降压迫胎盘能止血，并可促进子宫收缩加速分娩，如破膜后胎先露下降不理想，仍有出血，或分娩进展不顺利，应立即改行剖宫产术。

（五）护理

一、日常护理

1.避免蹲下，不能太弯腰，不能把手臂用力举过头顶，不能拿重物，不能久站、久坐，不能劳累。

2.如果既往妊娠患过胎盘早期剥离，是高血压引起的，若想再要孩子，应积极治疗高血压，至病情稳定才可考虑妊娠。

二、饮食调理

调味宜清淡，少用盐和酱油，采取少吃多餐的进餐方式。多吃新鲜蔬菜水果。

三、其他注意

加强孕妇的管理，做好计划生育，防止多产，避免多次刮宫或宫腔感染，减少发生子宫内膜损伤或子宫内膜炎。

第二节　胎盘早剥

胎盘早剥（placental abmption）指妊娠20周后或分娩期，正常位置的胎盘在胎儿娩出前，部分或全部从子宫壁剥离。本病发病急，进展快，处理不及时危及母儿生命，是妊娠晚期严重并发症。

（一）病因与发病机制

胎盘早剥发病机制尚未完全阐明，其发病可能与以下因素有关：

1.母体高血压与血管病变　胎盘早剥好发于重度妊娠期高血压疾病、慢性高血压、慢性肾病、全身血管病变等。这些病变易致底蜕膜螺旋小动脉痉挛或硬化，引起远端毛细血管缺血坏死以至破裂出血，血液流至底蜕膜层与胎盘之间，形成血肿导致胎盘自子宫壁剥离。

2.机械性因素　腹部撞击伤、孕期性交，外转胎位术矫正胎位、脐带过短或脐带绕颈、绕身致脐带相对过短等，可因外力撞击或牵拉胎盘致其剥离。

3. 宫腔压力骤减　多胎或双胎妊娠第一胎儿娩出后、羊水过多破膜后羊水流出过快，可致宫腔压力骤降，子宫突然收缩，胎盘与子宫错位而剥离。

4. 子宫静脉压突然升高　妊娠晚期或临产后，孕产妇长期仰卧位，巨大子宫压迫下腔静脉，回心血量减少，血压下降，子宫静脉淤血，导致蜕膜静脉床淤血或破裂，从而发生胎盘早剥。

5. 羊膜腔穿刺　治疗或诊断性羊膜腔穿刺均应在B超引导下进行。如操作不当或盲目穿刺，有可能刺伤前壁胎盘的脐带附着处，引起出血导致底蜕膜血肿形成，继而使胎盘自子宫壁剥离。

6. 其他因素　研究发现，吸烟、吸毒、孕妇有代谢性疾病、有血栓形成倾向、有胎盘早剥病史者，发生胎盘早剥的概率明显增高，孕妇有子宫肌瘤特别是胎盘附着部位有子宫肌瘤者，易发胎盘早剥。

（二）病情分析

1. 分型　胎盘早剥按出血特点可有以下三种情况。

（1）显性出血　出血经宫颈口流出而发生阴道流血，此型剥离面多在胎盘边缘，症状及并发症均较轻。

（2）隐性出血　出血积于宫腔或胎盘后，此型剥离面多起自胎盘中央，面积较大甚至完全剥离，往往有严重并发症。

（3）混合性出血　既有显性出血又有隐性出血，此型往往因出血过多，血液冲开胎盘边缘向宫口外流。

2. 并发症

（1）子宫胎盘卒中及产后出血　胎盘早剥发生隐性出血时，血液不能外流，出血逐渐增加，压力逐渐增大而使血液渗入子宫肌层，引起肌纤维分离、断裂、变性，血液浸润甚至可达浆膜层，子宫表面出现瘀斑，整个子宫呈紫蓝色，尤其在胎盘附着处特别显著，称子宫胎盘卒中。严重时血液可渗入腹腔、阔韧带、输卵管等处。子宫卒中时，由于肌纤维受血液浸润及断裂，可使子宫不收缩，引起产后大出血。

（2）凝血功能障碍　胎盘早剥处的胎盘绒毛膜能释放大量的组织凝血活酶，进入母体循环，激活凝血系统，发生 DIC。临床表现产后阴道流血不止且无凝血块，皮下、黏膜下及注射部位出血或大片青紫色皮下淤血，可有血尿、呕血、便血。早期诊断一经确立，即应行凝血功能检查，包括血常规加出凝血时间、血小板计数、纤维蛋白原定量、凝血酶原时间、3P 试验等。紧急情况及化验条件有限时可以先做以下 2 项筛选：血小板计数，常 $<100\times10^9$ / L，严重者可低于（10～20）$\times10^9$ / L；试管法凝血时间：抽静脉血 3～5ml 置试管内，自血抽出即开始计时，观察血凝时间。根据试管法凝血时间可粗略估计纤维蛋白原含量。

（3）急性肾功能衰竭　胎盘早剥、重度妊娠期高血压疾病（尤其是子痫）、DIC、大出血、休克均可造成急性肾功能衰竭，表现为少尿、无尿、水电解质紊乱及酸碱平衡失调。化验可见尿蛋白阳性，并有红、白细胞及管型，BUN、Cr 增高等。

（4）胎儿宫内死亡　胎盘早剥面积超过胎盘面积 1 / 2 时，胎儿多缺氧死亡。

（三）诊断要点

1. 病史　有胎盘早剥的诱因，如外伤、重度妊娠期高血压疾病、慢性肾炎、高血压等。

2. 症状与体征　国外多采用 Sher（1985）分类法，将胎盘甲，剥分为 I、Ⅱ、Ⅲ度，而国内则以轻、重两型分类。轻型相当于 Sher-I 度，重型相当于 SherⅡ、Ⅲ度。

(1)I 度　多见于分娩期，胎盘剥离面积较小，患者常无腹痛或腹痛轻微，贫血不明显。腹部检查见子宫软，大小与妊娠周数相符，胎位清楚，胎心率正常，产后检查可见胎盘母体面有血凝块及压迹。

(2) Ⅱ度　胎盘剥离面占胎盘面积的 1 / 3 左右，主要症状为突发持续性腹痛、腰痛或腰背痛，疼痛程度与胎盘后积血的多少成正比，无阴道流血或量不多，贫血程度与流血量不相符。腹部检查见子宫大小大于同妊娠周数大小，宫底随胎盘后血肿增大而升高，前壁胎盘时胎盘附着处压痛明显，后壁胎盘时腰背痛明显，宫缩有间歇，胎位可扪及，胎儿存活，胎心率可呈胎儿窘迫征象。

(3) Ⅲ度　胎盘剥离面占胎盘面积的 1 / 2 以上，临床表现较Ⅱ度重。患者可出现恶心、呕吐、面色苍白、四肢湿冷、脉搏细弱、血压下降等休克征象。腹部检查见子宫硬如板状，明显压痛，子宫底高度呈进行性升高，子宫大于停经月份，且处于高涨状态，宫缩间歇期子宫不放松，胎心胎位不清，胎儿可因缺血缺氧死亡。如无凝血功能障碍属Ⅲa，如合并凝血功能障碍属Ⅲb。

3. B 型超声检查

（1）胎盘实质与子宫壁间出现一个或多个不等的液性暗区，暗区内均布光点或光斑。

（2）胎盘后血肿形成时显示胎盘比正常增厚，绒毛板向羊膜腔突出。

（3）子宫后壁胎盘早剥时，胎儿多靠近子宫前壁。

（4）胎心搏动及胎动的检查有助于了解胎儿宫内的状态。

4. 化验检查

（1）血红蛋白、红细胞及血小板均可下降。

（2）肾功能损害者血尿酸、肌酐、尿素氮升高，二氧化碳结合力下降。

（3）凝血功能检查　一般做三项筛选试验，即血小板计数、血纤维蛋白原水平和凝血酶原时间测定。如三项筛选试验中有二项阳性并出现 3P 试验阳性或乙醇凝胶试验阳性，或 D-二聚体阳性，即可诊断 DIC。

5. 分娩后检查　胎盘可见暗红色血块牢固粘连于胎盘母体面，去除血块可见胎盘血块痕迹。

（四）治疗要点

1. 纠正贫血及休克　患者出血较多，面色苍白、血压下降时，应立即吸氧，输血输液，补充血容量，纠正休克。输新鲜血，既可补充血容量纠正贫血，又可补充凝血因子，减少出血。应使血细胞比容达到 0.30 以上，尿量超过 30ml / h。

2. 及时终止妊娠　确诊后必须立即终止妊娠，减少出血，防止病情加重，应争取在早剥症状发生后 6h 内娩出胎儿。

（1）经阴道分娩　适于Ⅰ度胎盘早剥，孕妇一般情况良好，出血量少，宫口已开大，胎心正常，但估计短时间内能经阴道分娩者。

①人工破膜：使羊水缓慢流出，观察羊水性状，降低宫内压力。用腹带包裹腹部，压迫胎盘使其不再继续剥离，减少出血，诱发宫缩并加速产程进展。

②静脉滴注催产素：加强子宫收缩，加速产程进展。

③严密观察产程：注意血压、脉搏、宫底高度、宫缩及出血情况，监护胎心，发现异常情况及时改行剖宫产术。

（2）剖宫产术　应适当放松剖宫产指征，降低孕产妇及早产儿死亡率。

①指征：Ⅱ度胎盘早剥，尤其是初产妇，短期内不能分娩者；Ⅰ度胎盘早剥，胎儿宫内窘迫者；Ⅲ度胎盘早剥，产妇病情恶化，胎儿已死或畸形，不能立即分娩者；Ⅰ度胎盘早剥，人工破膜后产程无进展者。

②术中处理：术中取出胎儿及胎盘后，及时给予宫缩剂并按摩子宫。若子宫胎盘卒中，取出胎儿后，子宫肌壁内注射宫缩剂，并按摩子宫、热盐水纱布湿热敷子宫，多能有效；若无效可结扎子宫动脉上行支，或用可吸收线“8”字缝合卒中部位的浆肌层，也可行双侧髂内动脉结扎，一般可止血；若仍不能控

制，或发生 DIC，出血不凝，应行子宫切除术。

3. 治疗并发症

(1)产后出血胎儿及胎盘娩出后及时应用宫缩剂，按摩子宫以助子宫收缩；出血多者，及时输入新鲜全血；若大量出血且无凝血块，应考虑凝血功能障碍，进行必要化验并按凝血功能障碍处理。剖宫产术中出血处理同前。

(2)DIC 的防治

①胎盘早剥明确诊断后，及早人工破膜，使羊水流出，减轻宫腔压力，减少促凝物质进入血循环。

②及时去除病灶，如剖宫产术中发现血液不凝，出血不能控制，应尽早切除子宫。

③抗凝治疗：谨慎应用肝素。慎重选择用药时机，一定要用在高凝期。如无把握则不用。

④补充凝血因子：输新鲜血与冰冻血浆，每升冰冻血浆含纤维蛋白原 3g，既可补充血容量又可补充凝血因子。当纤维蛋白原低于 2g／L 时，应输注纤维蛋白原。

⑤应用抗纤溶药物：应在肝素化和补充凝血因子的基础上应用抗纤溶药物，常用氨基己酸、氨甲环酸、氨甲苯酸等。

(3)急性肾功能衰竭　留置尿管注意尿量。若尿量少于 30ml／h 应及时补充血容量；在补充足够血容量的基础上若尿量少于 17ml／h 或无尿应静脉注射呋塞米 40mg 或给甘露醇 500ml 快速滴注，必要时重复。若应用呋塞米后尿量不增且血尿素氮、肌酐、血钾明显增高，CO_2结合力下降，应考虑。肾功能衰竭，及时进行血液透析治疗。

（五）

一、日常护理

1. 绝对卧床休息，左侧卧位，加强营养，进食高蛋白、高维生素、含铁丰富的食物。

2. 遵医嘱定期定量服用补血药，纠正贫血，增强抵抗力。

3. 注意休息，保持良好的卫生习惯和适当的活动，调整心情，促进康复。

4. 坚持母乳喂养。

5. 分娩后采取合适的避孕措施，产后42天复查。

二、饮食调理

加强产褥期营养，纠正贫血，增强抵抗力。进食高蛋白、高维生素、含铁丰富的食物。

三、其他注意

产后阴道持续出血者，应注意是否有凝血机制障碍并及时就诊

第三节　前置血管

当胎膜内有帆状附着的脐带血管经过子宫颈内口且位于胎先露之前时，称前置血管（vasa previa）。

（一）病因与发病机制

分娩时，先露的脐血管经常随羊膜破裂而致血管撕裂引起产前出血。破膜前血管破裂者极少见。脐血管的血来源于胎儿，破裂后导致胎儿急性失血，发生急性胎儿窘迫，甚至迅速死亡，发病率为1/3000。

（二）诊断要点

妊娠期或临产后突然阴道流血，量不多，随即胎心减慢并很快消失。胎儿死亡率达60%以上。出血量超过100ml者，胎儿无一存活。流出的血液化验检查可见胎儿红细胞。产后检查胎盘可见脐带帆状附着于胎膜，胎膜破口处有断裂的血管。

此病产前诊断率很低。凡产前出血者，均应想到血管前置破裂的可能，迅

速检查出血样本以明确是否为胎儿血。B 超检查有时在宫颈内口上方、胎先露下方见到低回声区，并有与脐血管一致的搏动。在人工破膜前常规仔细内诊检查或使用羊膜镜检查，可及时发现前置血管。

（三）治疗要点

本病一经诊断，应尽快结束分娩。如胎儿存活，胎心在 100 次 / 分以上，应立即剖宫产；宫口开全者，经阴道助产；新生儿出生后应立即输血。如胎儿已死亡，可行穿颅术。

第四节　胎盘边缘血窦破裂

胎盘边缘血窦破裂是产前出血常见的原因，发生率与产后是否仔细检查胎盘有关。本病出血来自母体，量一般不多，对母儿影响不大，主要意义在于应与胎盘早剥、前置胎盘等其他原因引起的产前出血鉴别。

（一）病因与发病机制

胎盘的边缘血窦柔软、菲薄，与静脉血管相似，位于胎盘边缘的蜕膜中，大小不等，小者 3～5mm，大者 20mm，其内包含母体静脉血。胎盘边缘血窦质地脆弱容易发生撕裂，静脉窦破裂出血，形成胎盘边缘血肿，临床上有产前出血的现象。

（二）诊断要点

（1）出血多在妊娠晚期或临产后，经产妇多见。

（2）出血量不多，一般不超过 200ml，多为一次性，很少反复。

（3）无痛性，临产者宫缩有间歇。

（4）腹部检查子宫壁不紧张，无压痛，胎心正常。

（5）产后检查胎盘，可见血块附着于胎盘边缘并与血窦的血栓相连，拭清接触胎盘边缘的羊膜，可发现与血块接连的胎盘边缘血管窦穿孔，此为确诊的依据。胎盘无血块压迹可与胎盘早剥鉴别。

（三）治疗要点

一般等待自然分娩，出血多者给输血的同时尽快结束分娩。

（四）护理

一、日常护理

1. 在孕 37 周前，宜卧床休息，抬高臀部，向胎盘对侧取仰卧位。2. 养成良好生活习惯，按时排便，避免腹部用力。3. 避免性生活及粗暴阴道检查，慎行人工破膜。4. 注意自数胎动，发生胎动异常、无痛阴道流血时应及时就诊。5. 保持良好心态，避免恐惧、焦虑、抑郁等不良情绪。

二、饮食调理

保证充足的营养，补充铁、维生素等必要营养素。

第三章　妊娠病理

第一节　双胎妊娠

一次妊娠同时有两个胎儿时称双胎妊娠。

（一）分类

1. 双卵双胎　由两个卵子分别受精形成的双胎妊娠，约占双胎妊娠的 2 / 3。双卵双胎的两个胎儿基因不同，胎儿性别、血型可以相同也可以不同，容貌同一般的兄弟姐妹相似，两个受精卵可形成自己独立的胎盘、胎囊，它们发育时可以紧靠与融合在一起，但两者间血液循环并不相通，胎囊之间的中隔由两层羊膜及两层绒毛膜组成，有时两层绒毛膜可融成一层。

2. 单卵双胎　由一个受精卵分裂而成的双胎妊娠，约占双胎妊娠的 1 / 3。发生原因不明，其发生不受种族、遗传、年龄、胎次、医源的影响。胎儿的基因相同，性别、血型、容貌等相同。单卵双胎的胎盘和胎膜按受精卵复制时间的不同而异。

（1）分裂发生在桑椹期（早期囊胚），在受精后 3 日内分裂，将形成两个独立的受精卵，两个羊膜囊，两个绒毛膜，可以独立着床形成各自的胎盘，这种类型的单卵双胎，常被误认为双卵双胎，其发生率占单卵双胎的 18%~36%。要区分需进一步检查胎儿性别、血型、指纹、毛发等。

（2）若分裂发生在受精后第 4～8 日之间即晚期囊胚，形成双羊膜囊、单绒毛膜的单卵双胎妊娠，这种类型双胎共同拥有一个胎盘及绒毛膜，其中隔有两层羊膜，此类占单卵双胎的 2 / 3。

（3）在羊膜囊形成后即受精后第 9～13 日，胚胎才分裂复制成各自发育的胎儿，两个胎儿共用一个胎盘，共存于一个羊膜腔内，称单羊膜囊双胎妊娠，此类罕见，不足1%，且围生儿死亡率甚高。

（4）若分裂复制在受精后第13日以上、原始胚盘形成之后，则可能导致不同程度、不同形式的连体儿。

单卵双胎的胎盘间可有血液循环相通，包括动脉间、静脉间、动静脉间吻合3种，前两种由于两侧血压相等，血液分配均匀不会产生异常情况。而动脉与静脉血管吻合则存在血压差别，可能引起双胎输血综合征：即一个胎儿（受血胎儿）接受另一个胎儿（供血胎儿）的大量血液，使受血胎儿血脂增多，心脏肥大，肝、肾增大，体重增长快，可因多尿而导致羊水过多；而供血胎儿则出现体重轻、贫血、脱水、羊水少，甚至因营养缺乏而死亡，而受血者在娩出后可死于先天性心力衰竭。早期死亡的胎儿能被另一胎儿压成薄片，称纸样胎。

（二）病情分析

1. 妊娠期

（1）症状 双胎妊娠时早孕反应较重，从孕10周开始子宫增大速度比单胎快，孕24周后尤为明显。妊娠晚期，因子宫过大可致腰酸背痛，呼吸困难，胃部饱满、纳少，行走不便，下肢静脉曲张、浮肿，痔疮发作等压迫症状。

（2）胎位 双胎妊娠的胎位多为纵产式，以头、头或头、臀多见，其他胎位较少见。

（3）并发症 双胎妊娠时，由于子宫膨大、压力高，容易发生胎膜早破与早产。双胎妊娠时胎盘面积大有时扩展到子宫下段及宫颈内口，形成前置胎盘导致产前出血。还易并发贫血、妊娠期高血压疾病、羊水过多、胎儿畸形、胎盘早剥、产后出血、流产、胎儿生长受限、宫内死胎、胎位异常等。

2. 分娩期

（1）产程延长 因子宫膨大，肌纤维过度延伸，易发生原发性子宫收缩乏力，第一产程延长。第一胎儿娩出后有时也可因宫缩乏力而使第二个胎儿娩出时间延迟。

（2）胎膜早破及脐带脱垂　由于双胎胎位异常且合并羊水过多，子宫腔内压力增高，容易发生胎膜早破及脐带脱垂。

（3）胎位异常　因胎儿一般较小，常伴胎位异常，当第一个胎儿娩出后，第二个胎儿活动范围更大，容易转为肩先露。

（4）胎盘早剥　第一个胎儿娩出后，宫腔容积突然缩小，致使胎盘附着面也随之缩小，成为发生胎盘早剥的病理基础。另外双胎妊娠常合并羊水过多，当羊水排出后，宫腔容积缩小，也能发生胎盘早剥。

（5）胎头交锁及胎头碰撞　若第一胎儿为臀先露、第二胎儿为头先露，分娩时第一胎儿头部尚未娩出，第二胎儿的头部已降入骨盆腔内，两个胎头的颈交锁在一起，称胎头交锁，造成难产。两个均为头先露的胎头同时入盆，相互碰撞造成阻塞性难产称胎头碰撞，以上情况容易发生在胎儿较小、骨盆过大、第二个胎儿羊膜早破者或单羊膜囊双胎者。

（6）产后出血及产褥感染　由于子宫肌纤维过度伸展致子宫收缩乏力，产程延长，另外胎盘附着面大，常发生产后出血。由于双胎妊娠并发症多，常伴贫血，抵抗力差，分娩时又有两次阴道助产，易发生产褥感染。

（三）诊断要点

1.病史　早孕反应较重，腹部增大快，注意家族史以及是否接受过促排卵药物治疗。

2.产前检查　有下列情况应考虑双胎妊娠：

①子宫比孕周大，羊水量也较多；

②孕晚期触及多个小肢体，两胎头或三个胎极；

③胎头较小，与子宫大小不成比例；

④在不同部位听到两个频率不同的胎心，同时计数 1min，胎心率相差 10 次以上，或两胎心音之间隔有无音区；

⑤孕中晚期体重增加过快，不能用水肿及肥胖解释。

3. 辅助检查

(1)B 型超声检查可以早期诊断双胎、畸胎，能提高双胎妊娠的孕期监护质量。B 型超声在孕 7～8 周时见到两个妊娠囊，孕 13 周后清楚显示两个胎头光环及各自拥有的脊柱、躯干、肢体等。

（2）多普勒胎心仪　孕 12 周后听到两个频率不同的胎心音。

4. 鉴别诊断　双胎妊娠应与巨大胎儿、单胎合并羊水过多、妊娠合并子宫肌瘤、卵巢肿瘤相鉴别，注意双胎妊娠可以合并羊水过多，主要通过 B 型超声检查确诊。

（四）处理要点

1. 妊娠期

（1）定期检查，早期确诊，加强营养，补充足够的蛋白质、维生素、铁剂、叶酸、钙剂等，预防贫血和妊娠期高血压疾病。孕晚期避免过劳，30 周后多卧床休息，可以增加胎儿体重，减少早产和围生儿死亡率。

（2）若确诊为连体畸形时，妊娠 26 周前行引产术，26 周后一般需剖宫取胎。

（3）若发现双胎输血综合征，可在胎儿镜引导下，激光堵塞胎盘吻合血管，此法并发症较多。

（4）双胎中一个胎儿死亡的处理早期死亡能被吸收或变为纸样胎儿，可不处理，孕晚期死亡能释放凝血活酶，引起弥散性血管内凝血。死胎稽留 4 周以上约有 30％出现凝血功能障碍。为了保证一活胎的继续妊娠，必要时可用小剂量肝素治疗，由于肝素分子量较大，不能通过胎盘而不影响活胎的凝血功能，期待至胎儿成熟适时分娩。

（5）双胎妊娠引产指征

①合并急性羊水过多，有压迫症状，孕妇腹部过度膨胀，呼吸困难，严重不适；

②胎儿畸形；

③母亲有严重并发症，如先兆子痫或子痫，不允许继续妊娠时；

④预产期已到尚未临产，胎盘功能减退者。

2. 分娩期多数能经阴道分娩。

（1）严密观察产程及胎心、胎位变化，做输液、输血、抢救新生儿准备。产程中注意子宫收缩情况，若出现宫缩乏力可加用缩宫素低浓度缓慢静滴。

（2）当第一胎儿娩出后，胎盘侧脐带必须立即夹紧，以防第二个胎儿失血。行阴道检查，了解第二个胎儿先露部，助手应在腹部将第二个胎儿固定成顺产式并监听胎心，注意阴道流血，尽早发现脐带脱垂和胎盘早剥，通常在 20min 左右第二个胎儿娩出。若等待 15min 时无宫缩，可行人工破膜加缩宫素静脉滴注促进子宫收缩。若发现脐带脱垂或胎盘早剥，及时用产钳或臀牵引娩出第二个胎儿。若胎头高浮应行内转胎位术及臀牵引术。若第二胎儿为肩先露先行外转胎位术，不成功时改用联合转胎位术娩出胎儿。

（3）分娩时若第一个胎儿为臀先露、第二个胎儿为头先露，为避免发生胎头交锁，助手以手在腹部上推第二个胎儿的胎头，使第一个胎儿顺利娩出。若已发生胎头交锁，应上推第二个胎头，待两胎头松动时将第一胎儿回转 90°～180°再牵引，第一胎儿已死应行断头术，待娩出第二胎儿后再取第一个胎头。

（4）为预防产后出血，在第二个胎儿前肩娩出时静脉推注麦角新碱 0.2mg 及缩宫素 10u，同时腹部置沙袋，以腹带紧裹腹部，以防腹压骤降引起休克。胎盘娩出后，仔细检查其完整性与相互关系，判断是双卵双胎抑或单卵双胎。

（5）剖宫产指征

①异常胎先露如第一胎儿肩先露，或易发生胎头交锁和碰撞的胎位及单羊膜囊双胎、联体双胎等；

②脐带脱垂、前置胎盘、先兆子痫、子痫、胎膜早破、继发性宫缩乏力，经处理无效者；③第一个胎儿娩出后若发现先兆子宫破裂，或宫颈痉挛，为抢救母婴生命也应行剖宫产。

（五）护理

一、日常护理

1.增加产前检查的次数，每次监测宫高、腹围和体重。

2.孕晚期避免过劳，30周后多卧床休息，可以增加胎儿体重，减少早产和围生儿死亡率。

3.鼓励孕妇少量多餐，满足孕期需要。

4.腰背部疼痛症状较明显，可做骨盆倾斜运动，局部按摩、热敷也可缓解症状。

二、饮食调理

加强营养，注意基本营养素搭配合理，补充足够的蛋白质、维生素、铁剂、叶酸、钙剂等，预防贫血和妊娠期高血压疾病。

第二节 过期妊娠

凡平时月经周期规则，妊娠达到或超过42周（≥294日）尚未分娩者，称过期妊娠（postterm pregnancy）。其发生率占妊娠总数的3%～15%。过期妊娠是胎儿窘迫、胎粪吸入综合征、过熟综合征、新生儿窒息、围生儿死亡的重要原因。

（一）病因与发病机制

过期妊娠可能与下列因素有关。

（1）内源性前列腺素和雌二醇分泌不足而孕酮水平增高，有作者认为过期妊娠系雌孕激素比例失调导致孕激素优势，抑制前列腺素和缩宫素，使子宫不收缩，延迟分娩发动。

（2）头盆不称时，胎先露部对宫颈内口及子宫下段的刺激不强，容易发生过期妊娠。

（3）无脑儿畸胎不合并羊水过多时，由于胎儿无下丘脑，垂体一肾上腺轴发育不良，胎儿肾上腺皮质产生的。肾上腺皮质激素及雌三醇的前身物质 16α-羟基硫酸脱氢表雄酮不足使雌激素形成减少，小而不规则的胎儿不足以刺激宫颈内口及子宫下段引起宫缩，孕周可长达 45 周。

（4）某家族、某个体常反复发生过期妊娠，提示过期妊娠与遗传因素可能有关。胎盘硫酸酯酶缺乏症（placental sulfatase defeciency）是罕见的伴性隐性遗传病，亦可导致过期妊娠，系因胎儿肾上腺与肝脏虽能产生足量 16α-羟基硫酸脱氢表雄酮，但胎盘缺乏硫酸酯酶，使其不能脱去硫酸根转变成雌二醇及雌三醇，从而血中雌二醇及雌三醇明显减少，致使分娩难以启动。

（二）病情分析

1. 胎盘　过期妊娠的胎盘有两种类型。一种是胎盘功能正常，除重量略有增加外，胎盘外观和镜检均与妊娠足月胎盘相似。另一种是胎盘功能减退，胎盘绒毛内血管床减少，间质纤维化增加，合体细胞小结增加，某些合体细胞小结断裂、脱落，绒毛表面出现缺损，缺损部位由纤维蛋白沉积填补并在纤维蛋白沉积表面出现钙化灶，绒毛上皮与血管基底膜增厚。另外有绒毛间血栓、胎盘梗死、绒毛周围纤维素酶胎盘后血肿增加等胎盘老化现象，使物质交换与转运能力下降。有资料表明，25%～30%，过期妊娠胎盘中的绒毛和血管正常，15%～20%仅有血管形成不足，但无缺血影响，另有 40%出现血流灌注不足而导致缺血，供氧不足，使胎儿在临产后不能适应子宫收缩附加的缺氧而易发生意外。

2. 羊水　妊娠38周后，羊水量开始减少，妊娠足月羊水量约为800ml，以后随妊娠推延羊水量逐渐减少。妊娠42周后约30%减少至300ml以下；羊水胎盘粪染率明显增高，是足月妊娠的2～3倍，若同时伴有羊水过少，羊水粪染率达71%。

3. 胎儿　过期妊娠胎儿生长模式可有以下几种：

（1）正常生长　过期妊娠的胎盘功能正常，胎儿继续生长，约25%体重增加成为巨大儿，颅骨钙化明显，不易变形，导致经阴道分娩困难，使新生儿发病率相应增加。

（2）成熟障碍　由于胎盘血流不足和缺氧及养分的供应不足，胎儿不易再继续生长发育。可分为三期：第1期为过度成熟，表现为胎脂消失，皮下脂肪减少，皮肤干燥松弛多皱褶，头发浓密，指（趾）甲长，身体瘦长，容貌似“小老人”。第Ⅱ期为胎儿缺氧，肛门括约肌松弛，有胎粪排出，羊水及胎儿皮肤黄染，羊膜和脐带绿染，围生儿病率及围生儿死亡率最高。第Ⅲ期为胎儿全身因粪染历时较长广泛着色，指（趾）甲和皮肤呈黄色，脐带和胎膜呈黄绿色。此期胎儿已经历和渡过Ⅱ期危险阶段，其预后反较Ⅱ期好。

（3）胎儿生长受限　小样儿可与过期妊娠共存，后者更增加胎儿的危险性。

4. 对母儿影响

（1）对围生儿的影响　除上述胎儿成熟障碍外，尚有胎儿窘迫、新生儿窒息、胎粪吸入综合征、巨大儿造成难产、围生儿死亡率高等。

（2）对母体的影响　因胎儿窘迫、头盆不称、产程延长，使手术产率增加。

（三）诊断要点

应正确核实预产期，并确定胎盘功能是否正常。

1. 核实预产期　诊断过期妊娠之前必须核实预产期，确认妊娠是否真正过期。若平时月经周期不准，仅依据推算的预产期不可靠，应详细询问平时月经情况；根据孕前基础体温升高的排卵期推算预产期；夫妇两地分居，应根据性交日期推算；根据开始出现早孕反应时间估算；孕早期曾做妇科检查者，按当时子宫大小推算；孕妇自觉到胎动时，应为 18～20 孕周；B 型超声检查，于早孕期测妊娠囊直径，孕中期以后测胎儿顶臀长、双顶径、股骨长等，以及孕晚期根据羊水量推算预产期；子宫符合孕足月大小，宫颈已成熟，羊水量渐减少，孕妇体重不再增加或稍减轻，应视为过期妊娠。

2. 判断胎盘功能

（1）胎动计数　让孕妇自数胎动。胎动计数>30 次 / 12h 为正常，<10 次 / 12h 或逐日下降超过 50%，应视为胎盘功能减退，胎儿在宫内明显缺氧。

（2）测孕妇单次尿雌三醇与肌酐（E / C）比值　E / C 比值〉 15 为正常值，E / C 比值<10 表明胎盘功能减退。

（3）胎儿电子监护仪检测　无应激试验（NST）每周 2 次，无　反应型需做缩宫素激惹试验（OCT），反复出现胎心晚期减速提示　胎盘功能减退，胎儿明显缺氧。

(4)B 型超声监测　每周 1～2 次，观察胎动、胎儿肌张力、胎儿呼吸运动及羊水量等。羊水暗区直径<3cm，提示胎盘功能减退，<2cm 胎儿危险。彩色超声多普勒血流仪检查胎儿脐动脉血流速判断胎盘功能与胎儿安危。

（5）羊膜镜检查　观察羊水颜色，了解胎儿是否因缺氧而有胎粪排出。若已破膜，可直接观察到羊水流出及其性状。

3. 了解宫颈成熟度　对预测引产能否成功起重要作用，采用 Bishop 宫颈成熟度评分法，得 7～9 分的引产成功率为 80%，9 分以上均成功。

（四）处理要点

应根据胎盘功能、胎儿大小、宫颈成熟度等综合分析，选择恰当的分娩方式。

1.产前处理　已确诊过期妊娠，若有下列情况之一应立即终止妊娠：①宫颈条件成熟；②胎儿体重≥4000g或胎儿生长受限；③12h内胎动<10次或NST为无反应型，OCT阳性或可疑；④尿持续低E/C比值；⑤羊水过少（羊水暗区<3cm）和（或）羊水粪染；⑥并发重度先兆子痫或子痫。

2.终止妊娠的方法　应酌情而定宫颈条件成熟、Bishop评分>7分者，应予引产；胎头已衔接者，通常采用人工破膜，破膜时羊水多而清者，可静脉滴注缩宫素，在严密监视下经阴道分娩；宫颈条件未成熟者可用促宫颈成熟药物，如普拉睾酮200mg，每日静注1次，连用3日，也可用缩宫素、前列腺素制剂引产；出现胎盘功能减退或胎儿窘迫征象，不论宫颈条件成熟与否，均应行剖宫产尽快结束分娩。

3.产时处理　过期妊娠时，胎儿虽有足够储备力，足以保证产前监护试验正常，但临产后宫缩应激力的显著增加超过其储备力，出现隐性胎儿窘迫甚至死亡，对此应有足够认识。最好应用胎儿监护仪，及时发现问题，采取应急措施。适时选择剖宫产挽救胎儿。剖宫产指征有：①引产失败；②产程长，胎先露部下降不满意；③产程中出现胎儿窘迫征象；④头盆不称；⑤巨大儿；⑥臀先露伴骨盆轻度狭窄；⑦高龄初产妇；⑧破膜后，羊水少、黏稠、粪染；⑨同时存在妊娠并发症，如糖尿病、慢性肾炎等。

进入产程后，应鼓励产妇左侧卧位、吸氧。产程中最好连续监测胎心，注意羊水性状，必要时取胎儿头皮血测pH值，及早发现胎儿窘迫，并及时处理。过期妊娠时，常伴有胎儿窘迫、羊水粪染，分娩时应做相应准备。对羊水Ⅲ度污染者，要求在胎儿娩出前用负压吸球或吸痰管吸净胎儿鼻咽部黏液，胎儿娩出后立即在直接喉镜指引下行气管插管吸出气管内容物，以减少胎粪吸入综合征的发生。过期儿病率和死亡率均高，应及时发现和处理新生儿窒息、脱水、低血容量及代谢性酸中毒等并发症。

（五）护理

一、日常护理

1. 如妊娠超过 41 周仍无产兆，应该协助医生给予定期的胎心监护，以便及时了解胎儿的情况。

2. 根据医嘱给予左侧卧位，并给予氧气吸入 30 分钟，每日两次。

3. 为促进宫颈成熟，孕妇可给予乳头刺激，用温热毛巾或手牵引乳头，每日 3 次，每次 30 分钟左右。

二、其他注意

进入产程后，给予氧气吸入、胎心监护，并做好新生儿的抢救准备。

第三节　死胎

妊娠 20 周后胎儿在子宫内死亡，称死胎（fetal death）。胎儿在分娩过程中死亡，称死产（still birth），亦是死胎的一种。

（一）病因与发病机制

1. 胎盘及脐带因素　如前置胎盘、胎盘早剥、脐带帆状附着、血管前置、急性绒毛膜羊膜炎、脐带过短、脐带根部过细、脐带打结、脐带扭转、脐带脱垂、脐带绕颈缠体等，胎盘大量出血或脐带异常致胎儿宫内缺氧。

2. 胎儿因素　如胎儿严重畸形、胎儿生长受限、胎儿宫内感染、严重的遗传性疾病、母儿血型 / 不合等。

3. 孕妇因素　严重的妊娠合并症、并发症，如妊娠期高血压疾病、过期妊娠、糖尿病、慢性肾炎、心血管疾病、全身和腹腔感染、各种原因引起的休克等。子宫局部因素有：子宫张力过大或收缩力过强、子宫肌瘤、子宫畸形、子宫破裂等致局部缺血而影响胎盘、胎儿。

（二）病情分析

死胎在宫腔内停留过久，能引起母体凝血功能障碍。胎儿死亡后约80%在2～3周内自然娩出，若死亡后3周胎儿仍未排出，退行性变的胎盘组织释放凝血活酶进入母血循环，激活血管内凝血因子，引起弥散性血管内凝血（DIC），消耗血中纤维蛋白原及血小板等凝血因子。胎死宫内4周以上DIC发生机会明显增多，可引起分娩时的严重出血。

（三）诊断要点

孕妇自觉胎动停止，子宫停止增长，检查时听不到胎心，子宫大小与停经月份不符，B型超声检查胎心和胎动消失。若胎儿死亡过久可见颅板塌陷，颅骨重叠，呈袋状变形。

（四）治疗要点

死胎一经确诊，应尽早引产，经羊膜腔内注入依沙吖啶引产或地诺前列酮引产，在促宫颈成熟的基础上，也可用缩宫素静脉滴注引产，并应严密观察，防止并发症。产后仔细检查胎盘、脐带及胎儿，寻找死胎发生的原因。

胎儿死亡4周尚未排出者，应做有关凝血功能的检查。若纤维蛋白原含量$<1.5g/L$，血小板$<100\times10^9/L$时，可用肝素治疗，剂量为每次0.5mg/kg，每6h给药1次。用药期间以试管凝血时间监测。一般用药24～48h后，可使纤维蛋白原和血小板恢复到有效止血水平，然后再引产，并备新鲜血，注意预防产后出血和感染。

第四节　母儿血型不合

母儿血型不合时，胎儿从父方遗传下来的红细胞血型抗原在妊娠分娩期间进入母体，激发产生相应免疫性抗体。当再次受到相同抗原刺激时，抗体产生迅速增加，抗体通过胎盘进入胎儿体内，与胎儿红细胞结合产生免疫反应，使红细胞凝集破坏发生溶血，称为新生儿溶血病。

（一）病因与发病机制

1. 胎儿红细胞进入母体　少量红细胞即可致敏，当再次妊娠时，容易产生大量抗体。主要是 IgG 和 IgM，而 IgG 可以通过胎盘，引起胎儿溶血。IgM 不通过胎盘，对胎儿无害。

2. 两种血型系统

(1)ABO 血型系统　多发生在孕妇为 0 型血者，因为 0 型血者产生的抗体以抗 A(B)IgG 占优势，而孕妇为 A（B）型时产生的抗体以抗 B(A)：IgM 占优势。

自然界中有许多与 A（B）抗原相类似的物质，如植物、寄生虫、接种疫苗等，接触后也可致敏，所以有 50％的新生儿溶血病发生在第一胎。

(2)Rh 血型系统　当孕妇为 Rh 阴性，丈夫为阳性时，再次妊娠即有可能发生溶血，若丈夫抗原系统为纯合子，胎儿全为 Rh 阳性，胎次越多，胎儿发病机会越多；若为杂合子，胎儿有半数 Rh 阴性不发病。一般除非输过血，此种溶血病仅见于第二胎。若伴有 ABID 血型不合时，孕妇常不产生 Rh 抗体，因为进入母体的胎儿红细胞来不及产生 Rh 抗体即被抗 A(B)IgG 破坏。

（二）病情分析

孕妇有早产、死胎、流产史。溶血的新生儿主要表现为贫血、水肿、肝脾肿大、黄疸或核黄疸。

（三）诊断要点

1. 孕期诊断

（1）病史　中有不良分娩史及输血史者，有可能发生母儿血型不合。

（2）血型检查　若孕妇为 0 型，丈夫非 0 型，母儿有发生 ABO 血型不合之可能；若孕妇为 Rh 阴性，丈夫为阳性，母儿有发生 Rh 血型不合之可能。

(3)孕妇血清抗体检查　当抗 A(B) IgG≥1:128 或当 Rh 血型不合效价≥1:64，胎婴儿可能发生溶血病；ABO 血型不合抗体效价在 1：512 以上时，提示病情严重，应作羊水检查或结合过去病史考虑终止妊娠。抗体检查时间：第一次在 16 周，第二次在 28～30 周，以后每隔 2～4 周检查 1 次。半数以上的孕妇在妊娠 28 周以后产生抗体。抗体效价测定准确性在 60%左右。

(4)羊水中胆红素的测定　可作羊水吸光度分析，也可测羊水中胆红素含量或抗体效价。

(5)B 超及胎儿镜。

2.产后诊断

（1）胎盘水肿正常新生儿与胎盘重量之比为 1：7，而溶血病者低于此值。

（2）对早发黄疸者，若出生前未明确诊断，应立即查新生儿及产妇血型。

（3）若脐血血红蛋白<140g／L，脐血胆红素>51μmol／L，新生儿网织红细胞百分比>0.06，有核红细胞>0.02~0.05，生后 72h 血胆红素>342μmol／L，则有新生儿溶血可能。

（四）处理要点

1.妊娠期　孕期应加强胎儿监护，如果抗体效价升高，可给孕妇服中药茵陈蒿汤加减（茵陈、黄芩各 10g，制大黄 4.5g，甘草 6g），每周 1 次，直至分娩为止。也可口服有免疫作用的中药（当归、川芎、木香、益母草、白芍等），对 ABO 不合者有一定疗效，但 Rh 不合者效果不明显。为提高胎儿抵抗力，可在妊娠 24 周后，30 周、33 周左右静脉滴注葡萄糖加维生素 C 500mg。每日吸氧 3 次，每次 20min。维生素 E 30mg 口服，每日 3 次。对重症者可考虑子宫内输血。如妊娠已近足月，过去又有死胎或死产史者，可考虑引产。如 ABO 血型不合抗体效价在 1：512 以上，Rh 血型不合抗体效价在 1：32 以上，应考虑引产。除非有剖宫产指征，一般不需剖宫，可经阴道分娩。但如临产后产程进展不顺利，应放宽剖宫术指征。

2.产时　产妇吸氧，避免用麻醉药及镇静药。新生儿娩出后立即断脐，以减少进入其体内的抗体量。脐带应留7～8cm长，立即以1：5000呋喃西林湿纱布包裹，每天更换1次，以备换血时用。脐血送查有关化验。

3.新生儿　分娩时子宫收缩，大量抗体通过胎盘进入新生儿体内，大量红细胞遭破坏，产生严重贫血。新生儿肝脏，特别是早产儿肝脏不能处理大量胆红素，故黄疸逐渐发展。当胆红素过高时，损害中枢神经，最后可发生核黄疸抽搐死亡，故需积极治疗。①泼尼松2.5mg，每日3次，以促使肝葡糖醛酸酶成熟，促进葡糖醛酸与间接胆红素结合成为不能通过血脑屏障的直接胆红素，以减少核黄疸发生；②每日静脉输入25%白蛋白10mg/kg体重，或稀释于5%葡萄糖溶液中缓滴；③口服葡萄糖水有利于间接胆红素转变为直接胆红素；④苯巴比妥，每日5mg/kg体重，分3次口服，共5～7天，亦有肝酶诱导作用；⑤中药三黄汤加茵陈促使胆红素排泄也有效果；⑥光照疗法，用蓝色荧光照射新生儿全身，能促进间接胆红素氧化分解成水溶性，并从胆汁排出，简便有效，现临床应用较多；⑦换血输血，近年来由于治疗上的进展需换血的患儿已较少见。

（五）护理

一、日常护理

1.高血压及糖尿病要及时治疗，等病情稳定后可再考虑怀孕。

2.适当活动，不能卧床不动。

3.适当补充营养。

4.注意衣物保暖，避免呼吸道感染。

二、饮食调理

1.多喝水，不要吃生冷、寒凉的食物。

2.少量多餐，合理分配；宜进高营养饮食。

第四章 异常分娩

第一节 产力异常

产力中以子宫收缩力为主，子宫收缩力贯穿于分娩全过程。在分娩过程中，子宫收缩的节律性、对称性及极性不正常或强度、频率有改变，称子宫收缩力异常。临床多因产道或胎儿因素异常形成梗阻性难产，使胎儿通过产道阻力增加。导致继发性子宫收缩力异常。

子宫收缩力异常临床上分为子宫收缩乏力（简称宫缩乏力）和子宫收缩过强（简称宫缩过强）两类，每类又分为协调性子宫收缩和不协调性子宫收缩。

一、子宫收缩乏力

（一）病因与发病机制

1. 头盆不称或胎位异常　胎儿先露部下降受阻，不能紧贴子宫下段及宫颈内口，因而不能引起反射性子宫收缩，是导致继发性宫缩乏力的最常见原因。

2. 子宫因素　子宫发育不良、子宫畸形（如双角子宫等）、子宫壁过度膨胀（如双胎妊娠、巨大胎儿、羊水过多等）、经产妇子宫肌纤维变性、结缔组织增生或子宫肌瘤等，均能引起宫缩乏力。

3. 精神因素　初产妇尤其35岁以上高龄初产妇，精神过度紧张使大脑皮质功能紊乱，睡眠减少，临产后进食不足以及过多的消耗体力，均可导致宫缩乏力。

4. 内分泌失调　临产后，产妇体内雌激素、缩宫素、前列腺素、乙酰胆碱等分泌不足，孕激素下降缓慢，电解质（钾、钠、钙、镁）异常，均可影响子宫肌纤维收缩能力。

5. 药物影响　临产后使用大剂量镇静剂与镇痛剂使宫缩受到抑制。

6. 其他　于第一产程后期过早使用腹压，或膀胱充盈影响胎先露部下降，均可导致继发性宫缩乏力。

（二）诊断要点

根据发生时期分为原发性和继发性两种。原发性宫缩乏力是指产程开始就出现宫缩乏力，宫口不能如期扩张，胎先露部不能如期下降，导致产程延长；继发性宫缩乏力是指产程开始时子宫收缩正常，只是在产程较晚阶段（多在活跃期后期或第二产程），子宫收缩转弱，产程进展缓慢甚至停滞。

1. 协调性宫缩乏力（低张性宫缩乏力）　子宫收缩具有正常的节律性、对称性和极性，但收缩力弱，宫腔内压力低，小于 2kPa，持续时间短，间歇期长且不规律，宫缩<2 次 / 10 分。当宫缩高峰时，宫体隆起不明显，用手指压宫底部肌壁仍可出现凹陷，此种宫缩乏力多属继发性宫缩乏力，临产早期宫缩正常，但至宫口扩张进入活跃期后期或第二产程时宫缩减弱，常见于中骨盆与骨盆出口平面狭窄、持续性枕横位或枕后位等头盆不称时。协调性宫缩乏力时由于宫腔内压力低，对胎儿影响不大。

2. 不协调性宫缩乏力（高张性宫缩乏力）　子宫收缩的极性倒置，宫缩的兴奋点不是起自两侧宫角部，而是来自子宫下段的一处或多处冲动，子宫收缩波由下向上扩散，收缩波小而不规律，频率高，节律不协调；宫腔内压力虽高，但宫缩时宫底部不强，而是子宫下段强，宫缩间歇期子宫壁也不完全松弛，表现为子宫收缩不协调，这种宫缩不能使宫口扩张，不能使胎先露部下降，属无效宫缩。此种宫缩乏力多属原发性宫缩乏力，需与假临产鉴别。鉴别方法是给予强镇静剂哌替啶 100mg 肌内注射，能使宫缩停止者为假临产，不能使宫缩停止者为原发性宫缩乏力。这些产妇往往有头盆不称和胎位异常，使胎头无法衔接，不能紧贴子宫下段及宫颈内口，不能引起反射性子宫收缩。产妇自觉下腹部持续疼痛、拒按，烦躁不安，严重者出现脱水、电解质紊乱，肠胀气，尿潴留，胎儿宫内窘迫。产科检查：下腹部有压痛，胎位触诊不清，胎心不规律，宫口扩张早期缓慢或停止扩张，胎先露部下降延缓或停止，潜伏期延长。

3.产程曲线异常

（1）潜伏期延长　从临产规律宫缩开始至宫口扩张 3cm 称潜伏期。初产妇潜伏期正常约需 8h，最大时限 16h，超过 16h 称潜伏期延长。

（2）活跃期延长　从宫腔 I 扩张 3cm 开始至宫口开全称活跃期。初产妇活跃期正常约需 4h，最大时限 8h，超过 8h 称活跃期延长。

（3）活跃期停滞进入活跃期后，宫口不再扩张达 2h 以上，称活跃期停滞。

（4）第二产程延长　第二产程初产妇超过 2h、经产妇超过 1h 尚未分娩，称第二产程延长。

（5）第二产程停滞　第二产程达 1h 胎头下降无进展，称第二产程停滞。

（6）胎头下降延缓　活跃期晚期至宫口扩张 9～10cm，胎头下降速度每小时少于 1cm，称胎头下降延缓。

（7）胎头下降停滞　活跃期晚期胎头停留在原处不下降达 1h 以上，称胎头下降停滞。

以上 7 种产程进展异常，可以单独存在，也可以合并存在。总产程超过 24h 称滞产。

（三）病情分析

1.对产妇的影响　由于产程延长，产妇休息不好；进食少，精神与体力消耗，可出现疲乏无力、肠胀气、排尿困难等，影响子宫收缩，严重时可引起脱水、酸中毒、低钾血症。由于第二产程延长，膀胱被压迫于胎先露部（特别是胎头）与耻骨联合之间，可导致组织缺血、水肿、坏死，形成膀胱阴道瘘或尿道阴道瘘。胎膜早破以及多次肛查或阴道检查增加感染机会。产后宫缩乏力影响胎盘剥离、娩出和子宫壁的血窦关闭，容易引起产后出血。

2. 对胎儿的影响　协调性宫缩乏力容易造成胎头在盆腔内旋转异常，使产程延长，增加生产机会，对胎儿不利；不协调性宫缩乏力子宫壁不能完全放松，对子宫胎盘循环影响大，胎儿在子宫内缺氧，容易发生胎儿窘迫。胎膜早破易造成脐带受压或脱垂。造成胎儿窘迫甚至胎死宫内。

（四）预防

应对孕妇进行产前教育，解除产妇不必要的思想顾虑和恐惧心理，增强信心。鼓励多进食，必要时静脉补充营养。避免过多使用镇静药物，注意检查有无头盆不称等，均是预防宫缩乏力的有效措施。注意及时排空直肠和膀胱，必要时可行温肥皂水灌肠及导尿。

（五）处理

1. 协调性宫缩乏力　检查有无头盆不称与胎位异常，阴道检查了解宫颈扩张和胎先露部下降情况。若发现有头盆不称，估计不能经阴道分娩者，应及时行剖宫产术；若判断无头盆不称和胎位异常，估计能经阴道分娩者，应采取加强宫缩的措施。

（1）第一产程

①一般处理：消除精神紧张，多休息，鼓励多进食，注意营养与水分的补充。不能进食者静脉补充营养及电解质。对初产妇宫口开大不足 4cm、胎膜未破者，应给予温肥皂水灌肠。注意排空膀胱。

②加强子宫收缩：协调性宫缩乏力用下列方法加强宫缩：宫口扩张 3cm 或 3cm 以上、无头盆不称、胎头已衔接者，可行人工破膜；宫口扩张缓慢及宫颈水肿时用地西泮 10mg 静脉注射；缩宫素静脉滴注；应用前列腺素；针刺合谷、三阴交、太冲、支沟等。若产程仍无进展或出现胎儿窘迫征象时，应及时行剖宫产术。

（2）第二产程　若无头盆不称，应加强宫缩，给予缩宫素静脉滴注促进产程进展。若胎头双顶径已通过坐骨棘平面，等待自然分娩或行会阴后一斜切开以胎头吸引术或产钳术助产；若胎头仍未衔接或伴有胎儿窘迫征象，应行剖宫产术。

（3）第三产程 为预防产后出血，当胎儿前肩娩出时，可给缩宫素，使宫缩增强促使胎盘剥离与娩出及子宫血窦关闭。若产程长、破膜时间长，应给予抗生素预防感染。

2. 不协调性宫缩乏力 处理原则是调节子宫收缩，恢复其极性。给予强镇静剂哌替啶或地西泮，使产妇充分休息。在宫缩恢复为协调性之前，严禁应用缩宫素。若经上述处理，不协调性宫缩未能得到纠正，或伴有胎儿窘迫征象，或伴有头盆不称，均应行剖宫产术。若不协调性宫缩已被控制，但宫缩仍弱时，可加强宫缩。

二、子宫收缩过强

（一）协调性子宫收缩过强

子宫收缩的节律性、对称性和极性均正常，仅子宫收缩力过强、过频。若产道无阻力，宫口迅速开全，分娩在短时间内结束，总产程不足 3h，称急产。经产妇多见。应防止软产道裂伤及新生儿损伤。

（二）不协调性子宫收缩过强

1. 强直性子宫收缩 强直性子宫收缩通常是外界因素异常造成，例如临产后由于分娩发生梗阻，或不适当地应用缩宫素，或胎盘早剥血液浸润子宫肌层，均可引起宫颈内口以上部分的子宫肌层出现强直性痉挛性收缩，宫缩间歇期短或无间歇。

（1）临床表现 产妇烦躁不安，持续性腹痛，拒按。胎位触不清，胎心听不清。有时可出现病理缩复环、血尿等先兆子宫破裂征象。

（2）处理 给予宫缩抑制剂，如硫酸镁、肾上腺素。若属梗阻性原因，应立即行剖宫产术。若胎死宫内可用乙醚吸入麻醉，若仍不能缓解强直性宫缩，应行剖宫产术。

2. 子宫痉挛性狭窄环

子宫壁局部肌肉呈痉挛性不协调性收缩形成的环状狭窄，持续不放松，称子宫痉挛性狭窄环。狭窄环可发生在宫颈、宫体的任何部分，多在子宫上下段交界处也可在胎体某一狭窄部，以胎颈、胎腰处常见。多因精神紧张、过度疲劳以及不适当地应用宫缩剂或粗暴地进行阴道内操作所致。

（1）临床表现　产妇出现持续性腹痛，烦躁不安，宫颈扩张缓慢，胎先露部下降停滞，胎心时快时慢。阴道检查时在宫腔内触及较硬而无弹性的狭窄环，此环与病理缩复环不同，特点是不随宫缩上升。

（2）处理　纠正病因。禁止阴道内操作、停用缩宫素。若无胎儿窘迫征象，给予镇静剂如哌替啶或子宫缩抑制剂一般可消除异常宫缩。当宫缩恢复正常时，可行阴道助产或等待自然分娩。若经上述处理，子宫痉挛性狭窄环不能缓解，宫口未开全，胎先露部高，或伴有胎儿窘迫征象，均应立即行剖宫产术。

第二节　骨产道异常

骨盆径线过短或形态异常，致使骨盆腔小于胎先露部可通过的限度，阻碍胎先露部下降，影响产程顺利进展，称狭窄骨盆。

（一）分类

1. 骨盆入口平面狭窄　分 3 级：Ⅰ级，临界性狭窄，骶耻外径 18cm，入口前后径 10cm，绝大多数可以自然分娩；Ⅱ级，相对性狭窄，骶耻外径 16.5～17.5cm，入口前后径 8.5～9.5cm。需经试产后才能决定是否可以经阴道分娩；Ⅲ级，绝对性狭窄，骶耻外径<16.0cm，入口前后径<8.0cm，必须以剖宫产结束分娩。我国妇女常见以下两种类型：

（1）单纯扁平骨盆 骨盆入口呈横扁圆形，骶岬向前下突出，使骨盆入口前后径缩短而横径正常。

（2）佝偻病性扁平骨盆 童年患佝偻病，骨骼软化使骨盆变形，骶岬被压向前，骨盆入口前后径明显缩短，使骨盆入口呈横的肾形。骶骨下段向后移，失去骶骨正常弯度，变直向后翘。尾骨呈钩状突向骨盆出口平面。由于髂骨外展，使髂棘间径≥髂嵴间径；由于坐骨结节外翻，耻骨弓角度增大，骨盆出口横径变宽。

2.中骨盆及骨盆出口平面狭窄 分3级；Ⅰ级，临界性狭窄，坐骨棘间问径10cm，坐骨结节间径7.5cm；Ⅱ级，相对性狭窄，坐骨棘问径8.5～9.5cm，坐骨结节问径6.0～7.0cm；Ⅲ级，绝对性狭窄，坐骨棘问径≤8.0cm，坐骨结节问径≤5.5cm。我国妇女常见以下两种类型：

（1）漏斗骨盆骨 盆入口各径线值正常。两侧骨盆壁向内倾斜，形状似漏斗得名。其特点是中骨盆及骨盆出口平面均明显狭窄，使坐骨棘间径、坐骨结节间径缩短，耻骨弓角度<90°。坐骨结节间径与出口后矢状径之和<15cm。常见于男性骨盆。

（2）横径狭窄骨盆 骨盆入口、中骨盆及骨盆出口横径均缩短，前后径稍长，坐骨切迹宽。测量骶髂外径值正常，但髂棘间径及髂嵴间径均缩短。中骨盆及骨盆出口平面狭窄，产程早期无头盆不称征象，当胎头下降至中骨盆或骨盆出口时，常不能顺利地转成枕前位，形成持续性枕横位或枕后位造成难产。

3.骨盆三个平面狭窄 骨盆外形属女型骨盆，但骨盆入口、中骨盆及骨盆出口平面均狭窄，每个平面径线均小于正常值2cm或更多，称为小骨盆，多见于身材矮小、体型匀称的妇女。

4.畸形骨盆 骨盆失去正常形态称畸形骨盆，如骨软化症骨盆、偏斜骨盆等。

（二）病情分析

1. 骨盆入口平面狭窄的临床表现

(1)胎头衔接受阻　已经Ⅰ临产而胎头仍未入盆，经检查胎头跨耻征阳性。胎位异常发生率是正常骨盆的3倍。

（2）骨盆临界性狭窄，若胎位、胎儿大小及产力正常，胎头常以矢状缝在骨盆入口横径衔接，多取后不均倾势入盆。临床表现为潜伏期及活跃期早期延长。活跃期后期产程进展顺利。若胎头迟迟不入盆，此时常出现胎膜早破。胎头又不能紧贴宫颈内口诱发反射性宫缩，常出现继发性宫缩乏力。若产力、胎儿大小及胎位均正常，但骨盆绝对性狭窄，胎头仍不能入盆，常发生梗阻性难产。

2. 中骨盆平面狭窄的临床表现

(1)胎头能正常衔接　潜伏期及活跃期早期进展顺利。当胎头下降达中骨盆时，由于内旋转受阻，胎头双顶径被阻于中骨盆狭窄部位之上，常出现持续性枕横位或枕后位。同时出现继发性宫缩乏力，活跃期后期及第二产程延长甚至第二产程停滞。

（2）当胎头受阻于中骨盆时，有一定可塑性的胎头开始变形，颅骨重叠，胎头受压，使软组织水肿，产瘤较大，严重时可发生脑组织损伤、颅内出血及胎儿宫内窘迫。若骨盆狭窄程度严重，宫缩又较强，可发生先兆子宫破裂及子宫破裂。强行阴道助产，可导致严重软产道裂伤及新生儿产伤。

3. 骨盆出口平面狭窄的临床表现　第一产程进展顺利，胎头达盆底受阻，第二产程停滞，继发性宫缩乏力，胎头双顶径不能通过出口横径，强行阴道助产，可导致软产道、骨盆底肌肉及会阴严重损伤。

（三）诊断要点

在妊娠期间应查清骨盆有无异常，有无头盆不称，及早做出诊断。

1.病史　询问孕妇幼年有无佝偻病、脊髓灰质炎、脊柱和髋关节结核以及外伤史。若为经产妇，应了解既往有无难产史及其发生原因，新生儿有无产伤等。

2.一般检查　测量身高，孕妇身高<145cm，应警惕小骨盆。观察孕妇体型、步态，有无脊柱畸形。

3.腹部检查

（1）腹部形态　观察腹型，预测子宫长度及腰围，B型超声观察胎先露部与骨盆关系，预测胎儿体重，判断能否通过骨产道。

（2）胎位异常　骨盆入口狭窄往往因头盆不称、胎头不易入盆导致胎位异常，中骨盆狭窄影响已入盆的胎头内旋转，导致持续性枕横位、枕后位等。

（3）估计头盆关系　正常情况下，部分初孕妇在预产期前2周，经产妇于临产后，胎头应入盆。若已临产，胎头仍未入盆，则应检查胎头跨耻征。

4.骨盆测量

（1）骨盆外测量　骨盆外测量各径线小于正常值（2cm）或以上为均小骨盆。骶耻外径<18cm为扁平骨盆。坐骨结节间径<8cm，耻骨弓角度<90°为漏斗骨盆。骨盆两侧斜径（以一侧髂前上棘至对侧髂后上棘间的距离）及同侧直径（从髂前上棘至同侧髂后上棘间的距离）相差〉1cm为偏斜骨盆。

（2）骨盆内测量　对角径<11.5cm，骶岬突出为骨盆入口平面狭窄，属扁平骨盆。若坐骨棘间径<10cm，坐骨切迹宽度<2横指，为中骨盆平面狭窄。若坐骨结节间径<8cm，与出口后矢状径之和<15cm，为骨盆出口平面狭窄。

5.狭窄骨盆对母儿影响

（1）对产妇的影响　若为骨盆入口平面狭窄，常引起继发性宫缩乏力，导致产程延长或停滞。若为中骨盆平面狭窄，容易发生持续性枕横位或枕后位。胎头长时间嵌顿于产道内，压迫软组织引起局部缺血、水肿、坏死、脱落，于产后形成生殖道瘘；胎膜早破及手术助产增加感染机会。严重梗阻性难产若不及时处理，可导致先兆子宫破裂，甚至子宫破裂，危及产妇生命。

（2）对胎儿及新生儿的影响　头盆不称易发生胎膜早破、脐带脱垂，导致胎儿窘迫，甚至胎儿死亡；产程延长，胎头受压，缺血缺氧容易发生颅内出血；产道狭窄，手术助产机会增多，易发生新生儿产伤及感染。

（四）狭窄骨盆分娩时的处理

处理原则：明确狭窄骨盆类别和程度，了解胎位、胎儿大小、胎心率、宫缩强弱、宫口扩张程度、破膜与否，结合年龄、产次、既往分娩史进行综合判断，决定分娩方式。

1.一般处理　安慰产妇，保证营养及水分的摄入，必要时补液。

2.骨盆入口平面狭窄的处理

（1）明显骨盆不称（绝对性骨盆狭窄）　骶耻外径≤16.0cm。骨盆入口前后径≤8.0cm，胎头跨耻征阳性者，足月活胎不能入盆，不能经阴道分娩，应剖宫产。

（2）轻度头盆不称（相对性骨盆狭窄）：骶耻外径 16.5～17.5cm。骨盆入口前后径 8.5～9.5cm，胎头跨耻征可疑阳性，足月活胎体重<3000g，胎心率正常，应在严密监护下试产。以宫口开大 3～4cm，胎膜已破为试产开始。胎膜未破者行人工破膜。若破膜后宫缩较强，产程进展顺利，多数能经阴道分娩。可用缩宫素静脉滴注加强宫缩，试产 2～4h。胎头仍迟迟不能入盆，宫口扩张缓慢，或有胎儿窘迫征象，应及时剖宫产。

3.中骨盆平面狭窄的处理　若宫口开全，胎头双顶径达坐骨棘水平或更低，可经阴道助产。若胎头双顶径未达坐骨棘水平，或出现胎儿窘迫征象，应剖宫产。

4.骨盆出口平面狭窄　不应试产。若出口横径与出口后矢状径之和>15cm

时，多数可经阴道分娩，有时需用胎头吸引术或产钳术助产，应做较大的会阴后一斜切开，以免会阴严重撕裂。若两者之和<15cm，应行剖宫产术。

5.骨盆三个平面狭窄的处理 若估计胎儿不大，胎位正常，头盆相称，宫缩好，可以试产，通常可通过胎头变形和极度俯屈，以胎头最小径线通过骨盆腔，可能经阴道分娩。若胎儿较大，有明显头盆不称，胎儿不能通过产道，应尽早行剖宫产术。

（五）护理

一、日常护理

孕妇应解除思想顾虑，消除紧张情绪，孕妇多进食，适当的休息和睡眠，保持充沛的精力，排空膀胱。

二、饮食调理

孕妇应加强营养，注意营养搭配，饮食以清淡为主，避免进食生冷辛辣等刺激性食物。

第三节 持续性枕后位、枕横位

在分娩过程中，胎头以枕后位或枕横位衔接。在下降过程中，若胎头枕骨持续不能转向前方，直至分娩后期仍位于母体骨盆后方或侧方，致使分娩发生困难者，称持续性枕后位或持续性枕横位。

（一）病因与发病机制

1.骨盆异常 发生于男性骨盆或类人猿型骨盆。这两类骨盆的特点是骨盆入口平面前半部较狭窄，不适合胎头枕部衔接，后半部较宽，胎头容易以枕后位或枕横位衔接；这类骨盆常伴有中骨盆平面及骨盆出口平面狭窄，影响胎头在中骨盆平面向前旋转，为适应骨盆形态而成为持续性枕后位或持续性枕横位。由于扁平骨盆前后径短小，均小骨盆各径线均小，而骨盆入口横径最长，胎头常以枕横位入盆，由于骨盆偏小，胎头旋转困难，胎头便持续在枕横位。

2.胎头俯屈不良　若以枕后位衔接，胎儿脊柱与母体脊柱接近，不利于胎头俯屈，胎头前囟成为胎头下降的最低部位，而最低点又常转向骨盆前方，当前囟转至前方或侧方时，胎头枕部转至后方或侧方，形成持续性枕后位或持续性枕横位；

3.子宫收缩乏力　影响胎头下降、俯屈及内旋转，容易造成持续性枕后位或枕横位。

4.头盆不称　头盆不称使内旋转受阻，而呈持续性枕后位或枕横位。

（二）诊断要点

1.临床表现　临产后胎头衔接较晚及俯屈不良，宫口扩张缓慢。产妇自觉肛门坠胀及排便感，持续性枕后位常致活跃期晚期及第二产程延长。若在阴道口虽已见到胎发，历经多次宫缩时屏气却不见胎头继续顺利下降时，应想到可能是持续性枕后位。

2.腹部检查　在宫底部触及胎臀、胎背偏向母体后方或侧方，在对侧明显触及胎儿肢体。胎心在脐下一侧偏外方听得最响亮。

3.肛门检查或阴道检查　若为枕后位，肛查感到盆腔后部空虚，胎头矢状缝位于骨盆斜径上，前囟在骨盆右前方，后囟（枕部）在骨盆左后方则为枕左后位，反之为枕右后位。若胎头矢状缝位于骨盆横径上，后囟在骨盆左侧方，则为枕左横位，反之为枕右横位。也可借胎儿耳廓及耳屏位置及方向判定胎位，若耳廓朝向骨盆后方，诊断为枕后位；若耳廓朝向骨盆侧方，诊断为枕横位。

4.B型超声检查　根据胎头颜面及枕部位置，能准确探清胎头位置以明确诊断。

（三）病情分析

1.对产妇的影响　常需手术助产，容易发生软产道损伤，增加产后出血及感染机会。若胎头长时间压迫软产道，可发生缺血坏死、脱落，形成生殖道瘘。

2. 对胎儿的影响 常出现胎儿窘迫和新生儿窒息，使围生儿死亡率增高。

（四）处理要点

骨盆无异常、胎儿不大时，可以试产。

1. 第一产程

（1）潜伏期 需保证产妇充分营养与休息。让产妇朝向胎背的对侧方向侧卧，以利胎头枕部转向前方。若宫缩欠佳，应尽早静脉滴注缩宫素。

（2）活跃期 宫口开大 3～4cm 产程停滞除外头盆不称可行人工破膜，若产力欠佳，静脉滴注缩宫素。每小时宫口开大<1cm 或出现胎儿窘迫征象，应行剖宫产。宫口开全之前，嘱产妇不要过早屏气用力，以免引起宫颈前唇水肿，影响产程进展。

2. 第二产程 第二产程进展缓慢，初产妇已近 2h，经产妇已近 1h，应行阴道检查。当胎头双顶径已达坐骨棘平面或更低时，可先行徒手将胎头枕部转向前方，使矢状缝与骨盆出口前后径一致，或自然分娩，或阴道助产（低位产钳术或胎头吸引术）。若转成枕前位有困难时，也可向后转成正枕后位，作较大的会阴后一斜切开，再以产钳助产。若胎头位置较高，疑有头盆不称，需行剖宫产术，中位产钳禁止使用。

3. 第三产程 胎盘娩出后应立即静脉或肌内注射子宫收缩剂，以防发生产后出血。有软产道裂伤者，应及时修补。新生儿应重点监护。凡行手术助产及有软产道裂伤者，产后应给抗生素预防感染。

（五） 护理

一、日常护理

1. 定期去医院行妊娠期检查，纠正胎位不正最合适的时间为妊娠 30～32 周之间。

2. 孕妇要调畅情志，忌焦虑、紧张。同时注意不要久坐久卧、过度安逸，要经常活动，如散步、揉腹、转腰等轻柔的活动。

3. 做好产前检查，预先诊断出胎位不正，及时治疗；如未转为头位，则先做好分娩方式选择，提前住院待产，避免因胎位不正造成严重后果。

二、饮食调理

加强营养，多食水果和富含纤维的食物，保持大便通畅。忌食寒凉性及胀气性食物。

三、其他注意

适当做操，可以纠正胎位。

第四节　臀先露

臀先露是最常见的异常胎位，占妊娠足月分娩总数的3%～4%。多见于孕产妇。

（一）病因与发病机制

（1）胎儿在宫腔内活动范围过大或受限。

（2）胎头衔接受阻。

（二）诊断要点

1. 临床表现　孕妇常感肋下有圆而硬的胎头。由于胎臀不能紧贴子宫下段及宫颈内口，常导致宫缩乏力、产程延长。

2. 腹部检查　子宫呈纵椭圆形，胎体纵轴与母体纵轴一致。在宫底部可触到圆而硬、按压时有浮球感的胎头；若未衔接，在耻骨联合上触到不规则、软而宽的胎臀，胎心在脐左（或右）上方听得最清楚。衔接后，胎臀位于耻骨联合之下，胎心听诊以脐下最明显。

3. 肛门检查及阴道检查　肛门检查时，触及软而不规则的胎臀或触到胎足、胎膝。阴道检查时，了解宫口扩张程度及有无脐带脱垂。若胎膜已破，能直接接触到胎臀、外生殖器及肛门。

4. B型超声检查　可明确胎位为臀位。

5. 临床分类　根据胎儿两下肢所取的姿势分为以下三类：

（1）单臀先露或腿直臀先露　胎儿双髋关节屈曲，双膝关节直伸，以臀部为先露。最多见。

（2）完全臀先露或混合臀先露　胎儿双髋关节及双膝关节均屈曲，有如盘膝坐，以臀部和双足为先露。较多见。

（3）不完全臀先露　以一足或双足、一膝或双膝，或一足一膝为先露。膝先露是暂时的，产程开始后转为足先露。较少见。

（三）病情分析

1. 对产妇的影响　胎臀形状不规则，不能紧贴子宫下段及宫颈内口，容易发生胎膜早破或继发性宫缩乏力，使产后出血与产褥感染的机会增多，若宫口未开全面强行牵拉，容易造成宫颈撕裂甚至延及子宫下段。

2. 对胎儿及新生儿的影响　脐带脱垂、脐带受压可致胎儿窘迫甚至死亡，胎膜早破，使早产儿及低体重儿增多。常发生新生儿窒息、臂丛神经损伤及颅内出血，围生儿的发病率与死亡率均增高。

3. 分娩机制　胎儿的娩出与头位基本上相同，仅次序颠倒而已，臀部先出，胎头最后娩出。为便于理解，以骶左前为例，将臀、肩及头的娩出经过，分述如下。

（1）臀的娩出　胎臀以较宽的股骨粗隆间径沿骨盆入口较长的左斜径或横径入盆，下降达盆底后，前髋（左髋）转向耻骨联合下方，使股骨粗隆间径与较长的骨盆出口前后径一致，骶部于是向着母体的左方，胎体侧屈，后髋（右髋）先娩出，前髋继之，然后两下肢娩出。

（2）上肢与肩的娩出　臀娩出后，胎背将向母体左前方旋转，使较宽的双肩峰间径沿骨盆入口的左斜径或横径进入骨盆。在胎肩下降娩出过程中，胎背又向着母体左方转回，使双肩峰间径与骨盆入口的前后径一致。右上肢及后肩多先娩出，继之以左上肢及前肩娩出。

（3）头的娩出　肩娩出后，儿头先是以其前后径沿骨盆入口的右斜径或横径入盆，而后儿枕向前旋转至耻骨联合下方，随后颏、面、额相继自会阴部产出，最后枕部从耻骨联合下方滑出。

（四）治疗要点

1. 妊娠期　于妊娠30周前，臀先露多能自行转为头先露。苻妊娠30周后仍为臀先露应予矫正，常用的矫正方法有以下几种：

①胸膝卧位：每日2次，每次15min，连做1周后复查。

②激光照射或艾灸至阴穴：每日1次，每次15～20min。5日为一疗程。

③外转胎位术：应用上述矫正方法无效者，于妊娠32～34周时，可行外转胎位术，因有发生胎盘早剥、脐带缠绕等严重并发症的可能，应用时要慎重。

2. 分娩期

（1）择期剖宫产的指征　狭窄骨盆、软产道异常、胎儿体重大于3500g、胎儿窘迫、高龄初产、有难产史、不完全臀先露等。

（2）决定经阴道分娩的处理　待产时应耐心等待，做好产妇的思想工作，以解除顾虑，少做检查，以免造成胎膜破裂。勤听胎心音，尤其在破膜时，应立即听胎心音，并检查有无脐带脱垂。

臀位阴道分娩，有自然娩出、臀位助产及臀位牵引等三种方式。自然分娩系胎儿自行娩出；臀位助产系胎臀及胎足自行娩出后，胎肩及胎头由助产者牵出；臀位牵引系胎儿全部由助产者牵引娩出，为手术的一种，应有一定适应证。后者对胎儿威胁较大。

臀位顺产的关键在于胎头的顺利娩出，而胎头的顺利娩出有赖于产道，特别是宫颈是否充分扩张。因此当胎膜破裂后，胎臀或胎足出现于阴道口时，用一消毒巾盖住，每次伸缩用手掌紧紧按住使之不能立即娩出。目的是使产道充分扩张。“堵”时用力要适当，忌用暴力，直到胎臀显露于阴道u，或检查宫口确已开全为止。“堵”的时间一般需30min～1h，初产妇有时需“堵”2～3h。

①盘腿臀位和足位助产法经过“堵”，足位最后将成为盘腿臀位。当胎儿自行娩出至臀部时，接产者以双手握住胎臀，拇指放在胎儿骶部，四指围绕髋部，一面轻轻向下牵引，一面将胎背引向前方，以助胎肩循骨盆入口的斜径或横径入盆。当脐部娩出时，应将脐带向下牵出，以免因绷得过紧而影响胎儿娩出或发生脐带断裂。然后再将胎背转向侧方，边转边向下牵引，使双肩峰间径与骨盆出口前后一致。当前肩达耻骨联合下方时，可将胎身上举，使后臂及后肩先娩出，再放低胎身，娩出前臂及前肩。同时，助手应注意保护会阴以免娩头时造成会阴裂伤，每阶段要求产妇能很好配合，完全放松，以利胎头入盆（产前应解释清楚，并练习张口呼吸运动）。当枕部出现于耻骨弓下方时，即将胎身上举，使儿头的颏、面、额及顶部相继自会阴部娩出。

为了防止胎儿发生严重窒息，在脐部娩出后，应争取在8min内娩出胎儿。但应避免因过于紧张而操作粗暴，伤害胎儿。

②伸腿臀位助产法：胎臀娩出时，接产者用双手四指放在胎儿骶部，拇指压住胎儿大腿，紧靠产妇外阴部。随胎体的娩出，可略将胎臀上举，双手仍紧靠外阴部，使胎腿伸直不脱出，以压住交叉于胸前的双臂，使其不能上举，同时，由于胎儿的胸廓、双臂加上双腿的总容积较儿头容积为大，因而可使软产道得到充分扩张，有利于胎头的顺利娩出。在胎体娩出过程中；应将胎背渐向左方旋转，使前肩达耻骨联合下，再按前法娩出双肩及胎头。

（3）意外情况的处理

①胎头娩出受阻：应冷静地检查胎头是否已入盆，若尚未入盆，可将胎背向侧方旋转再牵引，使头的前后径沿骨盆入口的斜径或横径入盆，然后再将胎背转向前方，按前述方法娩出胎头。

②胎臂上举：在儿头前方（前举臂）助产者可沿胎背伸手入阴道，经肩能达上举臂的肘部，向下用力，使手臂屈曲沿胎儿面部前方滑下娩出。注意切勿牵拉胎儿上臂，以免造成肱骨骨折。

③上举臂在胎头后方（后举臂）：必须先将其移至胎头的前方才能娩出。可将胎体向后举臂所指的方向旋转，因胎臂紧贴阴道壁，转动起来较慢，而胎儿则可较快地转动，故当胎儿头随胎体的旋转而转动时，后举臂多即移向面部的前方，然后可按前举臂娩出法娩出之。

④第三产程：胎盘娩出后，应肌内注射缩宫素或麦角新碱，防止产后出血，预防感染。

（五）护理

一、日常护理

1. 做好心理护理，缓解焦虑、恐惧心理。

2. 充分休息，减少站立走动。

3. 遵医嘱，定期产检。

二、饮食调理

合理饮食，加强营养，多饮水。

第五节　肩先露

胎体纵轴与母体纵轴相垂直为横产式，胎体横卧于骨盆入口之上，先露部为肩，称肩先露。是对母儿最不利的胎位。足月活胎不可能经阴道娩出。易造成子宫破裂，威胁母儿生命。

（一）诊断要点

1.临床表现　易发生宫缩乏力、胎膜早破、胎儿上肢或脐带容易脱出。随着宫缩不断加强，胎肩及胸廓一部分被挤入盆腔内，胎体折叠弯曲，胎颈被拉长，上肢脱出于阴道口外，胎头和胎臀仍被阻于骨盆入口上方，形成忽略性（嵌顿性）肩先露。易形成病理缩复环，若不及时处理，将发生子宫破裂。

2.腹部检查　子宫长度小于孕周，横径宽。宫底部耻骨联合上方较空虚，在母体腹部一侧触到胎头，胎心在脐周两侧最清楚。

3.肛门检查或阴道检查　胎膜未破者肛诊不易触及先露部。破膜后阴道检查可及肩部及腋窝。抬手若已脱出于阴道口外，可用握手法鉴别是胎儿左手或右手。

4.B型超声检查　能准确探清肩先露，并能确定具体胎位。

（二）治疗要点

1.妊娠期　妊娠后期发现肩先露应及时矫正。可采用胸膝卧位、激光照射（或艾灸）至阴穴。上述矫正方法无效，应试行外转胎位术转成头先露，包扎腹部以固定胎头。若行外转胎位术失败，应提前住院决定分娩方式。

2.分娩期

（1）足月活胎，伴有产科指征（如狭窄骨盆、前置胎盘、有难产史等），应于临产前行择期剖宫产术结束分娩。

（2）初产妇、足月活胎，临产后应行剖宫产术。

（3）经产妇、足月活胎，也可行剖宫产。若宫口开大5cm以上，破膜不久，羊水未流尽，可在乙醚深麻醉下行内转胎位术，转成臀先露，待宫口开全助产娩出。若双胎妊娠第二胎儿为肩先露，可行内转胎位术。

（4）出现先兆子宫破裂或子宫破裂征象，无论胎儿死亡，均应立即行剖宫产术。术中若发现宫腔感染严重，应将子宫一并切除。

（5）胎儿已死，无先兆子宫破裂征象，若宫口近开全，在全麻下行断头术或碎胎术。术后应常规检查子宫下段、宫颈及阴道有无裂伤。若有裂伤应及时缝合。注意产后出血，给予抗生素预防感染。

（三） 护理

一、饮食调理

产妇宜进食高维生素、高蛋白食物。避免进食生冷辛辣等刺激性食物。

二、其他注意

孕妇定期行产前检查，发现胎位异常及时纠正。

第六节　忽略性横位

忽略性横位亦称嵌顿性横位，系指分娩期胎儿呈横位，胎膜破裂，羊水流尽后，较强的子宫收缩使胎肩嵌顿于骨盆腔，常伴有胎臂脱垂，胎头与胎体被阻滞于骨盆入口上部的一种危急状态。横位发生率约占分娩总数的 0.25%，而忽略性横位是由于横位处理不当所致。常导致子宫破裂，大出血休克，甚至死亡。

（一）病因和发病机制

（1）凡影响头先露下降的因素均能造成横位，首先是骨盆狭窄，其次如前置胎盘，盆腔肿瘤及子宫畸形。

（2）胎儿活动范围过大，如羊水过多，经产妇，腹壁松弛，早产。

（3）横位于分娩期，胎膜破裂后，未能及时处理。

（二）病情分析

（1）足月活胎横位，不可能阴道分娩。

（2）先露部为肩，于临产后不能紧贴子宫下段和子宫颈，缺乏直接刺激，常出现宫缩乏力。

（3）由于对子宫颈口压力不均，易致胎膜早破，破膜后羊水迅速外流，可引起上肢及脐带脱垂。

（4）若有较强宫缩，可迫使胎肩下降，胎肩和胸廓一部分被挤入盆腔内，上肢脱出于阴道口处，但胎头和胎臀始终被阻于骨盆入口的上方，成为忽略性横位。

（5）产程继续进展，可出现两种转归

①为克服产道的阻力，迫使胎儿娩出，子宫收缩继续增强，子宫体部（上段）收缩越来越厚，子宫下段为扩张段，牵拉伸长越来越薄。上、下段间形成病理缩复环，为先兆子宫破裂征象，如再不及时处理，将导致子宫破裂，产妇休克以至死亡。

②由于分娩受阻，子宫收缩变弱，子宫呈麻痹状态，产程停滞。时间越长，感染越重，同样威胁产妇生命。

（6）忽略性横位时胎儿结局很差，往往因缺氧和受压而致死。

（三）诊断要点

1. 有导致忽略性横位的高危因素　腹部检查，宫底横宽，宫底低于同孕周高度。胎头位于母腹部一侧的髂骨水平，胎臀在对侧。耻骨上空虚。

2. 阴道检查

（1）胎儿上臂脱垂在阴道口外，沿脱垂的上臂可扪及胎儿腋窝、肋骨、肩峰及肩胛骨阻塞于骨盆腔。

（2）胎儿腋窝尖端，指向胎头所在侧方，故可根据腋窝方向，协助诊断为肩左位或肩右位。

（3）根据肩胛骨朝向母体前方或后方，可决定其为肩前位或肩后位。

（4）通过检查者与胎手握手方式，鉴别胎儿左、右手，即在左肩前时，右手脱垂。左肩后时，左手脱垂，反之，则为右肩前或右肩后位。

（5）如能触到脐带或脱垂手的脉搏时，可协助诊断胎儿成活情况。

3. 病情危重指标

（1）一般情况虚弱，血压下降，脉快，体温上升，显示已有休克及宫腔感染。

（2）胎儿已死，胎心慢或无，羊水有胎粪污染。

（3）下腹剧痛、压痛及反跳痛等先兆子宫破裂或子宫破裂征象。

（4）出现病理缩复环。

（四）处理要点

1. 首先了解临产经过，产妇一般状态，血压、脉搏、体温等，产程多长，曾进行哪些操作　仔细检查有无子宫破裂的明显症状，胎儿存活还是死亡，有无宫内感染等。

2. 子宫先兆破裂或破裂

（1）无论胎儿死活，均应立即剖宫产术，同时输液、输血，纠正全身情况，预防感染等。若子宫有先兆破裂征象，在等待剖宫产期间，应用镇静剂如哌替啶 100mg，肌内注射，或硫酸镁 4g，稀释后，慢速静脉注射或静脉滴注，或用硫酸沙丁胺醇，口服，以预防子宫破裂。

（2）剖宫产术中，发现子宫感染严重时应将子宫一并切除。

（3）若子宫破裂超过 24h，产妇处于休克状态，必须立即输液、输血、静脉滴注大剂量广谱抗生素，待休克得到初步纠正后，再行剖腹探查手术。

3. 无子宫破裂征象

（1）胎儿存活的忽略性横位，应立即剖宫产术，结束分娩。无剖宫产条件，只有在全麻下试行内倒转或臀牵引术。

（2）胎儿已死，可在宫颈口开全时，全麻下行断头或除脏、毁胎术。

（3）忽略性横位，阴道手术及产后，应对阴道、宫颈、子宫下段等软产道仔细检查，排除软产道损伤。

4.产后处理

（1）产后常规应用广谱抗生素预防和治疗感染。

（2）若发现血尿，疑膀胱受压过久时，应放置持续导尿管 2 周，以防发生尿瘘。

（五）预防

（1）加强孕期检查，妊娠后期发现横位，及时纠正，并注意检查横位的原因，如骨盆狭窄等。

（2）分娩期注意检查胎位，如发现横位，足月活胎未破膜或破膜不久，宫口未开全者，应紧急处理，不要等待。

第七节　巨大胎儿

胎儿体重达到或超过 4000g 者称巨大胎儿。

（一）病因与发病机制

相关因素有：①遗传方面，父母身材高大；②孕妇患轻型或隐性糖尿病；③某些经产妇胎儿体重随分娩次数增多而增加；④部分过期妊娠；⑤孕妇饮食摄入过多、活动太少。

（二）诊断要点

1.临床表现　有巨大儿分娩史、糖尿病史等。妊娠晚期出现呼吸困难、腹部沉重及两肋胀痛等症状，孕妇体重增加迅速。

2.腹部检查　腹部明显膨隆，宫底高，胎体大，先露部高浮，胎心正常有力但位置稍高。需与双胎妊娠、羊水过多、胎儿畸形、妊娠合并腹部肿物相鉴别。

3.超声检查　胎体大，测胎头双顶径>10cm，胎儿腹围及股骨长度两个参数有助于判定巨大胎儿。同时可排除双胎、羊水过多等情况。

（三）处理要点

（1）孕期发现胎儿巨大或有分娩巨大儿史者，应检查孕妇有无糖尿病，若为糖尿病应积极治疗，于妊娠36周后，根据胎儿成熟度、胎盘功能及糖尿病控制情况，择期终止妊娠。

（2）临产后，不宜试产过久。估计胎儿体重超过4500g，产妇骨盆中等大小，为防止难产应以剖宫产终止妊娠。若第一产程及第二产程延长，估计胎儿体重>4000g，胎头停滞在中骨盆者也以剖宫产为宜。若胎头双顶径已达坐骨棘水平以下、第二产程延长时，应作较大的会阴后一斜切开以产钳助产，同时做好处理肩难产的准备工作。

（四）并发症

1. 胎儿方面　臂丛神经损伤、锁骨骨折、颅内出血、肩难产甚至死亡。

2. 母亲方面　严重外阴、阴道、宫颈裂伤，甚至子宫破裂、尾骨骨折、尿瘘、粪瘘等。

第八节　肩难产

巨大胎儿的胎头娩出后，前肩被嵌顿在耻骨联合上方，用常规助产方法不能娩出胎儿，称肩难产。

（一）病因与发病机制

（1）巨大胎儿，特别是糖尿病孕妇之胎儿躯干生长比胎头快；

(2)B超测胎儿胸径大于双顶径1.3cm，胸围大于头围1.6cm或肩围大于头围4.8cm；

（3）巨大胎儿加第二产程延长；

（4）宫口开全后胎头仍在中骨盆平面；

（5）骨盆狭窄，特别是扁平骨盆更易发生肩难产；

（6）骨盆倾斜度过大，耻骨联合位置过低。

（二）诊断要点

胎头娩出后胎颈回缩，双肩径位于骨盆入口上方，胎儿颏部紧压会阴，胎肩娩出受阻。

（三）病情分析

1. 对母体的影响　产后出血是最主要的危险，通常可由于子宫收缩乏力、宫颈和阴道撕裂伤所致，严重时会造成重度会阴裂伤、生殖道瘘、产褥感染等严重并发症。

2. 对胎儿及新生儿的影响　可造成胎儿窘迫、胎死宫内、新生儿窒息、臂丛神经损伤、肱骨骨折、锁骨骨折、颅内出血、肺炎、神经系统异常，甚至死亡。

（四）处理要点

应作充分会阴后一斜切开，并加用麻醉，使用以下方法。同时应做好新生儿复苏，认真检查软产道，预防产后出血及产褥感染。

1. 屈大腿法（Mc Robert 法）　让产妇双腿极度屈曲贴近腹部，双手抱膝，减小骨盆倾斜度使腰骶部前凹变直，骶骨位置相对后移，骶尾关节增宽，使嵌顿在耻骨联合上方的前肩自然松解，同时应用适当力量向下牵引胎头而娩出前肩。

2. 压前肩法　助手在产妇耻骨联合上方触到胎儿肩部并向后下加压，使双肩径缩小，同时助产者牵拉胎头，二者相互配合持续牵引与加压，注意不能使用暴力。

3. 旋肩法（Wood 法）　当后肩已入盆时，助产者以食、中指伸入阴道紧贴胎儿后肩的背面，将后肩向侧上旋转，助手协助将胎头同方向旋转，当后肩逐渐旋转至前肩位置时娩出。操作时，胎背在母体右侧用左手，胎背在母体左侧用右手。

4. 牵后臂法　助产者的手沿骶骨伸入阴道，握住胎儿后上肢，沿胎儿胸前滑过，娩出胎儿后肩及后上肢，再将胎肩旋转至骨盆斜径上，牵引胎头使前肩入盆后即可娩出。

5. 断锁骨法　以上方法无效，可剪断胎儿锁骨，娩出后缝合软组织，锁骨能自愈。

（五）护理

一、日常护理

1. 孕妇应按时做糖尿病筛查，以便及早发现糖尿病，积极控制血糖。

2. 应适度运动。

3. 及时产检，密切关注胎儿的生长发育。

4. 新生儿注意监测血糖。

二、饮食调理

适当补充营养，减少高热量、高脂肪、高糖分食品的摄入，保持自身体重和胎儿体重的匀速增长。

三、其他注意

巨大儿属于高危儿，需加强观察和护理。

第九节　急产

急产系指初产或经产妇产程进展异常迅猛总产程不足 3h。因产力强常导致发生软产道损伤、大出血、新生儿窒息或颅内出血。

（一）病因和发病机制

产力、产道、胎儿和精神心理因素是决定分娩是否顺利的主要因素。若产道和胎儿因素均正常，则子宫收缩对于宫颈口扩张和胎先露下降起决定性作用。正常子宫收缩具有以下特点。

1. 节律性　子宫体部不随意肌节律地阵发性收缩，每次宫缩由弱到强，维持一段时间后逐渐减弱，直至消失。在间歇期子宫肌肉松弛，胎盘血供恢复，保证胎儿供氧，因此正常宫缩不会发生胎儿缺氧。

2. 对称性和极性　宫缩始于两侧子宫角处（起搏点），先向子宫底中部集中，然后向下段扩散，约在 15s 可遍及全子宫，协调一致。收缩力从宫底部最强，最持久，向下逐渐减弱。正常宫缩的对称性和极性有利于迫使胎先露下降。

如子宫收缩的节律性、对称性和极性均正常，仅收缩力过频，10min 内可有 5 次或 5 次以上宫缩，过强宫缩使羊膜腔内压力大于 7.5kPa(50mmHg)，若头盆相称，子宫颈口短时间内迅速扩张开全，产程进展迅猛，分娩可在短时间内结束，总产程不足 3h，成为急产。急产多见于经产妇。

（二）病情分析

1. 对母体的影响

（1）宫缩过强，过频，产程迅速进展时，宫颈、阴道，特别是会阴来不及扩张而易发生撕裂伤。

（2）站立性分娩偶可见子宫内翻。

（3）产程过快，来不及消毒接生，导致感染。

（4）产后因子宫肌纤维缩复不良发生产后出血。

2. 对胎儿及新生儿影响

（1）过强、过频宫缩使胎盘血循环受阻时间过长，胎儿在宫内缺氧，易发生胎儿窘迫，新生儿窒息，甚至死亡。

（2）胎儿娩出过快，胎头原来在产道内所受到的高压突然解除，不易适应，导致颅内血管破裂，颅内出血。

（3）来不及接生，新生儿坠地引起骨折、外伤等。

（三）诊断要点

（1）有正常宫缩的节律性、对称性和极性。

（2）子宫收缩过频、过强，10min 内达 5 次或 5 次以上。

（3）总产程不足 3h。

（四）处理要点

（1）凡有急产史的产妇，尤其是胎先露较低者，离预产期 1~2 周，不宜外出远走，有条件应提前入院待产。

（2）宫缩过强、过频，产程进展迅猛者避免灌肠，提前做好接产准备。

（3）接产时做好预防产后出血和抢救新生儿窒息的准备。

（4）产后立即检查会阴、阴道、宫颈有无裂伤，如有应及时缝合。

（5）产后常规检查胎盘、胎膜是否完整，发现不全，及时处理。

（6）如属未消毒接生，应给母、儿抗生素预防感染。

（7）急产儿按高危儿加强护理，包括保持安静，延迟开奶，肌内注射维生素 K_1，以预防新生儿颅内出血。

第十节　滞产

滞产系指总产程超过 24h，特点是产程进展异常缓慢，或在产程进展某一阶段停滞不前，产妇由于长时间疲劳无力，导致产后出血、子宫破裂或胎儿死亡。

（一）病因和发病机制

（1）产力、产道、胎儿和精神心理因素中，一项或一项以上异常，如骨盆狭窄并发产力异常，胎位异常或胎儿异常均易并发产力异常，造成难产。

（2）难产未能及时识别并正确处理，致使产程延长超过 24h，造成滞产。

（二）病情分析

（1）滞产常常是以下 4 种异常临床所见的结果。这 4 种临床所见，可以单独存在或合并存在。

①产力：主要是宫缩力不够强，不能使宫颈进行性展平和扩张。

②在第二产程，产力产生的强度不足以克服骨产道及产道软组织的阻力。

③胎位异常和胎儿异常以致宫缩未能将胎儿从产道内适时排出。

④产道异常造成产道梗阻，妨碍胎头下降。

（2）对母体的影响。

①产程延长常致产妇休息不好，进食少致使疲乏无力，严重时发生脱水，酸中毒，以致产妇衰竭（脉快，肠胀气，排尿困难）。

②易发生胎膜早破或产程长，多次肛查或阴道检查，易引起产后感染。

③合并宫缩乏力，引起产后出血。

④少数病例因胎头长时间压迫软组织，引起软组织缺血坏死，形成生殖道瘘。

（3）对胎儿、新生儿影响

①产程延长特别是第一产程后期或第二产程期间，胎头在盆底长时间受压，增加缺氧机会。现代产科观点认为这是一种非机械性创伤，与机械性创伤（由阴道手术助产引起）一样，同样应视为产伤，严重时同样可造成新生儿头颅和颅内损伤出血。

②胎儿在已有非机械性创伤的基础上，常常更易并发机械性创伤，严重威胁胎儿健康及生命。

（三）诊断要点

（1）有发生难产的原因。产力、产道、胎儿和精神心理因素中一项或一项以上异常。

（2）出现异常产程图。产程于某一阶段停滞，如出现潜伏期延长、活跃期延长、活跃期停滞、第二产程延长等。

（3）产程延长未能及时处理，致使总产程超过 24h。

（4）病情危重指标

①宫缩无力，胎心慢，产妇有衰竭征象。

②产后出血多，甚至休克。

③软产道裂伤，出血。

④新生儿窒息和颅内出血。

（四）处理要点

1. 对滞产病例，首先做详细的腹部检查和阴道检查，注意宫缩、胎心，产程进展到何阶段，破膜与否等情况。

2. 根据产妇年龄，胎产次、孕龄、胎儿存活否，有无头盆不称，有无先兆子宫破裂，宫内感染等综合考虑。

（1）胎儿存活，无先兆子宫破裂征象，宫口开全者，阴道手术助产（胎吸或产钳）；宫口未开全，胎儿未入盆或刚入盆，先露位置高或胎头变形明显，估计阴道助产有困难，行剖宫产结束分娩。

（2）胎儿已死，无先兆子宫破裂征象，尽量阴道分娩；如有先兆子宫破裂征象，不宜进行任何阴道操作，剖宫产结束分娩。

（3）滞产病例阴道手术助产后，常规检查软产道，包括宫颈、阴道和会阴。适时应用宫缩剂预防产后出血，抗生素预防产后感染，新生儿按高危儿加强护理，保持安静；延迟开奶，静脉补液，维生素 $K_1$5mg / d 肌内注射，预防颅内出血，并用抗生素预防感染。

第五章　异常产褥

第一节　晚期产后出血

产妇在分娩24h后到产褥末期所发生的子宫大量出血，为晚期产后出血。常使产妇陷入休克，是产褥期内的急症、重症。阴道分娩及剖宫产都可发生晚期产后出血，以产后2周内发病最为常见，也有至产后6周才发病者。

（一）病因和发病机制

1. 胎盘胎膜残留　是阴道分娩发生晚期产后出血的最主要的原因。多发生于产后10日左右，黏附在管腔内的残留胎盘组织发生变性、坏死、机化，形成胎盘息肉，当组织坏死脱落时，暴露基底部血管，引起大量出血。

2. 蜕膜残留　蜕膜多在产后1周内脱落，并随恶露排出。如果蜕膜剥离不全长时间残留，可以影响子宫复旧，继发子宫内膜炎症，引起晚期产后出血。

3. 子宫胎盘附着面感染或复旧不全　子宫胎盘附着面血管在分娩后即有血栓形成，继而血栓机化，出现玻璃样变，血管上皮增厚，管腔变窄、堵塞。胎盘附着部位边缘内膜向内生长，底蜕膜深层的残留腺体和内膜重新生长，使子宫内膜修复，此过程约需6～8周。如果胎盘附着面感染、复旧不全，可以引起出血，多发生在产后2周左右。

4. 剖宫产术后子宫伤口裂开　多见于子宫下段剖宫产横切门两侧端，多因切口愈合不良引起。

(1)子宫下段横切口两端切断子宫动脉向下斜行分支，造成局部供血不足。术中止血不良，形成局部血肿或局部感染组织坏死，致使切口不愈合。

(2) 横切口选择过低或过高，过低时，宫颈侧以结缔组织为主，血供较差，组织愈合能力差，且靠近阴道，增加感染机会；过高时，切口上缘宫体组织与下缘子宫下段肌组织厚薄相差大，缝合时不易对齐，愈合不良。

（3）缝合技术不当，组织对位不佳，手术操作粗暴，出血血管缝扎不紧，切口两侧角部未将回缩血管缝扎形成血肿，缝扎组织过多过密，切口血循环供应不良，切口均可愈合不良。

以上因素均可在肠线溶解脱落后血窦重新开放出血，多发生在术后2～3周。

5.其他　有产后子宫滋养细胞肿瘤、子宫黏膜下肌瘤等均可引起晚期产后出血。产褥期应用大量雌激素抑制乳汁分泌时，可发生药物撤退性出血；产褥期功能性子宫出m等。

（二）病情分析

（1）胎盘胎膜残留出血表现为血性恶露持续时间长，以后反复出血或突发性大量流血。检查见子宫复旧不良，宫颈口松弛，有时可以见到或触到残留组织。如果机化的组织堵塞宫颈口可以造成大量出血。

（2）蜕膜残留出血时症状不易与胎盘胎膜残留出血鉴别，宫腔刮出物病理检查可见坏死蜕膜，混以纤维素、玻璃样变的蜕膜和红细胞，但不见绒毛。

（3）子宫胎盘附着面感染或复旧不全出血时间多在产后2周左右，表明为突然大量阴道流血，检查发现子宫大而软，宫颈口松弛，阴道及宫口有血块堵塞。

（4）剖宫产术后子宫伤口裂开多发生在产后2～3周左右，肠线溶解脱落后血窦重新开放出血，出现大量阴道流血，甚至引起休克。

（三）诊断要点

（1）产后恶露不净，且恶臭，阴道反复多量出血，或突然一次大量出血，伴有血凝块或有组织块；有阵发性或持续性下腹坠痛并有发热。可有面色苍白、出冷汗、恶心、心慌等休克症状；可有肛门坠胀感及会阴部的坠痛。

（2）检查见子宫大而软，可有压痛，宫口松弛，鲜血自宫腔流出。有时宫口可触及组织。可出现脉搏细弱，血压下降等休克体征。

（3）血常规检查见血红蛋白低，结合尿常规检查了解感染情况。宫颈分泌物细菌培养阳性。测定血中绒毛膜促性腺激素了解有无残留绒毛胎盘组织。B超可见宫腔内有积血或残留组织及子宫大，同时可了解切口愈合状况。

（4）宫腔刮出物要常规送病理检查，了解残留组织的性质，排除胎盘部位滋养细胞肿瘤。

（四）治疗要点

（1）少量最好中等量阴道流血，应给予广谱抗生素、子宫收缩药及支持疗法。

（2）疑有胎盘、胎膜、蜕膜组织残留或子宫胎盘附着面感染或复旧不全者，刮宫多能明确诊断并止血，操作时应轻柔，并输血、输液，做好随时开腹手术的准备。刮出物应送病理检查。术后给予抗生素及宫缩剂。

（3）疑有剖宫产术子宫切口裂开，即使是少量阴道流血也应住院。给予广谱抗生素、宫缩剂及支持疗法。密切观察病情变化，若流血量多，应剖腹探查。若切口周围组织坏死范围小，炎症反应轻微，可作清创缝合及髂内动脉、子宫动脉结扎术，或可行髂内动脉栓塞术。若组织坏死范围大，酌情做低位次子宫全切术或子宫全切术。

（4）如果发现为肿瘤，按肿瘤做相应处理。

（五）预防

（1）阴道分娩或剖宫产术后，应及时认真检查胎盘及胎膜，胎盘表面粗糙或有缺损，疑有胎盘残留应及时刮宫。

（2）子宫下段横切口的选择不宜过低，切口两侧角向上弧形剪开。切口缝合不带内膜，不宜过密、过紧。切口延裂缝合止血应间断或“8”缝合。血管可以单独结扎，不宜过密、过多、过紧地缝扎止血。

（3）产褥期禁止性生活。

（五）护理

1、协助找出晚期产后出血的原因并处理。

2、密切观察产妇的生命征象、皮肤颜色、阴道出血量、宫缩状态、输出血量及意识状态。

3、尽量保持产妇在舒适、暖和的状态，更换干净床单并保持平整；帮助产妇获得充分的休息，失血过多者宜保持平躺姿势，以利心脏及脑部有足够的血液供应。

4、维持静脉输液通畅，必要时给予氧气。

5、提供产妇及其家属心理支持：

（1）护理人员应保持镇静的态度，采取迅速有效的观察，详细解释各种处理措施以减轻其焦虑。如果需要可以重复对产妇和家属解释说明。

（2）给予鼓励。让产妇知道自己正处于渐渐恢复中，并鼓励其说出内心的感受和对未来的关心。

（3）在可以的情况下，让产妇接触新生儿以促进亲子关系的建立。

6、产妇会因为失血而显得虚弱、无法照顾自己及新生儿或做家务，而需要家人或其他人协助；且出血会增加感染的机会，需让产妇和家属了解，除了注意个人卫生外，充分的休息及均衡的饮食摄取也很重要。

第二节　产褥感染

产褥感染系指分娩及产褥期生殖道受病原体感染，引起局部或全身的炎症变化，是产妇死亡的四大原因之一。

产褥病率指分娩后 24h 以后的 10 日内，用口表每日测量体温 4 次，有 2

次体温≥38℃。

（一）病因和发病机制

1.诱因　产妇体质虚弱、营养不良、孕期贫血、妊娠晚期性生活、胎膜早破、羊膜腔感染、慢性疾病、产科手术操作、产程延长、产前产后出血过多等。

（1）一般影响因素　贫血、营养不良，同时有慢性消耗性疾病，免疫功能低下者，易发生产褥感染。临近预产期性交及盆浴亦会增加产褥感染机会。

（2）与分娩有关的因素

①胎膜早破：完整的胎膜是阻止细菌侵入的重要屏障，胎膜早破后羊水流出，羊膜腔与阴道相通，阴道酸碱环境发生改变（正常阴道 pH 值 4.5~5.5，羊水偏碱性 pH 值 7~7.5），细菌易繁殖且上行，而发生羊膜感染及产褥感染，且产褥感染随破膜距分娩时间越长则发生率越高。

②产程中过多的肛查，或消毒阴道检查、滞产、产程过长等均易造成羊膜腔感染。

③子宫内胎儿电子监护的应用有可能将细菌带入羊膜腔而致感染。

（3）与手术有关因素

①会阴阴道宫颈等软组织损伤，缝合后组织缺血坏死，均有利于细菌滋长，导致感染。

②经阴道助产手术，如胎头吸引器、产钳术等，由医务人员的手进入阴道内操作，故易增加细菌侵入子宫的机会。

③剖宫产时腹腔内操作比经阴道自然分娩产后感染率高，尤其是胎膜早破、滞产、产程较长的难产，最后以剖宫产结束分娩时，产后感染率比未临产宫口未扩张的选择性剖宫产的感染率高。

④全身麻醉亦能增加产后病率，如吸入性肺炎等。

（4）产后出血　产妇失血过多，抵抗力下降，产后易患产褥感染，尤其是处理产后出血时所做的阴道操作，如宫腔探查、手取胎盘、刮宫、子宫内填塞等，都可能增加产褥感染的机会。

2.病原体种类　孕期及产褥期生殖道内有大量需氧菌、厌氧菌、真菌、衣原体及支原体等寄生，以厌氧菌为主，许多非致病菌在特定环境下可以致病。

（1）需氧性链球菌　是外源性产褥感染的主要致病菌。特点为发热早，体温超过38℃，有寒战、心率快、腹胀，子宫复旧不良、子宫旁或附件区触痛，甚至并发败血症。

（2）厌氧性链球菌　存在于正常阴道中，以消化链球菌和消化球菌最常见。当产道损伤、胎盘残留、局部组织坏死缺氧时，细菌迅速繁殖，与大肠杆菌混合感染，放出异常恶臭气味。

（3）大肠杆菌属　大肠杆菌与其相关的革兰阴性杆菌、变形杆菌是外源性感染的主要致病菌，是菌血症和感染性休克最常见的病原菌。它寄生在阴道、会阴、尿道口周围，在不同环境对抗生素敏感性有很大差异，需行药物敏感试验。

（4）葡萄球菌　主要致病菌是金黄色葡萄球菌和表皮葡萄球菌。金黄色葡萄球菌多为外源性感染，容易引起伤口严重感染。表皮葡萄球菌存在于阴道菌群中，引起的感染较轻。

（5）厌氧类杆菌属　为一组厌氧的革兰阴性杆菌，有加速血液凝固的特点，可引起感染邻近部位的血栓性静脉炎。

3.感染来源

（1）医源性感染　正常孕妇生殖道或其他部位寄生的病原体，多数不致病，当抵抗力降低等感染诱因出现时可致病。

（2）外源性感染　由被污染的衣物、用具、各种手术器械、物品等均可造成感染。

（二）病情分析

1. 急性外阴、阴道、宫颈炎　分娩时会阴部损伤或手术导致感染，表现为局部灼热、疼痛、下坠。局部伤口红肿、发硬，伤口裂开，脓液流出。阴道裂伤及挫伤感染表现为黏膜充血、溃疡、脓性分泌物增多，日后导致阴道壁粘连共至闭锁。宫颈裂伤感染向深部蔓延，可达宫旁组织，引起盆腔结缔组织炎。

2. 急性子宫内膜炎、子宫肌炎　病原体经胎盘剥离面侵入，扩散到子宫蜕膜层称子宫内膜炎，侵及子宫肌层称子宫肌炎。两者常伴发。表现为发热、恶露增多有臭味、下腹疼痛及压痛、白细胞增高。

3. 急性盆腔结缔组织炎、急性输卵管炎　病原体沿宫旁淋巴和血行达宫旁组织，出现急性炎性反应而形成炎性包块，同时波及输卵管系膜、管壁。产妇表现为寒战、高热、下腹痛，严重者侵及整个盆腔形成“冰冻骨盆”。淋病奈氏菌沿生殖道黏膜上行感染，达输卵管与盆腹腔，形成脓肿后，高热不退。

4. 急性盆腔腹膜炎及弥漫性腹膜炎　炎症扩散形成盆腔腹膜炎、弥漫性腹膜炎，出现全身中毒症状，如高热、恶心、呕吐、腹胀，检查时下腹部有明显压痛、反跳痛。腹膜面分泌大量渗出液，引起肠粘连，也可在直肠子宫凹陷形成局限性脓肿，若脓肿波及肠管与膀胱则可出现腹泻、里急后重与排尿困难。急性期治疗不彻底可发展成慢性盆腔炎而导致不孕。

5. 血栓静脉炎　盆腔内栓塞静脉炎常侵及子宫静脉、卵巢静脉、髂内静脉、髂总静脉及阴道静脉，厌氧性细菌为常见病原体，这类细菌分泌肝素酶分解肝素，促成凝血。病变单侧居多，产后1～2周多见，表现为寒战、高热并反复发作。持续数周，局部检查不易与盆腔结缔组织炎鉴别。下肢血栓静脉炎多在股静脉、腘静脉及大隐静脉，表现弛张热，下肢持续性疼痛，局部静脉压痛或硬索状，使血液回流受阻，引起下肢水肿，皮肤发白，习称股白肿。

6. 脓毒血症及败血症　感染血栓脱落进入血循环可引起脓毒血症，若细菌大量进入血循环并繁殖形成败血症，表现为持续高热、寒战、全身明显中毒症状。

（三）诊断要点

1. 产后发烧　正常产妇在分娩后24h内可有轻度体温升高，一般不超过38℃，产后3～4天乳房充血，淋巴管肿胀引起发烧，维持数小时至十余小时后恢复正常。如分娩后24h内体温达到或超过38℃或持续不恢复正常应考虑合并有感染。产后有发烧首先应鉴别发烧是否由产褥感染引起，在不能确定由其他系统感染引起时，仍应考虑为产褥感染。

2. 有明显生殖道感染的症状与体征　即发烧同时有会阴阴道伤口疼痛、局部红肿压痛或腹痛，恶露混浊有臭味，宫底或下腹部压痛。肛查：盆腔内触痛或触及不规则包块，可以肯定产褥感染的存在及部位。检测血清急性期反应物质中的C-反应蛋白有助诊断。

3. 宫腔分泌物培养　确定引起感染的病原菌，并做药物敏感试验以利选择应用抗感染药物。

4. 病情危重指标

（1）持续高烧，超过39℃，畏寒，寒战，头痛，嗜睡。

（2）腹痛严重伴恶心，呕吐，不能进食。

（3）脉搏细弱，呼吸急促，血压下降，四肢发凉。

（4）腹部检查　腹部膨隆，肠鸣音弱，有腹肌紧张，压痛，反跳痛，子宫有明显压痛等表现，有急性弥漫性腹膜炎发生。

（5）肛肠盆腔局部形成脓肿，或膈下脓肿、腹腔局部肠曲形成脓肿者。

（6）明显的白细胞增高及核左移。

（7）血培养有细菌生长。病史、全身及局部体检。血、尿常规及其他辅助化验检查。

（四）治疗要点

1. 支持疗法　加强营养，纠正水、电解质失衡。增强全身抵抗力，供给足够营养。需进高蛋白、高维生素、易消化吸收的饮食。补充足够水分，入量不足时可补液，注意纠正电解质紊乱。伴有贫血者可及早输新鲜血。高烧时给物理降温，局部处理很重要，一般卧床休息采取半坐卧位，有利于恶露排出及炎症局限在盆腔内。使用宫缩剂如麦角流浸膏、益母草膏或肌内注射催产素等，促进子宫收缩，防止炎症扩散。

2. 清除宫腔残留物，脓肿切开引流　宫内有胎盘胎膜残留者应在控制感染后行清宫术。会阴伤口感染和腹部缝合伤口感染，早期发现可用青霉素 80 万 u 加 0.5％普鲁卡因 20ml 局部伤口周围封闭，一天一次，加局部热敷，化脓者则提前拆线，彻底引流。有盆腔脓肿形成，药物治疗无效时，应由阴道后穹隆或腹部切开引流。

3. 应用抗生素　按药敏试验选用广谱高效抗生素，必要时联合用药，中毒症状明显者可短期应用。肾上腺皮质激素。最好根据细菌培养及药物敏感试验选择适当的抗生素，但治疗往往需要在培养结果出来之前开始，产褥感染多作为需氧菌与厌氧菌混合感染引起，故应选择对需氧菌和厌氧菌均有效的药物联合应用。

4. 血栓性静脉炎的治疗　应及时进行详细方法见下一节。

（五）预防

（1）加强孕期卫生宣教，孕妇应保持全身清洁，经常洗澡。每日清洗外阴、妊娠最后 1 个月避免盆浴及性交。

（2）做好孕期保健，摄取足够营养和维生素。预防和纠正贫血，治疗其他合并症。要充足休息，增加抵抗力。

（3）认真观察与正确处理产程，严格无菌操作，减少不必要的阴道检查。

防止产道损伤与产后出血，仔细检查胎盘、胎膜，有残留者需在严格消毒情况下进行宫腔探查与清宫术。

（4）有胎膜早破、产程延长，手术产妇应给抗生素预防感染。

（五）护理

一、日常护理

1.注意卫生，早晚用软毛牙刷刷牙，勤漱口，保持口腔清洁。产褥期应适时洗澡，保持皮肤清洁。勤换内衣裤，保持会阴部清洁。妊娠晚期避免性交。

2.孕期适当活动，增强体质，有外阴阴道炎和宫颈炎者应及早治疗。

3.自然分娩后2个月内禁止同房，剖宫产术后3个月内禁性生活。

4.产后促进腹壁及盆底肌肉张力的恢复。

二、饮食调理

保证机体营养供应，进食高蛋白、高纤维、高维生素、清淡而易消化的食物。多饮水，补充维生素。

第三节　产后血栓栓塞性静脉炎

产后血栓栓塞性静脉炎多发生在产褥感染的同时或之后，分为盆腔内血栓性静脉炎及下肢血栓性静脉炎，亦可发生肺栓塞。产褥血栓病发生率比非孕期高49倍。浅层静脉炎多发生于产后72h。深层静脉炎和肺栓塞可发生在产后3周内。

（一）病因和发病机制

1.病原菌　血栓栓塞性静脉炎多为厌氧菌感染所致，产褥感染多为需氧菌与厌氧菌的混合感染，在有产褥感染时，厌氧性链球菌及粪杆菌等能产生肝素酶，降解肝素而起促凝作用，故可引起盆腔内血栓性静脉炎（子宫静脉、卵巢静脉，腹下静脉）和下肢血栓性静脉炎（股静脉、腘静脉、大隐静脉等受累）。

2. 诱因 静脉内血栓形成，往往有三个因素，即静脉内血流缓滞、静脉壁损伤及高凝状态，单一因素不会形成血栓。而产妇产后多半卧床休息活动减少，尤其剖宫产后或阴道助产手术后会阴有侧切或裂伤伤口，产妇怕伤口痛而不下地活动，造成盆腔及下肢静脉流通减慢，再有产褥感染，细菌由子宫胎盘附着面血栓感染向上蔓延，则可引起盆腔静脉炎，向下扩散引起下肢静脉炎，使血管壁受损，再加厌氧菌致使局部静脉内的血液发生高凝状态，及产后发烧，液体量及血容量的不足，血液相对黏稠等，都为盆腔及下肢静脉易发生栓塞性静脉炎的几方面因素，故而产褥期血栓栓塞性静脉炎比产前多见。

（二）病情分析

1. 盆腔血栓性静脉炎

（1）症状 盆腔的血栓性静脉炎可累及卵巢静脉、子宫静脉、髂内静脉甚至髂总静脉，或阴道静脉，尤其是卵巢静脉为最常见常为单侧性，由卵巢静脉左侧向上可扩展到左肾静脉甚至左侧肾脏，右侧可扩展到下腔静脉。

患者多发生在分娩后1～2周继子宫内膜炎之后而出现寒战、高烧，体温可达39～40℃，呈弛张热型，1～2h后可降到36℃左右，体温再次上升持续数周，同时伴下肢疼痛（单侧或双侧），向后向脊肋角，腰部或腹股沟部放射。

（2）体征 可能合并有子宫压痛、恶露臭等子宫感染体征，亦可能这些体征不明显，下腹腹壁柔软，而有深压痛。肛查：子宫颈有举痛，子宫旁有触痛，或可触及触痛明显的静脉丛。

2. 下肢血栓性静脉炎

（1）症状 可发生在盆腔静脉炎向下扩展之后，亦可发生于子宫周围结缔组织炎症之后，视静脉栓塞的部位不同而症状不同，多在产后1～2周出现发烧，下肢疼痛或肿胀多发生于一侧下肢站立时加重，行走困难。

（2）体征

①检查下肢发现比对侧相应的部位增粗，皮肤发白，局部温度升高，栓塞部位静脉有压痛，例如髂静脉在腋窝部，大隐静脉在大腿下端内侧，股静脉则在腹股沟有压痛，有时可触及静脉栓塞炎症所致的硬索条物及压痛。

②小腿深部静脉栓塞时出现腓肠肌及足底疼痛及压痛，下肢伸直，背向弯曲足踝关节时，则有下肢后面深肌肉内牵扯性疼痛。

③下肢血栓性静脉炎病程持续较久，肿胀消退较慢，受累静脉炎症消退血栓机化静脉易闭塞，需待侧支循环建立通畅后下肢肿胀才渐消退。

3.肺栓塞　子宫内感染栓子可由胎盘血窦、子宫静脉和卵巢静脉系统回流到右心，然后流入肺动脉。如突然阻塞肺动脉主支，可致产妇猝死。阻塞于分枝，产妇可能产后突然出现胸痛、咳嗽、咯血、青紫，呼吸困难、发烧，肺部x线摄片可见肺部浸润阴影，该侧膈肌上升。

（三）诊断要点

（1）症状及体征。

（2）下肢血栓栓塞性静脉炎可用超声多普勒测下肢血管血流图，了解静脉血流是否通畅，以证明有无血栓形成。

（3）下肢静脉造影了解血栓位置、范围、形态及侧支循环形成的情况，诊断深层静脉栓塞最准确，但未有创伤性检查方法。

（4）测下肢静脉压站立时正常下肢静脉压一般为13kPa（130cmH_2O），踝关节伸屈活动时，压力下降为6kPa（60cmH_2O），停止活动后压力回升，回升所需时间超过20s。下肢主干静脉有血栓形成堵塞者无论静息或活动时，压力明显回升，回升时增速，一般在10s左右。

（5）病情危重指标

①突然畏寒、寒战、高烧39~40℃。

②出现肺、脑、肾栓塞症状及脓肿形成的症状。

③血中白细胞增高，核左移。

④血液细菌培养有细菌生长。

⑤或者同时表现有感染中毒性休克，或体质过度消耗、全身衰竭症状。

（四）治疗要点

（1）卧床休息，抬高患肢。

（2）积极控制感染，选择对需氧菌、厌氧菌均有较强抑制作用的抗生素。

（3）持续高烧不退，大量抗生素治疗同时加用肝素治疗，每6h静脉滴注肝素1 mg / kg，加在5%葡萄糖溶液200ml中静脉滴注，体温下降后改为每日2次，再用4～7天。有时单用抗生素体温不降者，应用肝素后24～48h后体温可下降，应用肝素时测凝血时间正常值4～12分，维持在15～20分水平即可。也可口服双香豆素、阿司匹林等，用活血化瘀的中药治疗也有效。

（4）肝素治疗无效时仍发烧，需进一步检查体内有无脓肿形成。

（5）有明显下肢静脉栓塞，除用肝素外，还应用尿激酶溶栓疗法，辅以葡萄糖酐一40的祛聚疗法：尿激酶40万u加入0.9%氯化钠或5%葡萄糖液500ml中静脉滴注10日，用药期间检测凝血功能。根据监测血中纤维蛋白原含量来决定是否继续用药。一般血中纤维蛋白原含量200～400mg / dl，如低于200mg / dl则暂停注射1次，同时测优球蛋白溶解时间（正常>120min），如低于70min，也需停用1次，可连续应用10天。

（6）外科疗法如不断有化脓性血栓播散则应考虑手术治疗栓塞性静脉炎，如血栓取出或下肢静脉部分结扎等治疗。

（五）预防

（1）应鼓励产妇产后早下床活动，不能离床活动者，应鼓励她们床上活动下肢，及早下地活动。

（2）预防及积极治疗产褥感染，避免血栓性静脉炎的形成及发展盆腔内子宫周围组织炎及栓塞性静脉炎。

第四节　产后急性乳腺炎

急性乳腺炎为乳腺的急性化脓性炎症，绝大多数发生于产后哺乳的妇女，以初产妇多见。往往发生在产后第三或第四周。

（一）病因和发病机制

1. 乳汁淤积

（1）初产妇哺乳无经验，一方面乳汁多，婴儿吃不尽，哺乳后往往乳房未排空，有多余乳汁滞积在乳腺小叶中，有利于细菌的生长和繁殖。初产妇乳汁中含有比较多的脱落上皮细胞，容易引起乳腺管阻塞，使乳汁滞积加重。

（2）初产妇如孕期不经常擦洗乳头，皮肤脆弱，小儿吸吮乳头时间过长，乳头表皮被浸软，易发生皲裂，发生皲裂后婴儿吸吮引起母亲剧烈疼痛，影响产妇充分哺乳，乳房不易排空，乳汁易淤积，如产妇乳头发育不良，短、平、小或内陷，则更影响哺乳，乳房更不易排空。

2. 细菌侵入乳房内　引起急性乳腺炎的细菌，绝大多数为金黄色葡萄球菌，链球菌比较少见，细菌侵入乳房有三个途径：

（1）细菌由乳头皲裂破口侵入，然后沿淋巴管向内蔓延至皮下或乳腺小叶及腺管间结缔组织或脂肪内，引起化脓性蜂窝组织炎。

（2）细菌由乳腺腺管开口上行，进入乳腺小叶内，在淤积的乳汁中生长繁殖，引起乳腺小叶的感染，婴儿有鼻咽部感染者，哺乳时细菌由婴儿口进入乳腺开口则引起产妇乳腺炎。

（3）产妇身体其他部位的感染，细菌经血液循环到乳腺内，亦可引起乳腺炎。

（二）病情分析

急性乳腺炎分早期炎症、蜂窝组织炎及脓肿形成期三个阶段。

1.早期乳腺炎

（1）症状 产妇可出现畏寒、发烧、乳房胀肿、疼痛。

（2）体征 乳房内有界限不清的肿块，明显触痛，表面皮肤微红，尚无颜色的改变。

此时以乳房内乳汁淤积、淋巴及静脉回流不畅为主，有细菌感染，但并不严重。此时积极消炎治疗，炎症可消散。

2.乳房蜂窝组织炎

（1）症状 产妇畏寒、寒战、高热，乳腺疼痛加重，有跳痛感。

（2）体征 多发生在乳腺外下象限，局部皮肤发红、热，有明显肿块，硬且有压痛，可见表面皮肤静脉扩张，腋下淋巴结肿大与压痛。查血中白细胞明显增高，有核左移现象，感染严重可扩散引起败血症。

（3）乳腺脓肿 形成乳腺内炎症渐渐局限后可形成脓肿，脓肿可位于乳房表浅部或深部，脓肿可以是单发性的亦可以先后在不同时期或在多个小叶内形成多发性的。

①脓肿表浅的，可向外破溃，亦可穿入乳腺管，脓由乳头排出。检查时可发现乳腺局部肿块内有波动感。

②深部脓肿早期不易发现，乳房表面检查不易查出，B超检查时可见乳房深部有积液暗区存在，不及时切开引流，可破入乳房及胸大肌的疏松组织中，形成乳房后脓肿。

（4）少数患者脓肿切开可引流或自行破溃后形成乳瘘或脓瘘，长期不易愈合。

（三）诊断要点

（1）产妇哺乳者突然畏寒、高烧。

（2）乳房肿胀疼痛，有硬块，甚至跳痛，不敢触摸；检查乳房局部有界限不清的肿块，表面皮肤红肿、热、压痛明显。

（3）血中白细胞明显升高，有核左移现象。

（4）乳腺红外线透光检查血管充血，局部有炎症浸润阴影。

（5）乳腺炎伴败血症时病情严重

①高烧超过39~40℃，持续不退，畏寒寒战。

②伴头痛，嗜睡，脉搏细弱快，呼吸急促。

③血培养有细菌生长。

（四）治疗要点

（1）乳腺炎早期，乳汁淤积明显，炎症不重时，应将乳房用胸罩托起，可以哺乳，尽量使乳汁排空，局部冷敷，减少乳汁分泌，同时应用抗生素。

（2）炎症明显者应停止哺乳，但必须使乳汁通畅排出（可用吸奶器），防止乳汁淤积，局部用热敷或理疗，促使炎症消散或局限化。

（3）全身应用抗生素轻度炎症可服抗生素，感染严重以肌内注射或静脉滴注为宜。

①萘夫西林与青霉素相仿，可用于耐药性金葡萄球菌感染。口服用于轻度感染，严重者可肌内注射或静脉滴注，口服0.5～1g／次，每日4～6次；肌内注射2～4g/d；分3～4次肌内注射；静脉点滴2～4g／d。

②头孢噻吩钠（头孢菌素Ⅰ）、头孢唑啉钠（头孢菌素Ⅴ）对耐青霉素的金葡萄球菌很有效，肌内注射2g／d，分4次肌内注射。静脉滴注头孢噻吩钠2～6g／d，头孢唑啉钠3～5g／d。

③大环内酯类药物

a.红霉素：对耐青霉素的金葡萄球菌有效，口服0.25～0.5g／次，每日3～4次，静脉滴注：15～30mg／(kg·d)，分3～4次给予。

b. 螺旋霉素：口服 0.2～0.4g/次，每日 2～4 次。

c. 麦迪霉素：口服 0.4g / 次，每日 3～4 次。

d. 林可霉素：口服 1.5～2g / d。肌内注射 0.3～0.6g / 次，每日 2～3 次。静脉滴注每次 0.6g. 加在 5% 葡萄糖液或生理盐水 100～250ml 内，滴 1～2h，每间隔 8～12h 滴 1 次。

（4）外科手术切开引流一旦乳房脓肿形成，较小的脓肿可局部穿刺，抽出脓液，注入抗生素，每日 1 次，至脓肿局部无积脓为止。脓肿较大或穿刺抽脓效果不好则进行切开引流，将脓液排出。

（五）预防

（1）加强孕期卫生宣传教育，自妊娠后期开始经常以清水仔细地清洗乳房和乳头，有乳头内陷者应注意练习向外拉出乳头。

（2）产后定时哺乳，每次哺乳将乳房内乳汁吸尽，吸不尽则应用吸奶器吸尽或用手按摩，挤出多余乳汁，防止乳房内有乳汁淤积。

（3）每次哺乳后应用温水将乳头洗净，勿使婴儿吸吮时间太长，或含乳头睡觉，防止乳头皲裂。

（4）发生乳头皲裂应暂停哺乳，一方面乳头清洗干净后涂以苯甲酸酊或鱼肝油软膏保护乳头，一方面定时将乳汁吸净及排空，待乳头伤口愈合后再开始哺乳。

（5）产妇注意手的卫生，大小便后或换会阴垫后应用肥皂、温水清洗双手后再接触乳房。

第五节 产褥中暑

产褥中暑是指在产褥期高温环境中，体内余热不能及时散发引起中枢体温调节功能障碍的急性热病，表现为高热，水、电解质紊乱，循环功能衰竭和神经系统功能的损害。本病起病急速，发展迅速，处理不当可以遗留严重后遗症，甚至死亡。

（一）病因和发病机制

由于受旧习俗影响，有些产妇分娩后怕“受风”，即便是在暑天也紧闭门窗，穿厚衣裤，盖厚棉被，致使体内代谢所产生之热不能放散，热积体内，引起中枢性调节功能障碍及水盐代谢紊乱。多发生在夏季7月及8月份。

（二）病情分析

1.症状

（1）先兆中暑　发病急，常有口渴、多汗、恶心、头晕、头痛、胸闷、心慌无力，注意力不集中或动作不协调等。体温正常或略有升高。

（2）轻度中暑　除上述症状加重外，可有体温上升至38%：以上，面色潮红，大量出汗，或四肢面色苍白，皮肤四肢湿冷，血压下降。

（3）重度中暑　体温继续上升，可高达40～42℃，无汗，尿少，出现中枢神经系统症状，神志不清、谵语、狂躁、昏睡、昏迷、抽搐。

2.体征

（1）颜面潮红、脉细数，呼吸短促、皮肤灼热、干燥、无汗、全身布满痱子。

（2）瞳孔缩小，瞳孔对光反射及膝反射减弱或消失。

（3）严重者出现循环衰竭，血压下降，终至循环呼吸衰竭而死亡。

（三）诊断要点

（1）根据发病季节，病史和临床表现不难诊断。

（2）血白细胞总数增高达（15～20）$\times 10^9$ / L，中性粒细胞增高伴核左移，可出现中毒颗粒。

（3）尿蛋白阴性；血清电解质紊乱，出现低钠、低氯及低钾血症。

（4）病情危重指标

①持续高烧 41～42℃不退。昏迷伴频繁抽搐超过 48h。

②重度脱水出现休克。

③并发脑水肿、肺水肿、肝肾功能不全。

④心律失常及心功能不全。

（四）治疗要点

治疗原则为迅速有效地降温及输液。以争分夺秒地抢救，纠正酸中毒及休克。

（1）物理降温将患者放在凉爽通风处，用冰水毛巾或酒精擦洗全身，并用电风扇或人工扇风。在头颈、腋窝、腹股沟等浅表大血管分布区置冰袋，或冰水灌肠。室内温度宜降至 25qC。在降温过程中，注意体温与心率，注意按摩四肢，促进肢体血液循环。已发生循环衰竭者慎用物理降温，以免血管收缩加重循环衰竭。

（2）药物降温常与物理降温同时进行。常用药物为氯丙嗪（氯丙嗪），其主要作用为降低器官及代谢和耗氧量，抑制体温调节中枢，扩张血管，加速散热，并使肌肉松弛，抑制抽动，用法为 5％葡萄糖盐水 250～500ml 中加入氯丙嗪（氯丙嗪）25mg，静脉滴注，1～2h 内滴完。滴注过程中应密切注意降压，如收缩压降至 1 2kPa（90mmHg）时应减慢滴数或停药。

（3）出现周围循环衰竭，血压降低者应输液，或输血、葡萄糖酐羧甲淀粉等，速度易缓慢，每分钟 16～30 滴，24h 内滴入量不应大于 3000ml，以免引起肺水肿。

（4）有呼吸衰竭时，可肌内注射尼可沙米 0.375mg，苯丙酸钠咖啡因 0.5g。以上药物交替使用，每 1～2h 1 次。

（5）有心力衰竭时，可用毛花苷 C（毛花苷 C）0.2～0.4mg 加 5％～10％

葡萄糖 10～20ml，静脉缓慢注射。

（6）出现脑水肿时，表现为频繁抽搐，瞳孔不等大，可给 20%甘露醇 250ml，或 25%山梨醇 250ml，在 0.5h 内静脉滴注完。此外，还应肌注细胞色素 C、三磷酸腺苷、辅酶 A 及γ-氨酪酸等，以保护脑神经细胞。

（7）发生酸中毒时，静脉滴注 5%碳酸氢钠纠正。

（五）预防

加强宣传产褥期保健常识，特别是农村妇女，指导她们产后室内应通风，夏天不要睡热炕，衣着被褥不宜过厚。暑天可每日服人丹 15～20 粒，常喝绿豆汤。有中暑先兆时，可服十滴水 1 瓶，或藿香正气片 4～8 片。

（六）护理

一、日常护理

1. 产妇居室内应定时通风换气，保持室内温、湿度适宜。

2. 衣被不宜过厚，以免影响散热。

3. 注意个人卫生，定期洗澡。

二、饮食调理

1. 饮食宜清淡易消化。

2. 选择具有一定清火效果的食物。

3. 多饮水，多吃新鲜蔬菜和水果。

第六节　产褥期抑郁症

产褥期抑郁症（postparturn depr。ession）是指产妇在产褥期内出现抑郁症状，是产褥期精神综合征中最常见的一种类型。有关其发病率，国内资料极少，国外报道发生率高达 30%。通常在产后 2 周出现症状，表现为易激惹、恐怖、焦虑、沮丧和对自身及婴儿健康过度担忧，常失去生活自理及照料婴儿的能力，有时还会陷入错乱或嗜睡状态。

（一）病因与发病机制

产褥期妇女精神疾病的发病率明显高于妇女的其他时期，尤以产褥期抑郁症较为常见。产褥期抑郁症的病因不明。除了与产妇的年龄、民族、职业、文化程度、孕妇产期保健服务质量、产妇成长过程中所经历的不幸事件等因素有关外，还与不良的分娩结局如死胎、死产、畸形儿及产妇、家庭对婴儿性别的反应等相关。

1.社会因素　目前，孕妇多为初产妇，无生育经验，缺乏正常妊娠、分娩的知识，常使孕妇对能否顺利安度妊娠、分娩期而表现出焦虑心理。如丈夫企盼生男孩迫切心情在妻子面前流露，则会使孕妇更担心如不是生男孩，将受到家人的冷落，因此心境复杂。而失业、夫妇分离、亲人病丧、家庭不和睦、社会动荡等，也易促发产褥期抑郁症。如产妇孕前有好胜、责任感强及神经质性格，或存在厌恶妊娠、对分娩的紧张恐惧、担心婴儿抚养等种种问题，也可能为诱发因素。孕妇分娩前后体内各激素之间的比例发生改变，内分泌功能的不平衡，也是重要的诱发因素。产妇所居住的环境低劣，家庭经济条件差，产后亲属冷漠等，可引起产妇抑郁、焦虑等负性情绪体验，进而诱发心理疾患。还有些曾经历不良产史的孕妇，往往忧心忡忡，精神高度紧张，其焦虑、抑郁、失眠等症状均比一般孕产妇要重，更易导致产后情绪低落。另外，缺乏家庭和社会的支持与帮助，特别是来自丈夫和长辈的帮助，也是产褥期抑郁症发生的危险因素之一。

2.内分泌因素　在妊娠分娩的过程中，体内内分泌环境发生了很大变化，尤其是产后24h内，体内激素水平的急剧变化是产后抑郁症发生的生物学基础。研究发现，临产前胎盘类固醇的释放达到最高值，患者表现情绪愉快；分泌后胎盘类固醇分泌突然减少时患者表现抑郁。研究显示，产后第1天，游离雌三醇的水平比产前急剧下降，产后第2～3天忧郁产妇雌三醇的水平比非忧郁产妇高，雌二醇没有明显的改变。Nott等对27名孕妇进行激素监测，时间从产前3～5周至产后5～10周，其时进行抑郁量表评定，结果孕激素下降幅度与抑郁量表得分呈正相关，即孕激素下降幅度越大，产后抑郁的可能性越大。也有研究显示，产后抑郁与尿中去甲肾上腺素减少有明显关系，与垂体、甲状腺功能减退密切相关，忧郁的产妇血清中游离的三碘甲状腺素（FT3）比正常的低。当然，有关激素与产后忧郁、产后抑郁症的关系还有待进一步的研究和证实。遗传因素：有精神病家族史，特别是有家族抑郁症病史的产妇，产后抑郁的发病率高，说明家族遗传可能影响到某一妇女对抑郁症的易感性和她的个性。文献还报道，产后抑郁症患者家族中，单、双向情感障碍的发病率均较高。

3.躯体因素　文献报道，有躯体疾病或残疾的产妇易发生产后抑郁，尤其是感染、发热时对产后抑郁的促发有一定影响。再有中枢神经功能的易感性。情绪及运动信息处理调节系统（如多巴胺）的影响，可能与产后抑郁的发生有关。

产褥期抑郁症不仅影响产妇及婴儿的身心健康，而且影响到婚姻、家庭和社会。因此，对产褥期抑郁症应给予充分的重视。由于产褥期抑郁症的发生受到许多社会因素、心理因素及妊娠生理因素的影响，因此了解孕妇的生理特点和性格特点，在妊娠和分娩的过程中多给孕产妇一点关心、爱护，及时解除致病的心理因素和社会因素，对于预防产褥期抑郁症有重要意义。

（二）诊断要点

产褥期抑郁症至今尚无统一的诊断标准。美国精神学会（1994）在《精神疾病的诊断与统计手册》一书中，制定了产褥期抑郁症的诊断标准。

（1）在产后2周内出现下列5条或5条以上的症状，必须5备①、②两条：

①情绪抑郁；

②对全部或多数活动明显缺乏兴趣或愉悦；

③体重显著下降或增加；

④失眠或睡眠过度；

⑤精神运动I生兴奋或阻滞；

⑥疲劳或乏力；

⑦遇事皆感毫无意义或自责感；

⑧思维力减退或注意力涣散；

⑨反复出现死亡想法。

（2）在产后4周内发病。

（三）治疗要点

通常需要治疗，包括心理治疗及药物治疗。

1. 心理治疗　通过心理咨询，解除致病的心理因素（如婚姻关系紧张、想生男孩却生女孩、既往有精神障碍史等）。对产妇多加关心和无微不至照顾，尽量调整好家庭关系，指导其养成良好睡眠习惯。

2. 药物治疗　应用抗抑郁药，主要是选择5-羟色胺再吸收抑制剂、三环类抗抑郁药等。

（1）帕罗西汀（Paroxetine）以20mg / d为开始剂量，逐渐增至50mg / d口服；

（2）舍曲林（Sertraline）以50mg / d为开始剂量，逐渐增至200m~ / d口服；

（3）氟西汀（Fluoxetine）以20mg / d为开始剂量，逐渐增至80mg / d口服；

（4）阿米替林（Amitriptyline）以50mg, / d为开始剂量，逐渐增至150mg / d口服等。

这类药物不进入乳汁中，可用于产褥期抑郁症。

（四）预防与预后

产褥期抑郁症的发生，受社会因素、心理因素及妊娠因素的影响。因此，加强对孕妇的精神关怀，利用孕妇学校等多种渠道普及有关妊娠、分娩常识，减轻孕妇对妊娠、分娩的紧张、恐惧心情，完善自我保健，运用医学心理学、社会学知识，对孕妇在分娩过程中，多关心和爱护，对于预防产褥期抑郁症有积极意义。

产后6周是产后抑郁症的高发期，所以，产后应创造一个轻松和谐而又温馨的产后休养环境，及时对产妇进行母乳喂养的指导，讲解新生儿正常的生理发育过程，同时发挥哺乳母亲间的相互交流和鼓励作用。针对产妇产后心理脆弱、易受暗示和依赖性强的特点，医护人员要尊重产妇，真心为她们着想，应态度和蔼热情、细心关怀，提高产妇喂养和照顾婴儿的自信心，减轻产妇的心理负担。对于有哭泣、紧张、焦虑的产妇，经常与之交谈，了解产生这些症状的原因，根据原因进行针对性的处理和提供必要的帮助，及时解决困难。在产妇出院前，掌握产妇的机体、生理等恢复情况，了解产妇的心理变化，取得家属的理解和帮助，并做好必要的健康教育工作，如让其了解生殖器官恢复状况的变化以及可能出现的异常情况和处理，产后母儿检查的时间和地点，婴幼儿可能出现的问题以及求助的方法和对策等等，尽可能地减轻照顾孩子的压力，避免诱发产后忧郁发生的因素，以免产后抑郁症的发生，保障产妇的身心健康。

产褥期抑制症预后良好，约70%患者于1年内治愈，仅极少数患者持续1年以上。再次妊娠约有20%，复发率。其第二代的认知能力可能受到一定影响。

（五）护理

一、日常护理

1. 产妇居室内应定时通风换气，保持室内温、湿度适宜。

2. 衣被不宜过厚，以免影响散热。

3. 注意个人卫生，定期洗澡。

二、饮食调理

1. 饮食宜清淡易消化。

2. 选择具有一定清火效果的食物。

3. 多饮水，多吃新鲜蔬菜和水果。

第六章 产科 DIC

弥散性血管内凝血（disseminated intravascular coagulation，DIC）是一种发生在许多疾病基础上，由致病因素激活凝血系统，导致全身微血栓形成，凝血因子被大量消耗并继发纤溶亢进，引起全身出血的综合征。在致病因素作用下，微循环内广泛的纤维蛋白沉积和血小板、红细胞凝集，形成弥散性微血栓，并因此引起循环功能障碍。由于纤维蛋白原、血浆凝血因子和血小板的大量消耗，最后导致广泛出血、休克与器官功能障碍。如果以上过程是由于产科某些因素所致，则称产科 DIC。

妊娠期母体的适应性改变，在孕晚期孕妇的血液呈现高凝趋势，绝大多数的血浆凝血因子均有明显增多，血小板聚集增强，加之蜕膜、胎盘和羊水中含大量凝血活酶，因而一些产科并发疾病极易诱发 DIC，产科 DIC 起病急骤，发展迅速，严重威胁着孕产妇及胎儿的生命安全。为此产科临床医师必须熟练掌握 DIC 的早期诊断和处理原则，尤其是及时有效地处理诱发 DIC 的疾病以预防或减少 DIC 的发生，大幅度降低 DIC 的病死率。

（一）病因与发病机制

1. 血液凝固与抗凝固的过程

（1）凝血因子　凝血因子共有 13 个（因子Ⅰ～XIII）其中因子Ⅵ即活化的因子Ⅴ，故已不再作为一个独立的凝血因子，因此，实际上是 12 个凝血因子。这些凝血因子正常时以不激活的状态存在于血浆（或组织）内，当凝血因子被活化后，因子之间就起相互的激活作用，引起凝血因子的瀑布式的激活反应。凝血因子均系蛋白质，多数在肝脏合成，因此肝脏功能不良，影响凝血因子的合成，因子中的Ⅱ、Ⅶ、Ⅸ、Ⅹ的生成需要维生素 K 的参与，因此亦称维生素 K 依赖性凝血因子，当肝胆有病变时，特别是胆道受阻者，往往由于维生素 K 代谢吸收的障碍，而累及这些凝血因子，而致因子Ⅲ减少，易于出血。因子Ⅲ亦称组织因子，存在于组织或组织液内，而其他的存在于血浆，当组织内的因子Ⅲ进入血液循环，就会导致凝血系统的激活而产生凝血，引起弥散性血管内凝血。如羊水中含组织因子，羊水栓塞就会导致DIC，当然DIC程度的轻重取决于羊水栓塞量的多少。

（2）凝血途径　凝血途径可分为内源性途径及外源性途径。

①内源性凝血途径：是指参与血凝的凝血因子来自血液内的凝血因子的被激活。血液与异物（如胶原纤维，玻璃试管）接触后，因子Ⅻ自身激活成活化的因子Ⅻ(Ⅻa)，因子Ⅻa可使高分子量激肽原分子裂解，可将前激肽释放酶及因子Ⅺ带到异物表面，因子Ⅻa可将前激肽释放酶及因子Ⅺ激活，分别成为激肽释放酶及Ⅺa。因子Ⅻ及Ⅺ变为Ⅻa及Ⅺa，启动了内源性凝血途径，Ⅺa使因子Ⅸ激活为Ⅸa。在因子Ⅷa的参与下使因子X激活为Xa。因子Ⅷ.d是由因子Ⅷ经凝血酶作用而激活的。因子Xa与因子Va形成凝血酶原复合物（因子V在凝血酶及Xa作用下转变为因子Va），作用于凝血酶原使之转变为凝血酶，亦即因子Ⅱ转变为因子Ⅱa，这是凝血过程中的共同途径。

②外源性凝血途径：主要是由组织因子进入血液循环而启动血凝。组织因子亦称组织凝血活酶，亦即因子Ⅲ。因子Ⅶ与组织因子结合后在Xa因子的作用下转变为Ⅶa，而Ⅶa一组织因子复合物又可使x转变为Xa。因子V转变为Va是依靠凝血酶或Xa的作用。Va与Xa形成复合物，提高Xa的活力。因子Xa作用于因子Ⅱ使转变为Ⅱa，即凝血酶原转变为凝血酶，此为凝血的共同途径。

凝血的共同途径是指不论内源或外源途径的凝血因子激活后，均产生Xa，使Ⅱ转变为Ⅱa（凝血酶），凝血酶作用于纤维蛋白原，使成为可溶性纤维蛋白单体，纤维蛋白多聚体及纤维蛋白凝块，并且生成的凝血酶又可激活因子Ⅻ，要使纤维蛋白凝块成为稳定的纤维蛋白凝块，需要Ⅻa因子的作用，Ⅻa亦称纤维蛋白稳定因子。

③抗凝系统：人体内抗凝系统是否正常，与血栓形成密切相关，因为在正常情况下，会有血管内皮细胞受损，血小板活化及少量凝血因子激活，因而体内必须有抗凝系统（尚包括纤维蛋白溶解系统）来维持血液的正常液体状态，既不血凝，又不出血。

正常的血管内皮细胞就具有抗凝功能，网状内皮系统的功能正常，可清除血液内的凝血物质，这也是抗凝的一个部分。除此之外，血液中的抗凝血酶III (AT-III)，蛋白 C 系统及组织因子途径抑制物（TFPI）三者在抗凝方面起着重要作用。

AT-III的作用是抑制体内大多数的凝血酶（约 80%），因此是一种重要的抗凝物质，AT-III缺乏可有先天性和后天性两类，后者一般因 AT-III的合成障碍（肝脏病变）或 AT-III的消耗过多（如见于严重感染、弥散性血管内凝血及急性早幼粒细胞白血病）造成。

蛋白 C 系统包括蛋白 C(PC)、血栓调节蛋白（thmmb。modulin，TM）、蛋白 S（PS）及蛋白 C 抑制物 PCD。PC 由肝脏合成，是维生素 K 依赖的蛋白，PC 激活后称活化蛋白 C(APC)，具抗凝作用。TM 可以使 PC 的激活明显增快，TM 可与凝血酶结合，从而影响凝血酶对因子 V 及血小板的激活。PS 亦由肝脏合成，是维生素 K 依赖性蛋白，其作用可加快 APC 对 Va 的灭活。

TFPI 是一种糖蛋白，可由多种细胞分泌，包括肝，肾，肺，内皮。TFPI 可抑制 Xa，亦可抑制由组织因子与激活因子 V 结合的复合物的作用。

④纤维蛋白溶解系统：纤维蛋 1 溶解系统的主要功能是溶解所产生的纤维蛋白，阻止血栓形成，保持血管内的血液流动。

纤溶系统组成中最重要的是纤溶酶原（亦称血浆素原），属丝氨酸蛋白酶，可降解纤维蛋白及纤维蛋白原，亦可分解凝血因子如因子 V、Ⅶ、X、Ⅷ、Ⅱ、

XI以及血浆蛋白。活化剂有组织性纤溶酶原活化剂（t-PA），由血管内皮细胞产生，其功能为活化纤溶酶原。尿激酶型纤溶酶原活化剂（u-PA）主要由泌尿生殖系上皮细胞合成，其功能为裂解纤溶酶原为纤溶酶。

纤溶系统被激活，往往是继发于纤维蛋白形成后，是体内的保护机制，以阻止血栓形成，若纤溶系统激活被纤溶酶原活化剂抑制物所抑制，则易致血栓，如纤溶活性过度激活，纤维蛋白降解后，可导致出血。

2.妊娠期凝血与纤溶系统的变化与DIC的发生

（1）凝血功能增强　妊娠期多种血液凝血因素均有所增加。凝血因子除XI和）皿因子外均有增加，血小板、纤维蛋白原和凝血酶原也有相应的增加，妊娠晚期纤维蛋白原比非孕期可增加50%，达4～6g / L。使血液呈“高凝状态”有利胎盘剥离面止血。此外妊娠期，胎盘、胎膜和羊水中还含有凝血活酶，在正常分娩时常有少量凝血活酶入血促凝，正常分娩有利止血。

（2）纤溶系统功能相对减弱　抗凝血酶III降低、纤维蛋白溶解功能下降，但纤维蛋白降解产物（fibringen degradation product，FDP）妊娠期可逐渐增加，妊娠中、晚期明显高于妊娠早期。据统计正常妊娠并发DIC并不多见，但异常妊娠、分娩，DIC的发生率高于非孕妇女。这种加速血管内凝血的过程是必要的，是为了保持子宫、胎盘的分界面。所以妊娠期凝血和纤溶系统的变化，既有生理保护机制，又有诱发DIC的高危因素。

3.各种疾病过程诱发DIC的因素

（1）严重感染，由于细菌本身和细菌产生的内毒素、外毒素，损伤组织激活凝血因子。

（2）休克晚期，微循环障碍，血流缓慢；缺氧和酸中毒可导致血管内皮细胞受损，血小板黏附、破坏。

（3）免疫性疾病，抗原抗体复合物可以引起血小板聚集。

（4）大量凝血物质进入血循环，多见于产科妊娠、分娩期的并发症和并发症。

总之，DIC的发生要有血液流动慢、血管壁受损、血小板聚集、血液呈高凝状态或大量凝血物质进入血循环的内、外源促凝因素。凝血酶与纤溶酶的形成是两大关键因素，为血管内血栓形成、凝血因子减少及纤溶亢进等改变的重要机制。

4.产科弥散性血管内凝血常见原因　产科DIC多发生于产科严重的并发症和并发症，常见的病症，列举于下：

（1）感染性流产　特别是非法堕胎和妊娠中期宫腔内注射药物，感染引致细菌和细菌毒素入血，发生绒毛膜炎、羊膜炎以致败血症，使血管内皮细胞受损，血小板聚集，组织坏死释放凝血拮酶。

（2）过期流产　胎死宫内　据报道：胎死宫内4周以上约有25%的孕妇发生低纤维蛋白血症，在4周以前娩出者几乎未见有凝血病。其发生低纤维蛋白血症是因为死胎的存留，释放组织凝血活酶而引发DIC。

（3）胎盘早期剥离　胎盘早剥是危及母儿生命的产科急症。我国的发生率为0.46%~2.1%。胎盘早剥的原因不明，但多数发生于高血压的患者，因螺旋小动脉痉挛性收缩，蜕膜缺血，缺氧损伤坏死，释放凝血质，胎盘后血肿，消耗纤维蛋白原表现为低纤维蛋白血症，纤维蛋白原<1～1.5g / L，有出血倾向及脏器栓塞。

（4）羊水栓塞　羊水中含有上皮细胞、毳毛、角化物、胎脂、胎粪、黏液等颗粒物质。羊水进入血循环可触发内外源凝血系统，可使血小板聚集破坏，促进凝血，并可激活凝血因子Ⅶ，通过血管内皮表面接触形成内源性凝血活酶，有强烈的促凝作用。羊水中不但含有促凝物质，也含有纤溶激活酶，激活纤溶系统，使纤维蛋白溶酶原转变为纤维蛋白溶酶，使纤维蛋白溶解为纤维蛋白降解物（FDP），同时也可溶解纤维蛋白原。大量消耗凝血因子，尤以血小板和纤维蛋白原消耗得最多。另一方面纤维蛋白溶解，使血液从高凝状态急剧转变为低凝高溶。故羊水栓塞导致DIC，病情凶险，发展迅速，陷入深度休克，甚至数分钟内死亡。

（5）休克　休克晚期，微循环淤血，血流缓慢，血液浓缩，黏滞性增高，红细胞易于聚集，以及严重缺血，缺氧和大量酸性代谢产物的聚积，可使血管内皮细胞受损，激活内源性凝血系统导致DIC。创伤性休克时，损伤组织还可以激活外源性凝血系统。

（6）妊娠期高血压疾病　严重的血管痉挛性收缩，血液浓缩，机体各脏器缺血、缺氧、内皮细胞损伤导致前列环素（prostacyclin，$PGI_{2)}$合成酶减少，血栓素（tromnboxane，$TXA_{2)}$合成酶相对增加，PGI_2 / TXA_2比例下降，胶原增多，从而激活血小板，引发血小板黏附和聚集，释放的二磷酸腺苷（ADP）、5-羟色胺（5-HT）、儿茶酚胺使血小板进一步聚集，血小板减少。故重度妊娠期高血压疾病有激活内源性凝血系统的条件，临床表现有出血症状，呕血、尿血，但经实验室检查并无低纤维蛋白原血症而为溶血性贫血和血小板减少，所以溶血性贫血也并非纤溶亢进所继发，而为妊娠期高血压疾病并发微血管病性溶血，非消耗性凝血病应与DIC相鉴别。溶血性贫血、血小板减少与肝酶增高统称为HELLP综合征。HELLP与DIC是否有因果关系有待进一步观察研究。

（7）妊娠合并重症肝病　当妊娠合并病毒性肝炎、妊娠期高血压疾病肝脏损害、妊娠合并急性脂肪肝等严重肝脏疾患时凝血因子生成障碍，导致和加速DIC的发生和发展。

（8）其他　水泡状胎块和严重的产科失血等也是诱发DIC的因素。

5.病理及病理生理

（1）微血栓形成　微血栓形成是DIC的基本和特异性病理变化。其发生部位广泛，多见于肺、肾、脑、肝、心、肾上腺、胃肠道及皮肤、黏膜等部位。主要为纤维蛋白血栓及纤维蛋白一血小板血栓。

（2）凝血功能异常 ①初发性高凝期：为 DIC 的早期改变。②消耗性低凝期：出血倾向显著，PT 显著延长，血小板及多种凝血因子水平低下。此期持续时间较长，常构成 DIC 的主要临床特点及实验室检查异常。③继发性纤溶亢进期：多出现在 DIC 后期。

（3）微循环障碍 毛细血管微血栓形成、血容量减少、血管舒张功能失调、心功能受损等因素造成微循环障碍。

（二）病情分析

1.产科 DIC I 临床表现

（1）分型与分期 产科并发症所发生的 DIC，因外源性促凝因子进入血循环的量和凝血因子消耗的快慢，临床表现不同，有急性、亚急性和慢性之分。慢性 DIC 临床症状不明显，凝血障碍一过性很快恢复正常，呼吸急促随之消失。过期流产胎死宫内时，凝血因子消耗较慢，临床出血症状较轻，病情发展较缓为亚急性。急性 DIC 多见于羊水栓塞、胎盘早期剥离和妊娠期特发性急性脂肪肝等。

根据 DIC 起病的急缓和病程长短可分为三种类型：

①急性 DIC：数小时至 1～2 天内发病，病情急剧而凶险，多见于羊水栓塞、妊娠合并重症肝炎，重症感染合并败血症等。

②亚急性 DIC：于数日内发病，病情发展略缓，常见于胎盘早期剥离、死胎滞留等。

③慢性 DIC：常见于重度妊娠期高血压疾病。

DIC 的类型并非固定不变，例如重度妊娠期高血压疾病在某些诱因作用下可转变为急性 DIC。

另外，根据DIC发病过程的病理表现又可分为以下三期：

①高凝期：血液凝固性增高，微循环内广泛发生血小板聚集和微血栓形成，没有DIC的典型表现，仅在抽血时发现血液凝固性增高，仅见于慢性或亚急性DIC，急性DIC因时间短、发展快不易被发现。

②消耗性血凝障碍期：循环内广泛凝血，血浆凝血因子Ⅰ、Ⅱ、Ⅴ、Ⅷ、Ⅹ、Ⅺ等和血小板被大量消耗，出现低凝血状态和出血，此时血中促凝物质常未消失，高凝状态未解除，DIC在发展。

③纤溶性血凝障碍：由于血管内凝血，纤溶系统被激活，引起继发性纤维蛋白溶解亢进，纤溶酶不仅裂解纤维蛋白（原），还能破坏血浆中其他凝血因子，使凝血功能障碍进一步加重。

（2）临床表现

①出血：产科DIC以子宫出血最常见，而且常误认为是子宫收缩不良的产后出血，延误抢救时间。子宫出血的特征是阴道持续流血不停，出血量多少不一，无血凝块。严重可伴有皮肤出血斑点，牙龈出血，咯血，呕血，尿血，以及注射针眼和手术切口出血、渗血。

②休克：急性DIC能导致休克，休克的程度与出血量不成比例。由于微血栓阻塞微循环毛细血管网的通路，组织灌流量停止，组织细胞坏死可导致休克，也可出现微循环和体循环分流现象，虽然微循环被血凝块所阻，血液可不经毛细血管经动静脉短路回归静脉，临床表现可有正常的动脉压，实际已有组织细胞灌流量不足，所以休克的程度表现虽有不同，如不及时抢救改善组织细胞的灌流量，疏通微循环，再加上不同程度的继发纤溶出血，最终可导致严重的循环障碍，不可逆休克。故DIC发生休克不一定与出血量呈正相关，休克发生迅速，有休克出现早，且不易恢复的特点。

③脏器栓塞：微血栓可累及一个脏器或多个脏器，微血栓形成的症状，因

阻塞的器官的部位范围不同而有别，肾脏 DIC 的表现为急性肾功能不全、血尿和少尿或无尿。心脏 DIC 的表现为急性心功能不全，有心律不齐，甚至发生心源性休克。肺内 DIC 表现为呼吸困难、肺水肿和肺出血。脑内 DIC 可导致谵妄、惊厥甚至昏迷。肾上腺 DIC 可引致肾上腺皮质坏死出血。脑垂体坏死出血可导致希恩综合征，表现为脱发、闭经、第二性征减退。

④溶血症状：DIC 时毛细血管内有纤维蛋白沉积，血液通过时红细胞受到机械性损害而发生溶血，当大量红细胞破坏时，可出现发热、畏寒、黄疸、血红蛋白尿及进行性贫血，检查末梢血可见红细胞碎片。

2. 实验室检查方法分为三大类：

（1）消耗性凝血障碍的检查

①血小板计数，动态观察更有意义，95％以上患者是进行性减少，多低于 100×10^9 / L（10 万 / mm^3）。

②凝血酶原时间，主要测外源性凝血系统功能，DIC 时因子Ⅱ、Ⅴ、Ⅶ、Ⅹ等被消耗，使凝血酶原时间延长，常>15s 或比正常对照组>3s 以上。

③纤维蛋白原定量，是诊断 DIC 的重要指标，如<1.5g / L（150mg％）有诊断价值。

④全血凝固时间，于高凝阶段明显缩短，随着凝血因子的消耗和纤溶亢进，凝血时间逐渐延长。

⑤白陶土部分凝血活酶时间，主要检查内源性凝血功能，DIC 时因子Ⅷ、Ⅸ、Ⅺ等被消耗减少，本试验比正常对照组>10s 以上。

（2）纤溶亢进的检查

①凝血酶时间，血浆纤维蛋白原明显减少或 FDP 增多时，凝血酶时间延长，比对照组延长 5s 有诊断价值。

②鱼精蛋白副凝集试验（3P 试验），DIC 时形成多量的纤维蛋白单体，并

与FDP结合成可溶性复合物，复合物受鱼精蛋白作用后，可析出纤维蛋白素状物，称为阳性。

③血FDP测定，正常人血液中只含微量的FDP，定量<6μg/dl，如>20μg/dl有诊断价值。

（3）其他检查

①外周血涂片检查，破碎红细胞>2%时有诊断意义。

②血沉测定：妊娠晚期由于纤维蛋白原增加，血沉加快，1h为50mm左右，DIC时处于低纤维蛋白状态，血沉常变慢，1h为10mm左右。

③抗凝血酶含量测定，DIC时血中凝血酶，活化的凝血因子、纤溶酶增加，抗凝血酶能与它们结合形成复合物使其失去活性，因而被大量消耗，使血浆中抗凝血酶浓度下降，正常血浆浓度为0.2mg/ml。

④血小板β血栓球蛋白（β-TG）测定，β-TG是血小板特有的蛋白质，由血小板α颗粒释放，DIC时血浆β-TG增加。

（三）诊断要点

DIC的早期诊断比较困难，须动态观察患者的临床表现及实验室检查结果方能确定诊断。

1.存在易于引起DIC的基础疾病　如羊水栓塞、胎盘早期剥离、死胎、重度妊娠期高血压疾病等。

2.有下列两项以上的临床表现　①多发性出血倾向；②不能以原发病解释的末梢循环衰竭；③多发性微循环栓塞症状及体征，出现肾、脑、肺等功能衰竭；④抗凝治疗有效。

3.实验室检查指标　实验室检查至少有下列三项异常：

（1）血小板<100×10^9/L或进行性下降（但肝病、白血病则要求血小板<50×10^9/L），或有下述二项以上血浆血小板活化产物升高：①血小板β血栓球

蛋白（β-TG）；②PF_4；③TXB_2；④GMP-140（P—选择素）。

（2）血浆纤维蛋白原含量<1.5g/L或进行性下降（但白血病及其他恶性肿瘤<1.8g/L），或>4g / L。

(3)3P试验阳性或血浆FDP>20mg / L（肝病时FDP>60mg/L），或D一二聚体水平升高或阳性。

(4)PT缩短或延长3s以上或动态性变化（肝病时延长5s以上）。

（5）纤溶酶原含量及活性降低。

(6)AT-Ⅲ含量及活性降低。

（7）血浆FⅧC活性<50%（肝病必备）。

疑难病例应有下列一项以上异常：①FⅧ：C降低，vWF：Ag升高，Ⅷ：C / vWF：Ag比值降低；②血浆TAT浓度升高或F_{1+2}水平升高；③血浆纤溶酶与纤溶酶抑制物复合物（PIC）浓度升高；④血（尿）FPA水平增高。

（四）抢救要点

治疗原则应该标本兼顾，因果并治。

1.去除病因　积极治疗原发病，阻断内、外源性促凝物质的来源，是预防和终止DIC的关键。阻断促凝物质进入母体血循环，解除促凝因素的作用，使血管内凝血不再发展，体内凝血过程才能很快恢复正常，故治疗原发病，及时清除宫腔内容物为关键措施，阴道分娩条件不成熟，不能迅速终止妊娠者，可行剖宫产，若产后出血不止应果断行子宫切除术。产科胎盘早剥、胎死宫内、感染性流产、出血性休克等易诱发DIC，故在积极预防原发病的基础上，须加深对易发病的认识。与此同时应注意防治酸中毒，改善缺氧，预防溶血。

2.改善微循环，防治休克　休克是微循环血液灌注量急性锐减，组织缺氧，重要脏器功能障碍而危及生命，休克与DIC又互为因果。休克状态下，网状内皮系统功能受抑制，不能很快地清除促凝物质和纤维蛋白降解产物，同时肝脏功能也低下，不能迅速合成和补充已失去的凝血因子，因此纠正休克也是抢救DIC的关键措施。必须充分供氧、扩张脑血容量、纠正酸中毒及用血管活性药物调节血管紧张度等，有效地控制休克，改善微循环的灌流量，是防治DIC的先决条件。

（1）首先应补充血容量，保持微循环血流通畅。及时足量地补充有效循环血量，是纠正休克引起的组织低灌注和缺氧的关键。要注意补液种类、速度和数量，并在连续观测中心静脉压、动脉压、血压及尿量的基础上，结合病人皮肤温度、颜色、脉率、毛细血管充盈时间等微循环状况判断血容量补充效果。急性休克必须快速进行，使中心静脉压>0.5kPa（5cmH_2O），收缩压>11.97kPa（90mmHg），尿量增加。输液种类可选择全血、血浆、血浆代用品和晶体液。适当补充复方乳酸钠液、全血和葡萄糖酐液，增加血容量可解除小动脉痉挛，降低血液黏稠度和高凝状态，促使凝聚的血小板、红细胞疏散，特别是葡萄糖酐有修复血管内皮细胞的作用，但葡萄糖酐一40分子量4万，虽扩容疏通微循环效果好，但有严重出血倾向时，以选用葡萄糖酐-70为宜。

（2）血管活性药物　多巴胺为最常用的血管活性剂，小剂量时具有强心和扩张内脏血管的作用，一般给予20mg+5%葡萄糖250ml静脉滴注，以20滴/分开始，根据病情调节滴速；为升高血压可将小剂量多巴胺与其他缩血管药合用。

（3）体位　最有利的体位就是头部和躯干抬高20°～30°、下肢抬高15°～20°，以增加回心血量。

（4）吸氧　气管插管、正压高浓度给氧，必要时行气管切开，保证供氧，以减轻重要器官（如心、肺、脑、肾）的缺氧状态。尤其是羊水栓塞早期表现为低氧血症，而低氧血症致羊水栓塞病人50%以上死亡发生于临床症状出现1h内，故纠正低氧血症是抢救成功的关键之一。

（5）在补充血容量的同时也要注意纠正酸中毒和水电解质失衡。避免应用一切促血液凝固的药物。轻度酸中毒可通过补充血容量得到纠正，但严重酸中毒可影响主要脏器的功能，需给予碱性药物治疗。常用5%碳酸氢钠250ml静滴。同时监测血HCO_3^-和CO_2CP。

（6）防治心肾功能衰竭　当心衰时用毛花苷C 0.4mg加入50%葡萄糖20ml静脉注射，2h后可重复使用。在有效循环血量得到补充后，尿量不见增多，可适当给予利尿剂，肾衰时可进行血液透析。

3.肝素的应用　肝素是常用而有效的抗凝剂，作用是阻断凝血过程，防止血小板凝血因子消耗，但对已形成的微血栓无效。产科DIC使用肝素治疗必须慎重，因体内常有较大创面，使用不当反而增加流血。原则上凡有促凝物质入血引起进行性凝血因子消耗者，都可使用肝素。

肝素的抗凝机制，目前认为主要是通过抗凝血酶III与丝氨酸蛋白酶结合使其灭活，凝血因子Ⅱ、Ⅷ、Ⅸ、Ⅹ等被激活后都属于丝氨酸蛋白酶，因此肝素对凝血过程具有广泛抵抗凝作用。肝素注入后10min即显效果，其半衰期为2h，用后4～6h被破坏，因分子量大，不能通过胎盘，故不影响胎儿的凝血功能。

（1）适应证　诊断明确的DIC，病因不能迅速控制时，应立即使用肝素，越早越好，应用在血液呈高凝状态，有下列症状结合化验室检查，在症状出现10min，1 h内用肝素效应最好。

①血小板下降150×10^9/L以下，皮肤出现瘀点或瘀斑。

②血液呈高凝状态，静脉取血血液黏滞，血压下降。

③顽固性休克，休克与失血不成比例。

④血小板和凝血因子，纤维蛋白原迅速下降。

⑤凝血因子消耗引起的持续性出血不止，出血不见凝血块。

（2）禁忌证

①有显著的出血倾向或潜在的出血病。

②结核空洞出血、溃疡病出血，有出血倾向的严重肝病或高血压脑病。

③手术后短期内，或有巨大的出血创面未曾完善止血。分娩及产后 2h、手术前 1～2h 至术后短期内，或有巨大的出血创面未完全止血。

④弥散性血管内凝血已过渡到纤溶亢进阶段。

(3)DIC 抗凝治疗的选择　要根据原发病情、DIC 不同阶段及分娩前后时间进行。结合产科 DIC 多发生于分娩过程，产后有巨大的胎盘剥离面，是否适用肝素，对前述诱发 DIC 的几种产科并发症有以下见解。

①胎盘早期剥离：其主要症状为显性和隐性出血，多发生于高血压产妇，严重病例胎死宫内。通常胎盘早剥发病 6h 以内清除宫腔内容物，往往不会发生 DIC。国内外一致认为在大量输血，输新鲜冷冻血浆可增加凝血因子，提高纤维蛋白原，尽快结束分娩，胎儿、胎盘娩出后，凝血因子可自然恢复正常，无需应用肝素以免加重出血。

②胎死宫内：据报道，胎死宫内滞留子宫 4 周以上，发生低纤维蛋白原血症者几乎占 25%。死胎及过期流产已发生 DIC,可先用小剂量肝素 10mg 在 30min 内滴完，后 10mg 维持 3h，停肝素 4h 后，待纤维蛋白原恢复正常再引产清除胎物。

③感染性流产和流产:感染性流产主要是积极控制感染后清除子宫内胎物。严重宫内感染伴有败血症者须应用肝素治疗。

④休克：产科较多见是出血性休克，一旦发生 DIC 则形成恶性循环，特别是酸中毒抑制心、脑功能和抑制肝素的活性，治疗积极纠酸，补充血容量，输注新鲜冷冻血浆，阻断恶性循环，肝素在酸中毒时需加大量。

⑤羊水栓塞：虽然不常见，但死亡率可高达 80%，主要症状是突然呼吸困难、寒战、休克，出血与休克的程度不成比例。羊水栓塞应尽早用肝素，同时

改善肺血循环，于症状发作后10min内应用肝素效果最好，症状典型可不等实验室结果。如应用肝素后，出血仍不能控制，应切除子宫阻断凝血质的来源抢救患者。

⑥重度子痫前期有DIC及血液高凝状态者可应用肝素25 mg静脉滴注，每6～8h用药1次，若实验室检查有纤溶亢进或已临产则不用肝素，以免出血。

⑦妊娠合并重症肝炎：无产兆和产后24h后并发DIC可以用肝素治疗，如已临产或刚刚分娩之后不能应用肝素。

（4）肝素的用量和用法　一次量可按每公斤体重0.5～1mg计算（1mg相当于125u）。静脉滴注可立即生效，但有效时间短，需持续静脉滴注或每4～6h给药1次，以保持有效的抗凝水平。24h用量可在200mg左右，首次用肝素.50mg加入葡萄糖液100ml，静脉快速滴注后即以100～200mg加入葡萄糖液或等渗生理盐水1000ml内缓慢滴注，维持24h或采用间断静脉滴注。

产科DIC因多发生在分娩过程，在胎儿、胎盘和滞留胎物娩出后，外源性促凝物质清除，凝血现象可自然缓解，故肝素多采取间断滴注，首次剂量宜小，称试探量，目的在于观察病人对药物的反应，一般用25mg，间隔4～6h重复给药，并酌情增减，同时测试管法凝血时间使凝血时间维持在20min左右为宜，若凝血时间延长则需根据延长时间决定延长间隔时间或减量或停用。24h内可用肝素100～150mg左右，但不可一律强求肝素化，若病情显著好转、出血停止、血压稳定、发绀等消失，即可考虑停药，以免肝素过量增加出血。

肝素主要的不良反应是出血。肝素出血的不良反应是因肝素与血小板结合并抑制其功能。肝素没有直接的抗凝血效应，需与抗凝血酶Ⅲ结合发挥抗凝作用，如患者体内原有抗凝血酶Ⅲ水平较低或在DIC病程中明显消耗，则影响肝素的效应，故应补充新鲜冰冻血浆的滴注，其内含AT.Ⅲ量颇丰可与肝素协同作用，如发现所用肝素过量，可用鱼精蛋白对抗，1mg鱼精蛋白静脉注射可对抗 1mg 肝素。

低分子量肝素近年来被认为是高度有效、更为可取的抗凝药物。其抗凝血因子 Xa 作用强，抗凝血因子Ⅱa 作用弱，对血小板的功能影响和血管渗透性增强作用小，比普通肝素不良反应少，血中半衰期长。用量为 75u/(kg·d)，静脉滴注或皮下注射，均可达到有效抗栓浓度，用于Ⅰ临床比较安全，无需进行实验室检查。

4. 抗血小板凝聚药物

（1）葡萄糖酐可降低红细胞和血小板的黏附和凝聚，因其带负电荷。一般用量不要超过 1000ml。

（2）双嘧达莫（潘生丁） 有解血小板凝聚的作用，抑制血小板二酯酶的活性，常用剂量为 200～400mg/d，但抗 DIC 血小板凝聚使用大剂量 600mg 滴注为宜。与阿司匹林合用量可减半。现阿司匹林主张用小剂量，60～80mg/d。

5. 补充凝血因子 消耗性低凝血期是补充凝血因子的适当时机。DIC 时由于大量血小板及凝血因子在微血栓形成过程中被消耗，故应在病因治疗和抗凝治疗的基础上补充适量的血小板及凝血因子，使其恢复或接近正常止血的水平。常用的血液制品有：

（1）新鲜全血 最易获得，可以补充血小板及凝血因子，库存血超过 1 周则不宜用于 DIC 抢救，因血液离体后血小板及凝血因子逐渐减少，血小板寿命为 5 天左右，7 天后大多数凝血因子显著减少或消失，另外红细胞破坏后可释放红细胞素，亦为促凝物质。

（2）新鲜血浆 含血小板及凝血因子与新鲜全血相同，可减少输入容积，并能避免红细胞破坏产生红细胞素等促凝物质入血，是补充血小板及凝血因子较理想的制剂。

（3）纤维蛋白原 当 DIC 出血不止，纤维蛋白原下降至 1.25～1g/L 时，可输注纤维蛋白原，输注纤维蛋白原2g可提高血纤维蛋白原1g／L。若输注凝血酶原复合物以不少于400U为宜，但缺乏Ⅷ因子，有时需加用Ⅷ因子制剂和输注血小板。

（4）输血小板　如血小板降至50×10^9／L，出血明显加剧。可输浓缩血小板，每500ml新鲜血分离出的血小板为IU。

（5）冷沉淀物　内含凝血因子Ⅰ、Ⅴ、Ⅷ、）皿，每单位可增加纤维蛋白原100mg／L，并可提高Ⅷ因子水平。但血制品有传播肝炎、艾滋病的危险，特别是纤维蛋白原制品应予注意。

6.抗纤溶剂的应用　DIC时的纤溶属于继发性纤溶，与微血栓形成同时存在，可去纤维蛋白，是对机体的一种生理性保护反应。因此，不可过早使用纤溶抑制物质，只有当纤溶亢进时方可用药，否则可加重纤维蛋白沉积，甚至造成肾皮质坏死及肺栓塞。抗纤溶剂适用于DIC晚期继发性纤溶期。当继发纤溶亢进已成为出血的主要原因时，可在肝素化的基础上使用抗纤溶药物，优球蛋白溶解<120min可单独使用。临床常用的抗纤溶制剂有以下4种：

（1）抑肽酶（Aprotinin）　是一种天然蛋白水解酶的抑制剂，不仅减低凝血因子的消耗，而且可以预防因凝血和纤溶系统被激活所发生的继发性出血。首次剂量8万～12万U静脉注射，此后1万U／2h，直至出血停止。

（2）氨甲环酸（Tranexamic Acid，AMCA）　氨甲环酸可与纤溶酶原形成一可逆性复合体，从而使纤溶酶原结构发生变化，阻止纤溶酶的形成，大剂量时可直接对抗纤溶酶活性，抑制纤维蛋白和纤维蛋白溶解。对胰蛋白酶和纤溶酶有直接作用，所以其抗纤溶作用，强于6-氨基己酸6～10倍。氨甲环酸常用剂量为0.5～1.0g／次，每日静脉输注2～3次，出血情况好转可改为口服每次0.5～1g，每日3～4次。肾功能不全者，应适当减量。

（3）氨基己酸（Aminocarproic Acid，EACA）　止血作用较氨甲苯酸弱。

初用量 4～6g，加在 50%葡萄糖液和生理盐水 100ml 内，15～30min 内滴完，维持量 1g / h，依病情而定其维持时间，日量不超过 20g 为宜。口服每次 2g，每日 3～4 次。

（4）氨甲苯酸（Paminomethylbenzoic Acid，PAMBA） 抗纤溶效应较 EACA 强 3 倍，毒性较低，不易形成血栓，排泄较慢，用药 24h 内 70%以原有形式从尿内排出，30%无活性代谢产物排出。静脉用量每次 0.1～0.3g 加 50%葡萄糖液或生理盐水 10～20ml 稀释，缓慢静脉推注，然后以 0.1 g 维持，日用量不超过 0.6g。口服每日 3 次，每次 0.25～0.5g。

纤维蛋白溶酶和凝血酶都属于双链丝氨酸蛋白分解酶，两者分别作用于纤维蛋白和纤维蛋白原的特定部位。当凝血因子Ⅻ被激活时，通过内源性凝血系统使血液凝固，又可能通过激肽酶而致纤维蛋白活性增强，凝血酶和溶血酶几乎同时产生，保持平衡状态，但在 DIC 的过程中既有凝血亢进，也有纤溶交错亢进，而失去正常的平衡状态，故在应用肝素抗凝需在 DIC 早期高凝期，不要因有出血而失去控制凝血的良机，切不可使用抗纤溶制剂止血，加重纤维蛋白沉积。临床应注意使用抗凝和抗纤溶药物的时机。

7.肾上腺皮质激素 肾上腺皮质激素有抗炎、抗休克、抗过敏、减低血管渗透性及保护溶酶体等作用，同时又能抑制网状内皮系统，使单核肝巨噬细胞处理已激活的凝血因子能力减低。因此，DIC 使用肾上腺皮激素有利亦有弊，应权衡轻重、酌情使用。用药时剂量不宜过大，以免引起不良反应。

8.其他治疗 包括抗过敏治疗，纠正肺动脉高压及肺血管痉挛，积极处理心、肾等重要器官的衰竭，加强支持疗法及局部止血措施、预防感染。

综上所述，产科 DIC 应以预防为主，应提高高危妊娠、分娩的认识和处理，防止 DIC 的发生。产科 DIC 的特点是发病急，一旦发生 DIC 应积极结束分娩，去除子宫内容物，阻断外源性凝血物质，病情可迅速好转，自然缓解。必要及时不失时机地使用抗凝 剂防止 DIC 的发展。

第七章　产科休克

休克是临床上常见的一种危急重综合征，是机体由于各种严重的致病因素引起的神经一体液因子失调与急性微循环障碍，心排血量降低不能满足机体代谢的需要，导致重要器官广泛细胞缺血、受损为特征的综合征。

产科休克是指产科特有的、与妊娠及分娩直接有关的休克，产科休克的特点是：失血性休克占首位，病灶在生殖器官，发生原因多与胎盘和胎儿有关。是产科临床中一项最突出的紧急情况，常因血液循环总量不足，使组织灌注量急剧减少，引起细胞缺氧和代谢障碍，导致重要脏器如心、肾、肺、脑等受到严重损害而死亡。是威胁孕产妇和围生儿生命的重要原因之一。与发生在非妊娠妇女中的休克相比较，产科休克在病因和处理上的某些独特性是值得注意的。

（一）病因与发病机制

1. 产科休克的分类　休克一般分为 5 类：低血容量休克（包括失血性休克和创伤性休克）、心源性休克、神经源性休克、感染性休克、过敏性休克。所谓产科休克仅指发生于孕产妇特有的休克，系指与妊娠、分娩有直接关系发生的休克。产科休克以失血性休克为主，其次为感染性休克或其他特殊原因所致的休克。故将产科休克分为失血性和非失血性休克两类。

（1）失血性休克：

①妊娠期：宫外妊娠流产或破裂；宫内妊娠：不全流产、过期流产，前置胎盘，胎盘早剥，宫颈妊娠；凝血机制障碍。

②分娩期：外阴、阴道静脉曲张破裂出血，阴道、宫颈、子宫损伤或破裂，宫旁静脉丛破裂，阔韧带血肿，帆状胎盘等出血。

③胎儿娩出后（产后出血）：子宫收缩不良、胎盘滞留或残留、部分植入胎盘。凝血机制障碍。剖宫产术后伤口裂开。

（2）非失血性休克

①麻醉反应：麻醉药过敏，麻醉药过量，腰麻或硬膜外麻醉误入脊髓腔。

②手术操作：胎盘滞留反复挤压子宫致胎盘内翻、手剥离胎盘、刮宫、中期引产宫腔内注液，创伤性休克。

③仰卧位低血压综合征　妊娠足月仰卧位分娩，子宫压迫主动脉，使回心血量减少，可发生休克，国外有文献报道，剖宫产产床以倾斜30度角施术为宜。

④低钠综合征：长期食用低盐或无盐饮食、服利尿剂或中暑脱水，钠丢失。

⑤流产或产褥感染败血症：特别是非法堕胎与旧法接生，易发生革兰阴性细菌感染，内毒素感染症状险恶。感染性休克是产科感染严重的并发症，常见的病原菌有：

a. 厌氧菌：常见的为厌氧乳酸杆菌、类杆菌、消化球菌、消化链球菌、大肠杆菌、产气杆菌、绿脓杆菌和脆弱杆菌，还有破伤风杆菌。

b. 链球菌：革兰阳性菌，分为甲、乙、丙3类，其中乙类溶血性链球菌致病力最强。产生溶血素和多种酶类，易引起感染扩散和败血症，为产科感染的重要菌种。近年来研究乙类链球菌（GBS）在妇女生殖系统中带菌率相当高，可引起孕产妇的感染，包括绒毛膜炎、羊膜炎、败血症、泌尿道感染，以及因之而引起的晚期流产、死胎、胎儿发育不良（IUGR）、早产和胎膜早破等。并证明Ⅰa和Ⅲ型为主要致病血清型，在发达国家中Ⅲ型约占2／3。

e. 葡萄球菌：革兰阳性菌，分为金黄、白色、柠檬色三类，其中金黄色葡萄球菌致病力最强，易引起多发性转移脓肿，易产生抗药性，是妇产科手术感染的重要细菌。尽管有抗生素控制感染，但细菌抗药和菌群变异仍应重视。

⑥栓塞：羊水栓塞、血栓栓塞、空气栓塞多经子宫血窦致静脉栓塞、肺动脉高压，若栓子小也可通过肺毛细血管至肺静脉发生脑栓塞。弥散性血管内凝血。

2.产科休克的特点 产科休克与各科的休克历程大体相似，但又有其特殊性，无论何种原因引起的休克，均容易诱发DIC，因其具有下列特殊因素：

（1）晚期妊娠子宫压迫下腔静脉，回心血量减少，下肢静脉淤血，血液流速缓慢易诱发血栓。

（2）子宫静脉系统扩张，血窦开放易发生羊水栓塞和空气栓塞。

（3）妊娠期子宫压迫输尿管，输尿管扩张，尿潴留，容易发生泌尿系统感染。产后或流产后胎盘剥离面，是细菌最好的培养基，所以易患子宫内膜炎，宫内感染。

（4）胎儿及其附属物，因病理情况，坏死退行性变，可产生外源性凝血质，激活凝血系统。

（5）正常孕妇为适应分娩期出血、生理的需要，Ⅰ、Ⅶ、Ⅷ、Ⅸ、Ⅹ凝血因子增加，血凝亢进。

3.休克的分期与发病机制（phases and mechanisms of shock）

（1）缺血性缺氧期（ischemic anoxia phase）（休克早期、代偿期）。

①微循环变化特点：在休克早期全身小血管，包括小动脉、微动脉、后微动脉、毛细血管前括约肌、微静脉、小静脉都持续收缩，总外周阻力升高。其中毛细血管前阻力（由微动脉、后微动脉、毛细血管前括约肌组成）增加显著，使大量毛细血管网关闭，以致微循环灌流量明显减少，微循环处于少灌少流、灌少于流的状态。同时，血液流经直接通路或经开放的动-静脉吻合支迅速流入微静脉，加重组织的缺血缺氧，故该期称缺血性缺氧期（ischemicanoxia phase）

②微循环变化的机制：目前认为，交感一肾上腺髓质系统兴奋、儿茶酚胺释放量增加是休克早期器官血流动力学和微循环变化的基本机制。不同的病因可通过不同的机制兴奋交感一肾上腺髓质系统。例如，低血容量性休克、心源性休克由于血压降低，减压反射抑制，引起心血管运动中枢及交感性肾上腺髓

质兴奋；感染性休克内毒素具有拟交感作用；烧伤、创伤时疼痛能直接兴奋交感神经。儿茶酚胺大量释放，既刺激α受体，造成皮肤、内脏血管明显收缩，又刺激β受体，引起动静脉短路开放，使微循环血液灌流量锐减。

除儿茶酚胺外，还有其他一些缩血管物质参与休克早期微循环的变化，如血管紧张素Ⅱ、血栓素 A_2 等。

③微循环变化的代偿意义：此期为代偿期（compensation stage），代偿意义表现在以下几个方面：

a.有利于维持动脉血压

回心血量增加：儿茶酚胺等缩血管物质大量释放，使微静脉、小静脉等容量血管收缩，迅速而短暂地增加回心血量，以利于维持动脉血压，这种代偿机制起到“自身输血”的作用.是休克时增加回心血量的“第一道防线”。由于毛细血管前阻力比后阻力增加显著，使毛细血管内压降低，因而就有较多的组织问液进入毛细血管，致使回心血量增加，起到“自身输液”的作用，这是休克时增加回心血量的“第二道防线”。通过这一途径增加回心血量虽然比较缓慢，但其增加量较为可观。研究表明，中度失血性休克的病人，其组织间液回流量可达 50～120ml / h。

心排血量增加：除心源性休克外，休克早期，心肌一般未发生明显损伤，因此在交感兴奋和儿茶酚胺释放量增加时，心率加快，心肌收缩力增强，加之回心血量增加，结果是心排血量增加。

外周血管阻力升高：休克早期，由于大量缩血管物质的作用使总外周阻力升高。

上述环节的变化均有利于动脉 m 压的调节、维持，因此休克早期病人的血压无明显降低。

b.有利于心脑血液供应：由于不同器官对儿茶酚胺的反应性不同，皮肤、腹腔内脏和骨骼肌的血管 a 受体密度高，对儿茶酚胺的敏感性高，因而明显收缩，血流量减少。同时，冠状动脉由于局部代谢产物的作用，脑血管因交感缩血管纤维分布少，α 受体密度低，两者血流量均无明显改变。机体的这种血液重分布在全身循环血量减少的条件下，有利于保证重要生命器官心、脑的血液优先供应。

此期是抢救的最好时期，如能及时采取输血、输液等措施，则休克可停止发展，逐渐恢复。但由于此期血压不降，窬易麻痹，如得不到有效治疗，则很快发展进入休克期。

（2）淤血性缺氧期（stagnantanoxia phase）（休克期、失代偿期）

①微循环变化的特点：微动脉、后微动脉、毛细血管前括约肌扩张，微静脉持续收缩，致使毛细血管前阻力小于后阻力，毛细血管开放数目增多，微循环灌而少流，灌大于流，血液淤滞。同时，毛细血管内压显著升高，微血管壁通透性升高，血浆外渗，血液浓缩，黏滞性升高，血流速度缓慢，组织缺氧加剧。故此期称为淤血性缺氧期（stagnantanoxia phase）。

②微循环变化的机制

a. 乳酸酸中毒：在休克早期，由于微动脉、后微动脉、毛细血管前括约肌强烈收缩，致使组织微循环持续缺血缺氧，因此这些部位细胞无氧酵解增强，乳酸大量堆积，引起代谢性酸中毒。在酸性环境中，微动脉、后微动脉和毛细血管前括约肌的耐受性较差，对儿茶酚胺的反应性降低，以致收缩逐渐减弱，甚或扩张。与前阻力血管的变化相比，微静脉在酸性环境中的耐受性较强，因而继续收缩，于是毛细血管网大量开放，血液淤滞在微循环中。

b. 内毒素：除感染性休克外，其他类型休克患者肠道细菌产生的内毒素可通过缺血的肠黏膜而被吸收入血。内毒素通过激活激肽系统，间接引起血管扩张、血管壁通透性增高；同时，内毒素又能激活补体系统，促使肥大细胞、血小板、白细胞等释放组胺，促进微循环淤血的发生。

c.血液流变学（hemorheology）的改变：休克期白细胞贴壁，黏附于内皮细胞上，加大了毛细血管的后阻力，同时，红细胞发生聚集，血小板黏附聚集，加之血浆外渗，血液黏滞性增加，都造成微循环血流缓慢，泥化、淤滞，使毛细血管后阻力明显增加，加剧微循环的淤血状态。

③休克期变化对机体的影响：休克期属于失代偿期，酸中毒可导致微循环淤血，而微循环淤血又可加重酸中毒，两者互为因果，形成恶性循环，大量血液淤滞在内脏器官，回心血量减少，自身输血停止。由于毛细血管前阻力大于后阻力，血管内流体静压升高，血管壁通透性增加，自身输液也停止，血浆外渗到组织间隙，有效循环血量锐减，心排血量和血压进行性下降，组织缺氧加剧，休克恶化。

休克期微循环的变化仍然处于“可逆性”阶段，只要得到及时正确的救治，病人仍可康复。否则，病情进一步恶化进入休克晚期。

（3）休克晚期（later phase）（休克衰竭期、休克难治期）

①微循环变化的特点：此期随着缺氧和酸中毒的进一步加重，微血管麻痹、扩张，对血管活性物质失去反应，微循环处于不灌不流的状态，故此期又称为微循环衰竭期。因血流缓慢，血液浓缩，黏滞度高，容易发生DIC。

②休克晚期合并DIC的机制

a.休克晚期由于血液进一步浓缩，血液黏滞性升高，红细胞聚集，血液处于高凝状态，加之血流速度缓慢，极易导致DIC。

b.缺氧、酸中毒和内毒素都可使血管内皮细胞损伤，通过激活Ⅻ因子，启动内源性凝血系统导致DIC的发生。

c.烧伤、创伤等原因引起的休克，由于组织受损释放出大量组织因子，可激活外源性凝血系统导致DIC。

d.异型输血等情况所致的休克中，红细胞大量破坏，释放出磷脂和ADP，促进凝血过程。

e.休克时，体内生成大量促凝物质，如血小板活化因子、TXA_2等，可促进血小板和红细胞聚集，加速DIC形成。

应当指出，并不是所有休克患者都会发生DIC，而且不同休克患者和休克患者的不同脏器中，DIC的形成早晚会不同，因为DIC发生与否及其发生早晚与致休克动因直接相关，但DIC一旦发生，必将进一步加重休克的病情，使其进入难治阶段。

③休克合并DIC对机体的影响

a.微血栓形成阻塞微循环通道，进一步减少回心血量。

b.DIC时由于大量凝血因子的消耗及继发性纤溶亢进，患者易发生出血，使血容量减少，加重微循环障碍。

c.凝血和纤溶过程的某些产物如纤维蛋白降解产物和某些补体成分，增加了血管通透性，加重了微血管舒缩功能紊乱。

d.器官栓塞、梗死，加重了器官功能障碍，甚至发生多器官功能衰竭。

4.细胞代谢改变及器官功能障碍（metabolic alterations of cell and disfunction of organ）

休克时，细胞既可因微循环障碍引起继发性损伤，也可由休克动因如内毒素作用造成原发性损伤，从而使细胞代谢、结构发生障碍。

（1）细胞代谢障碍（metabolic alter-ations of cell）

①能量代谢障碍：严重的组织缺氧，致使细胞的有氧氧化受到抑制，无氧酵解增强，ATP生成显著减少，并因此影响蛋白质的合成，从而影响一系列代谢活动。ATP含量的减少使细胞膜上Na^+，K^+泵转运失灵，钠进入细胞内，钾则外溢，导致血钠降低，血钾增高。

②酸中毒：休克时，糖酵解加强，乳酸堆积是造成局部酸中毒的主要原因，同时肝脏摄取乳酸进行代谢的能力降低，以及微循环障碍不能及时清除酸性产物，也加剧了酸中毒。

（2）细胞结构的损伤（injure of cell structure）

①细胞膜损伤：休克时，在缺氧、酸中毒、ATP 减少及溶酶体酶释放等因素作用下，细胞膜最先受损，其表现为通透性增加、细胞内外离子分布异常，细胞膜上离子泵功能也发生障碍，水、钠内流，造成细胞水肿。

②线粒体损伤：休克过程中，细胞内线粒体肿胀，嵴消失，造成氧化磷酸化障碍，能量生成进一步减少。

③溶酶体损伤：溶酶体膜在缺氧、酸中毒时稳定性降低，膜破裂释放出溶酶体酶，其主要危害是引起细胞自溶，组织损伤，并可产生心肌抑制因子等毒性多肽，加重休克的病理过程。

（3）重要器官的变化（alterations of major organ）

①心泵功能的变化：除心源性休克伴有原发性心泵功能障碍外，在其他类型休克的早期，由于冠状动脉本身的特点及机体的代偿作用，心泵功能一般无明显变化。但是，随着休克过程的发展，将会出现不同程度的心泵功能障碍，甚至发生心力衰竭，而且休克持续时间愈长，心力衰竭往往愈严重。在休克过程中心功能障碍的机制为：

a.动脉血压降低和心率加快所引起的心室舒张期缩短，使冠状动脉血流量减少，心肌供血不足。

b.交感－肾上腺髓质系统兴奋引起的心率加快和心肌收缩力加强，使心肌耗氧量增加，加重心肌缺氧。

c.酸中毒及继发的高钾血症，通过影响心肌兴奋一收缩耦联过程，使心肌收缩力减弱。心肌内 DIC 加重心肌组织微循环障碍。

d. 内毒素、心肌抑制因子等多种毒性因子抑制心功能。

②脑功能的变化：在休克早期，血液重新分布使脑血流量基本正常，但由于交感神经兴奋，患者表现为烦躁不安。随着休克的发展，血压的进行性下降，脑内 DIC 形成，患者可因脑血流量减少而出现神志淡漠、反应迟钝，嗜睡，甚至昏迷。严重者由于脑能量代谢障碍，可出现脑水肿和颅内高压。

③肾功能的变化：休克早期，由于肾血管收缩，肾血流量减少，肾小球滤过率降低，可发生功能性肾功能衰竭（functional renal failure），不伴有肾小管坏死，表现为少尿、无尿，氮质血症等。休克后期，肾小管持续缺血、缺氧而发生坏死，肾小球、肾间质毛细血管中由于微血栓形成而滤过功能严重障碍，从而发生器质性肾功能衰竭（parenchymal renal failure），出现严重的内环境紊乱，使休克进一步恶化。

④肺呼吸功能的变化：在休克早期，休克动因通过延髓血管运动中枢间接兴奋呼吸中枢，使呼吸增强，甚至通气过度，从而引起低碳酸血症和呼吸性碱中毒。如果休克持续较久，病人肺组织可出现水肿、出血、充血、血栓形成、肺不张以及肺泡内透明膜形成等病理变化，具有这些特征的肺称为休克肺（shock lung），属于急性呼吸窘迫综合征（acute respiratory distress syndrome，ARDS）。上述休克肺的病理改变可影响肺的通气功能，妨碍气体弥散，改变部分肺泡通气和血流比例，引起进行性低氧血症和呼吸困难，从而导致呼吸衰竭甚至死亡。

⑤多器官功能衰竭：多器官功能衰竭（muhiple organ failure，MOF）是指在严重感染、失血、创伤或休克过程中，在短时间内出现两个或两个以上的重要器官功能衰竭。休克晚期常并发 MOP。MOP 是休克致死的重要原因，而且衰竭的器官越多，死亡率也越高。

（二）病情分析

1.休克的临床分期　根据发生休克的原因和个人体质的耐受性，休克的程度轻重有所不同，但按微循环病理变化的分期，其表现还是共同的。

（1）休克代偿期　亦称休克前期，此期症状如不细心观察常被忽略，因为在失血性休克，其失血量尚未超过机体血容量[体重（kg）×7%～8%]的20%，病人的血流动力和神经系统的代偿作用，维持血压正常或稍高。中枢神经和交感神经系统兴奋性增加，表现为面色苍白，精神紧张，烦躁或恶心，心率加速，脉压缩小。尿量正常或减少，此期如占据静脉补充晶体液，休克可以很快纠正。若不处理或处理不当给血管收缩药，则病情发展，进入抑制期。

（2）休克抑制期、病人表情淡漠、反应迟钝，口唇肢端发绀，出冷汗，脉搏细速，脉压更低。严重时神志不清或昏迷，全身皮肤黏膜明显缺氧发绀，肢端凉，脉搏细弱甚至不能清楚触及，血压下降甚至为0，少尿或无尿。

（3）休克晚期休克期症状进一步加重，可出现DIC的表现，如皮下出血，凝血实验室检查异常等，和重要脏器功能衰竭的表现。CO_2结合力降低，酸中毒。皮肤、黏膜出现出血点或消化道出血，表示病情已发展到弥散性血管内凝血阶段，若积极治疗仍无进步，可继发呼吸困难，若动脉血压氧分压降至8kPa（60mmHg）以下，虽加压给氧症状不能改善，氧分压不能提高，提示ARDS以及其他脏器损伤。

2.休克的临床监测　对休克病人加强监测，可以判断病情的变化，指导治疗。

（1）临床一般监测

①神志表情：反映脑组织血液灌流情况，病人神志不清，表情淡漠或烦躁不安，甚至头晕眼花，卧位改为坐位时意识不清，示血液灌流量不足，经补充血容量，病人神志清楚，反应良好，表示循环血量已改善。

②肢端温度、皮肤色泽：反映体表灌流的情况。休克时，四肢皮肤、面色

苍白、湿凉，指压指甲或口唇时颜色变白，松指时恢复红润缓慢、色淡。灌流量改善，四肢温暖，皮肤干燥，指压指甲、口唇，暂时苍白，松压后即刻转红润，示休克好转。

③血压：休克代偿期，儿茶酚胺分泌，血管收缩，血压维持正常或稍高，应继续严密监测血压。血压下降进入抑制期，收缩压<12kPa(90mmHg)、舒张压<9.33kPa(70mmHg)、脉压≤2.67kPa，为休克存在的指标。血压上升，脉压增大，表示循环血量改善休克好转。

④脉率：脉搏变弱，脉率加速，常表现在 m 压降低之前，若脉搏由弱变强，脉率减速，四肢温暖，血压仍低，表示休克有所好转。故以脉率 / 收缩压（以 mmHg 计算）的比值来判定有无休克及休克的程度，与失血量的估计，其比值称为休克指数。指数为 0.5，表示无休克；比值 1.0，失血量 10%～30%，1.5，失血量 30%～50%，表示已存在休克：2 以上为严重休克，血容量丧失 50%以上。

⑤尿量：肾脏是反映生命灌流量不足的最敏感器官，每小时排尿量为客观指标。故休克期应注意观察尿量和尿比重，每小时尿量<25ml，24h 尿量<600ml，尿比重>1.015 表示。肾脏灌流量不足；若血压回升至正常，尿量仍少、比重<1.015 则可能发生急性肾功能衰竭。尿量恢复至每小时 30ml 以上表示休克已纠正。

（2）特殊监测　严重休克，低血容量和感染性休克，经久不能改善，为了进一步了解病情和血液缺氧、酸中毒情况，需进行血流动力学和血气分析等，指导治疗。

①中心静脉压：中心静脉压的变化比动脉压的变化为早，静脉为容纳血管系统，可容纳全身血液的 55%～60%。中心静脉压的正常值为 0.49～0.98kPa($5～10cmH_2O$)。在低血压情况下，中心静脉压低于 0.49kPa（$5cmH_2O$）

时表示血容量不足；高于 1.47kPa（15cmH_2O）时，提示心功能不全、静脉血管丛过度收缩或肺循环阻力增加；高于 1.96kPa（20cmH_2O）时，则表示有充血性心力衰竭，动态观察比单纯一次观察准确。但中心静脉压只反映右心房、右心室的压力，不能直接反映肺静脉、左心房和左心室的压力。

②血流动力学的监测

a.有创心血管功能监测：Swan-Gans 肺动脉漂浮导管法：将导管从肘静脉，插入上腔静脉后，将气囊充气，使其随血流经右心房、右心室而进入肺动脉，测定肺动脉和肺毛细血管楔压（PCWP），可了解肺静脉、左心房和左心室舒张末期的压力及其容量前负荷（preload），以此反映肺循环的阻力情况。肺动脉压的正常值为 1.3～2.9kPa(10~22mmHg)。肺动脉楔压的正常值为 0.8～2.01kPa(6~15mmHg)，增高表示肺循环阻力增加，肺水肿时，肺动脉楔压超过 2~4kPa，中心静脉并无增高，故预防肺水肿，了解 PCWP 优于中心静脉压，避免输液过多。失血性休克和感染性休克，毛细血管通透性增加，胶体渗压（COP）下降。Beneditti 在监测 PCWP 的同时测 COP，正常情况 COP 3.06kPa（23mmHg）高于 PCWP 正常高限值 2.0kPa，两者的定向变换率应>1.07kPa。一旦 PCWP 上升，COP 下降，两者的变换率<0.53kPa（4mmHg）亦可发生肺水肿，故监测 PCWP 的临床意义较中心静脉压更为准确，同时还可以测出心排量和总外周阻力，算出心排血指数，心排血指数的正常值为 3.20±0.20L / (min·m^2)。但导管应用有一定的并发症，技术上要求也高，导管留置在肺内的时间不能超过 72h，不宜动态观察，故仅能在有条件的医院，抢救急重病人必要时应用。

b.无创心功能监测：无创心功能检测方法，现今采用的有胸腔电阻抗血流图、超声心动多普勒和核素等，需特殊仪器。

C.动脉血气分析：动脉血氧分压（PaO_2）正常值为 10～1 3.3kPa(75～100mmHg)，动脉血二氧化碳分压（PaCO_2）正常值为 5.33kPa(40mmHg)，动脉血。

pH 正常值为 7.35～7.45。休克时，如病人原无肺部疾患，由于常有过度换气。$PaCO_2$一般均较低或在正常范围内。如超过 5.9~6.6kPa / 45～50mmHg）而通气良好时，常是严重肺功能不良的表现。若 PaO_2低于 8.01kPa(60mmHg)，吸入纯氧后仍无明显降低，则为呼吸困难综合征的信号。通过血气分析还可以了解，休克代谢酸中毒的变化。

d.动脉血乳酸盐测定：正常值为 1～2mmol / L。一般休克时间持续的长短与血液灌流量，乳酸盐浓度呈正相关。乳酸盐浓度持续升高，表示病情严重，预后不佳。乳酸盐浓度超过 8mmol / L 者，死亡率几乎达 100%。

e.弥散性血管内凝血实验：休克病人常伴发有弥散性血管内凝血，遇有出血倾向，血液稀薄无凝血块，疑为 DIC 可作三项筛选试验：血小板计数<100×10^9 / L，纤维蛋白原<1.5g / L，凝血酶原时间>15s，或较正常对照值>3s。

（四）诊断要点

失血性休克和感染性休克，一般诊断不难，有出血和感染史。重要的是早期诊断。过去对休克的诊断，主要依据血压降低的指标，实际血压降低才诊断，已失去良好的治疗机会，休克已是失代偿的表现，进入抑制期。因为血压=心排出量×总外周阻力，失血和高热失水后，早期心排量虽有所下降，但小动脉收缩加强，总外周阻力升高，血压并无下降的表现，因此血液灌流量下降先于血压下降，故临床见到短期内大量失血、失液、创伤和持续高热，均应考虑到有发生休克的可能。

1.早期诊断　生命指标血压、脉搏的观察固然重要，但组织灌流量不足的临床全面观察有助于休克代偿期的早期诊断。

2.休克　抑制期血压下降至 12kPa（90mmHg）以下，脉搏细弱，口干渴难忍，神志淡漠，反应迟钝，出冷汗，四肢肢端发凉，尿少（不足 30ml / h），应意识到休克已由前述的代偿期转入失代偿期。

3.休克衰竭期　产科常见的低血容量，失血性休克和感染性休克，未获适当和及时地处理，存在着全身损害因素：有效循环量过低时可使全身组织器官缺血、缺氧。心脏排出量减少，冠状动脉缺血，血压降低，急性心衰。肾缺血、可引致肾小球滤过率降低，甚至肾小管坏死，急性肾功能衰竭，血肌酐>178.6 μmol／L(2mg／dl)，24h 尿量<400ml 或尿量多。肝脏缺血，可使肝脏的代谢功能降低，甚至引起急性肝功能衰竭，血胆红素>30 μmol／L(2mg／dl)，持续 5 天，天门冬氨酸氨基转移酶高于正常值 2 倍，以至肝细胞坏死。胃肠缺血、肠黏膜损伤，消化道出血，穿孔，便血，应激性溃疡。各种脓毒血症感染、有细菌毒素，免疫复合体，炎症介质等随血液周流全身，损害组织器官，使血管内皮受损，血管的通透性增加，内皮粗糙，血小板黏附形成微栓，如发生在肺部则可发生呼吸困难综合征，甚至发展为弥散性血管内凝血。中枢神经系统缺血，缺氧受损，表现感觉迟钝甚至意识不清昏迷。所以休克不但可以一个脏器衰竭，还会影响其他器官功能障碍，相互影响形成连锁反应，器官障碍可序贯发生。但临床器官衰竭出现的先后，轻重也有差异，低血容量失血性休克常是肾功能降低先出现。感染造成脓毒血症、败血症时，常是心、肺、脑功能障碍先出现。一般某器官发生功能障碍时，开始较轻，如肾功能障碍，首先表现为尿少，血生化检查未必有明显异常，未经注意忽略治疗，功能继续降低恶化，若发生急性肾小管坏死，则会有血尿素氮，肌酐水平升高，水电解质、酸碱失衡而影响心、肺、脑、肝等器官发生功能障碍，继而发生多系统器官衰竭（MSOF）。MSOF 主要是指在急重症中出现的各种器官功能障碍，强调发病的序贯性，争取积极制止其发展恶化，以挽救病人的生命。但当病情发展到极其严重时，多个器官可同时发生衰竭，也有些病人因平素体质欠佳，或有慢性肝、肾疾病等，在尚未弄清哪个器官首先衰竭即迅速发展为急性 MSOF，从而造成不可逆性的休克，据文献报道 3 个器官发生衰竭者死亡率达 80%，4 个器官衰竭者几无幸存。

4. 鉴别诊断

（1）晕厥是指脑血流供应不足引起的短暂的意识丧失，主要是迷走神经兴奋导致心率变慢、血管扩张、血压下降而引起的一过性脑缺血。一般在平卧或采取头低足高位即可恢复。

（2）仰卧位低血压休克和脊髓麻醉神经源性休克　此两种情况有人认为不能称之为休克，只能算低血压，因为微循环灌流并无明显改变。本文将两种情况列为非出血性休克，是因为妊娠子宫影响体位和脊柱的弯曲度有其特殊性，若处理不及时，将导致循环障碍。

（四）抢救要点

引起各种休克的原因虽有不同，但都存在相对和绝对的有效循环量不足。微循环的病理生理变化，随着休克的进程而有不同的障碍，所以对休克的治疗原则应尽早除去导致休克的原因、补充血容量、纠正微循环障碍、增进心功能、恢复正常机体代谢、根据休克不同分期给以相应治疗。

1. 一般治疗

（1）身心治疗　稳定病人情绪，减少病人痛苦和外界不良的精神刺激，当病人出现烦躁不安时，可肌注哌替啶 50～100mg 或地西泮 10mg，以减少耗氧量。

（2）卧位　过去多采取头低脚高位，旨在改善大脑供血，但头低位时横膈位置相应升高，影响肺底部肺泡的扩张，影响气体交换，故以平卧位为佳。

（3）保持呼吸道通畅　氧气吸入，改善缺氧情况，尽可能减少肺泡内渗液，反复吸分泌液和痰。吸管用水润滑优于用油，因油进入肺内可引起油脂性肺炎，有条件的医院，正压给氧，促不张的肺泡扩张，以达血氧饱和。

（4）保温　休克伴体温低下者，应注意保暖，但最好不用热水袋提高体表温度，因皮肤温度降低是机体自身保护反应，保持重要器官供血。休克伴体温>39℃者，应予降温，冷敷或酒精擦浴减少耗氧量，降至 38℃以下即可。不宜用药物降温，使之出汗过多加重休克。

2.除去病因　治疗各种休克，主要应去除病因。产科失血性休克首先要查明原因，失血来源，确与妊娠、分娩有关，应标本兼治.在积极治疗休克的同时做好分娩和手术前的准备，不失时机地结束妊娠分娩。特别对手术指征明确的，病情危重者，如子宫破裂、输卵管妊娠破裂、重度胎盘早期剥离、前置胎盘出血等，更应分秒必争抢救休克和处理病灶止血。感染性流产或宫内感染应积极控制感染清除病灶。

3.补充血容量　早期代偿性休克，血容量减少，组织灌流量减少，由于儿茶酚胺分泌，使血管收缩，血管总外周阻力增加，以维持血压不下降（正常或稍高）。此期及时补充血容量，解除血管收缩，有效循环量增加，病人好转。如未识别早期休克，不补充血容量，失去治疗时机，维持血压的机制失代偿，血压下降至休克抑制期，此时切不能因血压下降而输血管收缩药致使血管继续收缩，将加重休克。血管持续收缩，使毛细血管持久缺血，仍得不到适时地补充血容量，继续延误病情，则微循环转入淤血期。毛细血管网血液淤滞缺氧，导致代谢性酸中毒，继而导致血管内皮细胞受损，血小板凝聚并发 DIC 或细胞溶酶体破裂入血循环，可引起细胞坏死，产生肿瘤坏死因子（TNF）和心肌抑制因子（MDF）进入休克衰竭期，以致多脏器损伤，发展为难治性重度休克，过去称之为不可逆性的休克。故治疗休克补充血容量是关键。

补液的种类及其适应症：

（1）全血失血是输血的主要适应血证，人体的总血量为体重的 7%～8%，一次失血在 500ml 以内或总血量的 10%以内，可由组织间液进入血循环而得到代偿；失血超过总血量的 100%未达 20%，在输入生理盐水或平衡液的同时应备血输血或输胶体液；超过 1000ml 时的大量出血应及时输血，因失血 30%以上休克指数〉1（脉率 / 收缩压）可以发生重度休克。全血对失血性和创伤性休克最有效，除扩容外还可以增加带氧效应及补充凝血因子，并对严重感染提供抗体、补体等，增强抗感染能力。输血量根据失血量而定，原则上补充量相当于丢失量，重度失血性休克，补液量应两倍于失血量。近年来认为失血性休克，于失血的同时细胞外液也有一定程度的减少，故在抢救失血性休克时输部分晶体液，特别是平衡液比单纯输全血还好，使急性肾衰率有所下降，在紧急情况下，可先输平衡液500ml等待配血，并可节约用血。

（2）晶体液　平衡液（林格液470ml+11.2%乳酸钠27ml）自配，市售复方乳酸钠液，适用于早期休克补充血容量为首选。生理盐水含氯量比正常血浆高50%，大量输入可造成高氯血症，加重休克时酸中毒。碱性溶液，碳酸氢钠用于中重度休克，当血压测不到或血压10.7/6.6kPa持续2h或测定二氧化碳结合力低于正常，应输注5%碳酸氢钠，若输注250ml，可扩容4倍至1000ml。

（3）胶体液（血浆增量剂）　常用的有葡萄糖酐和羧甲淀粉。

①葡萄糖酐一70：平均分子量75 000，胶体渗压高，能从组织中吸收水分保持于循环内，因而增加血容量的作用，扩容时间长，适用于出血性休克。用量24h不宜超过1000～1500ml，输注葡萄糖酐一70时，偶可出现过敏反应甚至休克，应予注意。

②葡萄糖酐一40：平均分子量为40 000左右，扩容时间短，增加血容量作用仅1.5h。葡萄糖酐-40有渗透性利尿作用，注入后3h自肾脏排出50%。常用6%溶液，主要作用可降低血液黏稠度和减少红细胞和血小板凝聚作用，因而可以疏通微循环，改善微循环和组织灌流量。但葡萄糖酐一40可进入肾小管细胞致严重肿胀，引起急性肾小管闭塞故少尿病人用量应慎重。

③羟乙基淀粉：由玉米淀粉制成，6%羟乙基淀粉输入体内，扩容时间长，在血中4h存留率为80%，24h为60%，24h后血中浓度逐渐降低，并很快从小便排出。此淀粉无毒性、无抗原性和过敏性反应，对凝血无影响。近年来应用

较多的是6%羟乙基淀粉的电解质平衡羧甲淀粉，其电解质与血浆相近，含有钠、钾、氯和镁离子，并含有碳酸氢根，能提供碱储备，是一种较好的血浆增量剂。它不仅具有补充血容量，维持胶体渗压的作用，尚能补充功能性细胞外液的电解质成分，预防及纠正大量失血和防治酸中毒，效果优于短基淀粉氯化钠羧甲淀粉。

④葡萄糖溶液：休克期输葡萄糖溶液无益，在代偿期因儿茶酚胺分泌增加，可使肝糖原分解而产生高血糖，在缺氧的情况下对糖的氧化能量降低，再输入大量葡萄糖液使糖氧化不全产生酮体。而且糖被利用后仅剩下水无扩容作用，故葡萄糖液适用于血容量已补足，抢救休克的后期。

综上所述，抗休克根据休克程度的演变，扩容的顺序：先输平衡液、尽早输血、继而输注血浆增量剂、50%碳酸氢钠溶液、最后待微循环已改善输注10%葡萄糖液，患者神志、面色、皮肤温度色泽明显好转、血压正常、脉压增大、尿量每小时≥30ml可认为血量已补足。

4.血管活性药物的选用

（1）血管收缩药主要为兴奋α受体，使周围血管收缩，增加回心血量。增加心肌的收缩力，使动脉压上升。适用于失血性休克，活动性出血已控制，血容量已补足而血压过低，不能维持脑、心、肺、肾的供血，可用血管收缩药提升血压，缓解重要脏器低灌流状态。

①去甲肾上腺素（noradrenMine）：因其以兴奋α受体为主兼有轻度兴奋β受体的血管收缩药，临床上主要用其升高血压，静脉滴注用于各种休克，但有活动性出血不宜用，为了维持重要器官供血，但时间不可过长，否则血管持久收缩加重组织缺氧。

用法：1～2mg加入生理盐水或5%葡萄糖液100ml，静脉滴注，滴速根据情况调节，待血压恢复所需水平逐渐减速，维持血压于正常水平。严防药液漏出血管外，以免组织发生坏死。

②间羟胺（Metaramino）或称阿拉明（Aramine）：间接兴奋α与β受体，以兴奋α受体为主。代替神经末梢储存型的去甲肾上腺素，使去甲肾上腺素释放而起作用。与去甲肾上腺素比较，对阻力性血管的收缩作用仅为去甲肾上腺素的1/12，对容量血管的收缩作用为其1/24。作用慢而持久，维持血压较去甲肾上腺素平稳，可肌内和静脉注射。可同时增加心排量和外周血管阻力。

用法：肌内注射一次量2～10mg，作用注射5min后血压升高，可维持1.5～4h，剂量视病情而定。静脉滴注10～20mg加5%葡萄糖或生理盐水100ml。滴速每分钟20～30滴，可从小剂量开始，滴注1～2min即可生效，滴速和剂量随血压上升情况而定，适用于各种休克及手术时低血压。

③多巴胺（dopamine）：具有β受体兴奋作用，也有一定α受体兴奋作用。能增强心肌收缩力，增加心排量，轻微加快心率，埘周围血管有轻度收缩作用，升高动脉压，使内脏血管扩张，增加血流量，增加肾小球滤过率。改善微循环，使尿量明显增加，适用于各种休克，特别对肾功能不全低排高阻休克更有效应，可以作为各种休克的首选药物。

用法：20mg加入5%葡萄糖液200～300nd静脉滴注，开始每分钟20滴左右（相当每分钟75～100μg）以后可根据血压情况，加快速度或加大浓度。最大剂量为每分钟500μg。

（2）血管扩张药 补充血容量后血压仍未见好转，而且出现交感神经兴奋体征，如皮肤面色苍白、四肢厥冷、脉压低、无尿。重度休克，微循环淤血期，导致心力衰竭，肺动脉高压低排高阻型以及严重青紫的重症败血症休克时选用。

①异丙肾上腺素 （Isoprenalin）：为β受体兴奋剂，作用于β_1受体，增加心脏收缩力，心率快，传导加速，使心排血量和耗氧量增加。作用于血管β_2受体，使血管舒张。

用法：每次1～2mg加5%葡萄糖液250～500ml静脉滴注，初始每分钟2～3μg，相当于15～30滴，以后根据血压调整滴速，心率以不超过120次/分为宜。静脉或心内注射，每次0.2～1mg。过量可引起心动过速，心律失常。

②酚妥拉明（Phenotoline）或酚妥拉明（Regitine）：为α受体阻滞剂，有血管舒张作用，临床用于血管痉挛性收缩疾病，有改善微循环的作用，最好用于指（趾）明显发绀及变色的严重小动脉痉挛性收缩而又心率过速者。

用法：静脉滴注，10mg溶于5%葡萄糖液100～250ml，初始每分钟0.2～0.4mg，以后随血压变化调整滴速和浓度。

③东莨菪碱（Scopolamine）：对呼吸中枢有兴奋作用，对大脑皮质有明显的抑制作用。有扩张毛细血管改善微循环的作用。用于重度休克频繁抽搐和呼吸衰竭的抢救。

用法：常用剂量为0.02～0.04mg/kg，以1ml含药0.3mg的针剂，直接静脉注射或莫斐管内滴注。用药时间，一般间隔20～30min。

④山莨菪碱（Anisodamine）或654-2：我国特产植物山莨菪提取的山莨菪碱，为抗胆碱药，与阿托品作用相似，有松弛平滑肌作用，解除微血管痉挛，同时有镇痛作用，抢救感染中毒性休克与抗生素合用效果明显。

用法：每次静脉注射10～40mg，需要时每隔10～30min重复给药，情况好转逐渐延长时间，不见好转可加量，亦可加5%葡萄糖液内静脉滴注，每日30～40mg。

⑤一氧化氮（NO）：有强力的血管扩张作用，待应用于临床。

5.纠正酸中毒和电解质失衡　休克时由于组织细胞缺血缺氧，无氧代谢导致丙酮酸乳酸症；休克晚期低血糖，机体分解代谢脂肪、蛋白质，从而产生酮体血症和氨基酸血症，促成休克时的代谢酸中毒加重休克的进展，因此应积极纠正酸中毒。

纠正酸中毒除依靠扩容，恢复组织灌流清除代谢产物，还要酌情应用碱性缓冲液，常用碱性液是5%的碳酸氢钠，其输入量有按体重计算和公式计算法。

5%碳酸氢钠，5ml/kg，一次剂量可提高碳酸氢钠4～5mnol/L(二氧化碳结合力1Vol%=0.499mmol/L)。

公式:5%碳酸氢钠(ml)=[正常碳酸氢盐(27mmol/L)一所测碳酸氢盐(mmol/L)]×体重(kg)×0.4

首次输入所得量的1/2～1/3，余量以后决定是否部分或全部输入。

6.皮质激素（Glucocortcord）的应用　糖皮质激素广泛应用于各种休克，包括出血性、感染性、外伤性、心源性和过敏性休克，其作用如下。

（1）有特异性抗炎、抗过敏作用、改善机体的反应能力，抑制机体对炎症的反应，对内毒素有直接的拮抗作用，呵减低毒性。

（2）保护细胞膜、溶酶体，防止休克时细菌内毒素、酸中毒等有害代谢产物刺激，溶酶体破裂释放溶酶体酶，损害组织细胞形成心肌抑制因子（MDF）。

（3）增加心排出量，扩张周围血管减少阻力，从而改善微循环的灌流量，使血压上升，尿量增加，降低毛细血管通透性，减少血容量丢失，减轻脑水肿。

（4）防止血小板聚集和白细胞凝集。

用法：可选用以下三种皮质激素任何一种加入5%葡萄糖液内一次滴完，若效果好，36h再给1次，一般24h内不超过2次。氢化可的松10～20mg/kg、地塞米松1～3μg/kg、甲泼尼龙30mg/kg。短期大量给药，应注意感染扩散和出血等有活动出血者禁用，临床经验证明，休克发生4～6h内应用效果最好。

7.抗氧化剂和嘌呤氧化酶抑制剂的应用　文献报道，出血性不可逆休克其原因可能是极重缺氧和反复输血导致核苷酸腺嘌呤（adenine nucleotides）损失和氧自由基形成。使用抗嘌呤氧化酶抑制剂(xanthine oxidase inhibition)，Alloparino 150mg/(kg·d)，超氧化物歧化酶(Superoxide Dismutase)15 000U

/ (kg·d)。有助于挽救休克。

8. 抗生素的应用　妇产科范围内的感染和出血，多限于盆腔，手术清除出血病灶和感染病灶，是抢救休克的重要措施。

出血灶是细菌的良好培养基，应使用抗生素预防感染。感染性、中毒性休克致病菌多为革兰阴性细菌和厌氧菌，细菌溶解破坏，使细菌内毒素释放，引起内毒素血症，直接破坏细胞线粒体，抑制能量产生，降低细胞氧合能力，其造成的损害很难恢复.必须快速滴注抗生素，病原菌不明确者应用广谱抗生素，如氨苄西林、头孢菌素。病原菌明确，根据药敏试验选用 1～3 种特异性强的抗生素联合应用。有肾功能不全、肾衰者，肾毒性抗生素应慎用或忌用。

用法：氨苄西林静脉滴注，每次 1～2g 溶于 100ml 溶液中，必要时可用到 3g，每日 2～4 次，严重病例每 4h 1 次。头孢唑林（头孢菌素 V）静脉滴注如上法，重症每日可达 6g。如肾功能正常，卡那霉素每日用量 1.5g / d[15mg / (kg·d)]，多黏菌素 200mg / d[2.5mg / (kg·d)]，庆大霉素 5mg / (kg·d)。

9. 肾脏的监护和支持疗法　恢复肾功能是治疗休克的主要目标之一。每小时排尿量是否达到 30ml 是判断肾功能有无损害的指标之一。手术后、产后、创伤或败血症后发生少尿及肾功能损害，最常见的原因为血容量、低血压和心功能不全。因此，应适当补液、补充血容量。对于低血压低血容量的病人，经快速输液，心脏排出量和血压已好转之后，仍持续少尿应给利尿剂，测试一肾功能有无损害。呋塞米（呋塞米）20～40mg 1～2min 静脉内注入后，不能使排尿量增加，则表示可能发生肾损害。此时应限制液体输入量，停用渗透性利尿剂防止肺水肿。若尿渗透压接近血浆渗透压，尿钠浓度>60mmol / L，碱性尿或尿与血浆尿素比值≤10 / 1，则高度疑有肾损害。若血浆尿素氮、血肌酐值增高、尿检发现细胞变性，则为有急性肾损害和肾功能不全的指征。

处理：应首先限制钾的输入及钾从细胞外液排出。

（1）在高血钾时，应限用青霉素钾盐和库存血，因其可释放钾盐。

（2）碳酸氢钠纠正酸中毒，使钾离子回流细胞内，使血清 K^+浓度显著下降。

（3）给钙盐可以拮抗高钾血症对心脏的损害。

（4）给离子交换树脂，可使钾永久地被吸附和排出体外，也可将 50～100g 的树脂溶于 200～300ml 液体内口服。

（5）若上述措施均无效，为预防酸中毒危及生命，可进行腹膜和血液透析。

10.心脏的监护和支持疗法　危重病人常有心率异常和心律失常，增加心肌收缩力是消除心功能不良的重要措施。大量补液是增加每搏输出量和心排出量，增加心肌收缩力的一种方法，但必须严密注意观察颈静脉有无怒张，肺部有无湿性啰音和输液后尿量是否增多，避免心脏超负荷发生肺水肿。洋地黄能增加心肌收缩力，使心率减慢，心排出量增加，静脉压下降。

休克病人应用洋地黄的指征：①中心静脉压高而心排量不足。②经输液，使用血管活性药均达不到应有的疗效。③休克合并心力衰竭或严重的室上性心律失常。应选用去乙酰毛花苷静脉注射。

用法：首次剂量 0.4mg，以 5％葡萄糖稀释至 20ml，静脉注射根据情况隔 2～4h 可再次注射 0.2～0.4mg，如达到应有的疗效不一定要达到饱和量 1～1.6mg。因对有心肌损害的病人，洋地黄将导致心肌应激性增加，用量为饱和量的 1／2～2／3 即可。

11.肺的监护和支持疗法　休克时尽管有过度换气及二氧化碳分压（PCO_2）低，但动脉血气体测定常显示有极显著的低氧血症。当动脉血氧分压（PO_2）降至 10.6kPa（80mmHg）时，需要通过鼻管或面罩供氧，氧流量 5～8L／min，此法可使肺泡内氧的浓度增加 40％，如果不能使血 PO，增高，应采用呼吸机辅助呼吸，其通气流量和速度必须加大到正常范围之上，使达到充分的氧合作用。辅助往往可以挽救生命，但不可使二氧化碳分压进一步降低.应调整潮气量和速度，使动脉 m 氧分压至少达到 9.3～12kPa(70～90mmHg)，二氧化碳分压在 4.3～

5.3kPa(32～40mmHg)。

辅助呼吸的同时应注意以下处理：①保持吸入氧有充分湿度；②减少分泌物的黏稠度，以利于疏通气道的阻塞部位；③控制心力衰竭，以减轻肺水肿；④避免输液过多而使心脏超负荷，必要时用利尿剂，使被液体充盈的肺泡恢复正常功能状态；⑤应用抗生素减少肺泡的炎症渗出物。

12.肝脏的监护和支持疗法　休克时肝细胞缺血甚至坏死，肝细胞膜通透性增加，血中丙氨酸氨基转移酶、天门冬氨酸氨基转移酶。出现黄疸是不良现象。缺氧的肝细胞不再能进行葡糖醛酸结合，而且特别影响胆红素单向转运酶。黄疸常见于感染性休克，因除缺氧外还有内毒素对肝细胞的损害。

处理：糖、高维生素饮食，保持每天热量不低于6280/(1500cal)。不能进食者胃管进葡萄糖液或静脉肠外营养，调整低蛋白血症，输注25%白蛋白和新鲜冰冻血浆。

13.凝血系统的监测和处理　休克病人最易并发弥散性血管内凝血，所以各种休克有出血倾向，血不凝。应做DIC三项筛选试验：血小板计数、纤维蛋白原和凝血酶原测定。休克后的DIC和DIC后的休克，两者病理生理过程互为因果。详见产科DIC章节。

（五）护理

一、日常护理

1.积极治疗原发病，加强自身防护，以减少意外损伤。2.密切观察血压、脉搏等生命体征。3.遵医嘱服药，按时复诊。

二、饮食调理

病情稳定后，给予高蛋白、富含维生素、微量元素的清淡饮食，忌辛辣、油腻等刺激性食物，忌烟酒。

第八章 产科多器官衰竭

多器官衰竭（MOF）指机体遭受严重创伤、休克、感染及外科大手术等急性损伤24h后，机体同时或序贯发生2个或2个以上器官或系统功能障碍的综合征。

多器官衰竭的病因主要有严重创伤、多发伤，大量失血，低血容量性休克和严重感染，其中严重创伤和感染是基本的诱因。此外，还有医源性因素如大手术、大量输血输液等。在妇产科临床上多见于产褥感染、产后出血、妊娠合并心脏病、妊娠合并重症肝炎、重度妊娠期高血压疾病等。对上述易发生多器官衰竭的高危因素，必须及时防治控制，首先要保持充分的循环血容量，注意尿量和肾功能的保护，保持充分的心排血量，在临床上一旦出现某个器官功能衰竭症状时，必须及时针对处理，否则就可能序贯地引起第二个或第三个其他脏器衰竭。

（一）病因和发病机制

1.诱发多器官衰竭的危险因素　复苏不充分或延迟复苏、持续存在感染病灶、持续存在炎症病灶、基础脏器功能失常、高龄、嗜酒、大量反复输血、创伤严重度评分≥25分、营养不良、肠道缺血性损伤、外科手术意外事故、糖尿病、应用糖皮质激素、恶性肿瘤、抑制胃酸药物、高乳酸血症。

2.低血容量休克和再灌流损伤　产前或产后大量出血造成低灌流后微循环障碍和内皮细胞损伤，细胞缺氧和代谢障碍，氧自由基损伤，局部屏障和全身防御功能削弱，易发生内源性感染，免疫和神经内分泌改变，造成应激反应和炎症介质释放，组织和细胞对细菌或毒素再次打击的敏感性增高。

3.细菌感染　是多器官衰竭的重要因素之一。机制：产褥感染或其他感染时，细菌释放内毒素，结合于巨噬细胞表面受体并激活该细胞，大量炎症介质细胞凶子释放后引发过度炎症反应。感染源主要为腹腔脓毒症、肠道菌群移位、伤部继发感染、误吸等。

4. 肠道屏障功能障碍　胃肠道为多器官衰竭的“始动器官”，是导致多器官衰竭重要因素。缺血再灌注损伤，黏膜通透性增加，胃肠道局部高代谢，为最脆弱的器官，创伤、休克、应激和全身炎症反应致肠上皮细胞损伤，致肠道细菌繁殖失控和毒素的移位，使整个胃肠道变成“未引流的脓腔”。

5. 免疫功能障碍　皮质激素等应激激素抑制免疫，导致机体免疫功能减弱。前列腺素能非特异性抑制免疫细胞活性。

6. 持续高代谢状态　烧伤、感染等疾病早期出现高代谢状态。感染后分解代谢异常旺盛，出现能量衰竭。

7. 全身性炎症反应综合征与多器官衰竭　全身性炎症反应综合征（systemic inflammatory response syndrome，SIRS）这一个新的临床概念是近年来的研究热点。其基本病理变化是机体内促炎一抗炎自稳失衡所致的、伴有免疫防御功能下降的、持续不受控制的炎症反应。

（1）定义　SIRS 指的是由感染、烧伤、创伤、手术、胰腺炎以及缺血再灌注等多种因素引起的一种全身性炎症反应，并具有以下两项或两项以上的体征：①体温>38℃或<36℃；②心率>90 次／分；③呼吸>20 次／分或 $PaCO_2$<4.27kPa(32mmHg)；④白细胞数>12.0×10^9／L 或<4.0×10^9／L 或幼稚细胞>10%。它不一定均由致病菌引起，许多非感染因素也可以引起 SIRS。其中伴有微生物存在或侵入正常活体组织而引起炎症者称为感染，SIRS 伴有严重感染时称之为脓毒症。

（2）机制关于 SIRS 发生机制及假说经过多年的研究，人们已知内毒素是全身性炎症反应（SIR）的触发剂，其后有多种细胞因子参与 SIRS 的最初启动，其中 TNF-α、IL-1、IL-6、IL-8 为最有影响的介质，有作者将这些介质称之为前炎症介质（Pre-inflammatorv factor），而 TNF-α、IL-1 既为原发性前炎症介质，又是激发继发性炎症介质的趋化因子。炎症启动后激发机体产生众多的继发性炎症介质，加重 SIR 的瀑布效应，这种持续高水平的细胞坏死可进一步发展为多器官衰竭。同时，体内存在一种与之对抗的抗炎机制，称之为代偿性抗炎反应综合征（compensatory anti-inflammatoryresponse syndrome, CARS）。参与抗反应的重要介质包括 IL-4、IL-10、IL-13、转化生长因子－β（TGF-β）、集落刺激因子（CSF）、可溶性 TNF 受体（sTNFR）、IL-1 受体拮抗物（IL-1RA）等。如果抗炎细胞因子产生过多，往往会造成免疫功能受抑，促使感染和其他并发症增加。Schwartz 根据严重创伤后过度炎症反应与免疫调节的关系分为三种情况：一种是病人经过一段时期的全身性炎症反应后，其免疫调节过程逐渐恢复；另一种是病人在严重创伤早期即刻出现 SIRS，后又急剧转为多脏器功能衰竭阶段（多器官衰竭），甚至死亡；第三种情况是创伤后立即呈现 CARS，其代偿特点为免疫调节过程逐渐趋于平衡。在上述病程反应过程中，均有激发细胞因子的分泌，其中 TNF-α 起着核心作用，它可诱发 IL-1、IL-6、IL-8 以及继发性炎症介质的产生，并由此进一步激发炎症连锁反应。众多细胞因子相互作用形成一个复杂的生物化学网络，有的起上调作用，有的起下调作用，导致所谓的“瀑布效应”，从而加重了细胞的损伤。

（3）内源性介质

①内毒素：格兰阴性细菌壁外膜由许多蛋白和脂多糖（LPS）组成，LPS 由 0 抗原多糖、内、外核心和类脂 A 四个区域组成，其中类脂 A 是 LPS 的生物活性成分。LPS 是通过多种受体（如 CD14、CD11／18 和脂蛋白净化剂受体）与哺乳动物细胞膜结合而起作用的。脂多糖结合蛋白（LBP）与 LPS 的类脂 A 结合，促进中性粒细胞和网状内皮系统细胞的调理作用，其诱导巨噬细胞产生 TNF-α

的能力是单-LPS的1000倍。CD14是LBP / LPS复合物的受体之一，是一种55kD的蛋白，当CD14与LPS / LBP复合物结合后即能激发细胞生物活性，使信号向胞内传递，并最终导致基因转录事件的发生，如引发炎症放大反应等。实验证明，CD14缺陷小鼠对高浓度LPS或低浓度LPS加D-Gal预处理均有显著抵抗。而LPS通过非CD14依赖途径发挥生物学功能时，通常需要超常规的高浓度。

②TNF-α：机体受到创伤或感染刺激后，TNF-α是机体应激反应产生最早的和最起核心作用的炎症介质，它最初来源于腹膜和内脏的单核细胞、巨噬细胞和T细胞，其后，作为人体内最大的巨噬细胞群——Kuffer细胞在TNF-α的生成中发挥了重要作用。尽管其半衰期很短，约14～18min。但它的短暂出现是诱发机体代谢和血流动力学明显变化，促进炎症介质生成，导致炎性因子“瀑布效应”的“元凶”；同时，TNF-α也是一种肌肉分解的主要诱导剂，它能促使肝内蛋白质、氨基酸作为能量消耗而导致恶病质的形成；TNF-α还可激活凝血及补体系统，促进黏附分子、前列腺素E2、血小板刺激因子（PAF）、糖皮质激素（GC）等的释放和表达。

③白介素：TNF-α的分泌可诱发IL-1、IL-6、IL-8以及继发性炎症介质的释放。IL-1最初主要由被激活的巨噬细胞和内皮细胞产生，分为两种类型：IL-1α和IL-1β。多数IL-1α以其前体形式存在于细胞液内，少数以其生理活性形式存在于细胞膜上。IL-1β主要存在于血循环中，能诱导出与TNF-α相似的生理和代谢改变，能与TNF-α产生相互协同作用。IL-1在循环中的半衰期大约6分钟，作为局部炎症介质，它的作用远远不及TNF-α明显。但在创伤时，IL-1通过刺激下丘脑前部的前列腺激动中枢而诱导典型的炎症发热反应。另外，IL-1还可通过垂体释放B.内啡肽和增加中枢阿片类受体数目。IL-6来源于所有经过TNF-α和IL-1诱导的细胞和组织，其中包括肠管组织。创伤60min内即可见循环中IL-6增高，4～6h后达高峰，持续10天左右。IL-6既有致炎作用又有抗

炎作用。它是机体创伤和修复过程中一种重要的急性期反应介质，在创伤和炎症过程中，IL-6 不仅激活中性粒细胞，而且还能延迟吞噬细胞对衰老和丧失功能的中性粒细胞的吞噬，从而加剧了创伤后炎症介质的产生；IL-6 也能通过促进 sTNFRs 和 IL-1R2 的释放，减弱 TNF-α 和 IL-1 的作用，并起到抗炎症作用。IL-6 的大量释放对患者是一个危险信号。IL-8 由内皮细胞产生，它的表达和激活与 IL-6 相关它并不像 TNF-α 和 IL-1 那样能显著地影响血流动力学，但可诱导中性多形核白细胞（PMN）和淋巴细胞的趋化。因此，有作者把 IL-8 视为多器官衰竭的危险性指标。T-INF 在创伤 6h 内由 Th 细胞经激活而产生，维持 8 天左右。它可增强内毒素对抗巨噬细胞的作用，增加 TNF-α、IL-1、IL-6 的释放和黏附分子的表达；促进 PMN 和巨噬细胞的吞噬活力，拮抗粒一单细胞集落刺激因子（GM-CSF），诱导 IL-2、IL-12、IL-18R 产生。

④继发性炎症介质：继发性炎症介质包括内皮素（ET）-1、一氧化氮（NO）、前列腺素（PGI2）、前列腺素 E2(PGE2)、激肽、反应性氧族和血小板活化因子（PAF）等。其中大部分可诱导中性粒细胞、血管内皮细胞的相互作用，造成血流动力学改变和器官损伤；也可直接诱导靶器官中细胞凋亡，引起器官功能衰竭。在这过程中，黏附分子发挥了相当重要的作用。

(4)SIRS 的进程 SIRS 可分为三期。第一期是机体受到损伤后发生局部反应，产生细胞因子，激发炎症反应，促进创口修复和征集网状内皮系统细胞。第二期主要是少量细胞因子进入血循环引起局部增强反应，巨噬细胞和血小板聚集，细胞因子再生产。第一急性反应可因前炎症介质分泌减少或释放内源性拮抗剂而被控制，如果这种稳定状态被打破，即进入第三期-SIRS，再继续发展。多器官衰竭在所难免。

（二）诊断要点

（1）发病因素。

(2)SIRS 的临床表现。

（3）多器官功能障碍Ⅰ临床判定。

①外周循环

轻度功能障碍：无血容量不足；MAP=7.98kPa(60mmHg)；尿量 40ml／h；低血压时间持续 4h 以上。

中度功能障碍：无血容量不足；6.65kPa<MAP<7.98kPa(60mmHg)；20ml／h〈尿量<40ml／h；肢端冷或暖；无意识障碍。

衰竭：无血容量不足；MAP<6.65kPa(50mmHg)；尿量<20ml／h；肢端冷或暖；多有意识障碍。

②心脏

轻度功能障碍：心动过速；体温升高 1℃，心率升高 15～20 次／分；心肌酶正常。

中度功能障碍：心动过速；心肌酶异常（CPK，GOT，LDH）。

衰竭：心动过速；室颤；Ⅰ°～Ⅲ° AVB；心搏骤停。

③肺

轻度功能障碍：呼吸频率 20～25 次／分；吸空气：

7.98kPa(60mmHg) < PaO_2 < 9.31kPa(70mmHg)；PaO_2／FiO_2 > 39.9kPa(300mmHg)；$P(A-a)O_2$ (FiO_2 1.0) > 3.33~6.65kPa(25～50mmHg)；X 线胸片正常（具备五项中的三项即可确诊）。

中度功能障碍：呼吸频率>28 次／分；吸空气：6.65kPa(50mmHg) < PaO_2 ≤ 7.98kPa(60mmHg)；$PaCO_2$ < 4.65kPa(35mmHg)；26.6kPa(200mmHg) < PaO_2／FiO_2 < 39.9kPa(300mmHg)；13.3kPa < $P(A-a)O_2$ ($FiO_2$1.0) < 26.6kPa(200mmHg)；X 线胸片肺泡无实变或实变≤1／2 肺野。（具备六项中的三项即可确诊）。

衰竭；呼吸窘迫，呼吸频率>28 次／分；吸空气：PaO_2 < 6.65kPa(50mmHg)；

$PaCO_2$>5，98kPa(45mmHg)；PaO_2／FiO_2<26.6kPa(200mmHg)；

$P(A-a)O_2$($FiO_2$1.0)>26.6kPa(200

mmHg)；X 胸片肺泡实变≥1／2 肺野（具备六项中的三项即可确诊）。

④肾

轻度功能障碍：无血容量不足；尿量一 40ml／h；尿钠，血肌酐正常。

中度功能障碍：无血容量不足；20<尿量<40ml／h；利尿剂冲击后尿量可增多；尿钠：20~30μmol／L；血肌酐≈176.8μmol／L(2.0mg／dl)

衰竭：无血容量不足；无尿或少尿（尿量<20ml／h，持续 6h 以上）；利尿剂冲击后尿量不增多；尿钠>40mmol／L；血肌酐>176.8μmol／L(2.0mg／dl)。非少尿肾衰者：尿量>600ml／24h 但血肌酐>176.8μmol／L(2.0mg／dl)，尿比重≤1.012。

⑤肝

轻度功能障碍：SGPT〉正常值的 2 倍以上；17.1μmol／L(1.0mg／dl)〈血清总胆红素<34.21μmol／L(2.0mg／dl)。

中度功能障碍：SGPT〉正常值的 2 倍以上；血清总胆红素>34.2μmol／L(2.0mg／dl)。

衰竭：肝性脑病。

⑥胃肠道

轻度功能障碍：腹部胀气；肠鸣音减弱。

中度功能障碍：腹部高度胀气；肠鸣音接近消失。

衰竭：麻痹性肠梗阻；应激性溃疡出血（1 项即可确诊）。

⑦凝血功能

轻度功能障碍：血小板计数<100×10^9／L；纤维蛋白原正常；PT 及 APTT 正常。

中度功能障碍：血小板计数<100 × 10^9 / L；纤维蛋白原 2.0～4.0g / L；PT 及 APTT 比正常值延长≤3s；优球蛋白溶解试验>2h：全身出血不明显。

衰竭：血小板计数<100×10^9 / L；纤维蛋白原 2.0<g / L·PT 及 APTT 比正常值延长>3s；优球蛋白溶解试验<2h；全身出血明显。

⑧脑

轻度功能障碍：兴奋及嗜睡；语言呼唤能睁眼；能交谈；有定向障碍；能听从指令。

中度功能障碍：疼痛刺激能睁眼；不能交谈；语无伦次；疼痛刺激有屈伸或伸展反应。

衰竭：对语言无反应；对疼痛刺激无反应。

⑨代谢

轻度功能障碍：血糖<3.9mmol / L 或>5.6mmol / L；血钠<135mmoL / L 或>145mmol / L；pH<7.35 或>7.45。

中度功能障碍：血糖<3.5mmol / L 或>6.5mmol / L；血钠<130mmoL / L 或>150mmol / L；pH<7.2 或>7.5。

衰竭：血糖<2.5mmol / L 或>7.5mmol / L；血钠<125mmol / L 或>155mmol / L；pH<7.1 或>7.55。

（三）多器官衰竭的预防

多器官衰竭最好的处理方法是预防，原则是：降低致病因素的严重性，早期减轻炎症反应的程度，正确复苏，消减感染灶，避免手术及药物处理不当，纠正原有的器官功能障碍和营养不良。

去除病因，积极预防和治疗原发病如重度妊娠高血压疾病、产后出血、妊娠合并重症肝炎、严重感染等高危因素，应积极给予对症治疗，纠正或改善其临床症状，避免发生多器官衰竭。

迅速有效复苏和监测：及早复苏，“早期”和“足量”使用抗氧化剂如维生素C等，提高复苏质量，纠正“隐性代偿性休克”，维护胃肠黏膜屏障功能完整，防止细菌和内毒素移位，保证气体交换，控制出血，改善微循环和减少缺血再灌注损伤。

正确施行手术治疗；早期有效的止血，清创及骨折固定。严重急腹症如坏死性胰腺炎、绞窄性肠梗阻、腹膜炎的正确处理。腹腔内隐性感染灶的清除。避免手术操作上的失误。

维持正常胃肠道功能；提供足够的供氧和营养物质，预防和治疗应激性溃疡，慎用H_2阻滞剂，不宜使胃内过度碱化，pH值4～5为宜，以免细菌过度生长，合理使用抗生素，选择性肠道制菌，提倡尽可能早地使用胃肠道进食，应用黏膜保护剂。

预防和控制感染：要贯穿在治疗和护理的全过程，特别注意医院内感染，必要时联合使用抗生素，未发现具体感染灶时考虑来源于肠道，对临床上被高度怀疑感染的病例要不懈地寻找感染灶，一发现即予引流，彻底清除坏死组织。

（四）多器官衰竭的抢救

目前对多器官衰竭的治疗策略仍然以病因治疗与“支持治疗”为主。支持治疗有两个直接目标：纠正器官功能障碍已经造成的生理紊乱；防止器官进一步损害。除疾病发展本身的原因外，也包括诊疗中的医源性损伤。

治疗基本原则：控制疾病减轻炎症反应，纠正微循环损害及生命器官和代谢支持，一般监护和治疗，对抗炎症反应，营养支持，器官功能的支持。

1.一般监护和治疗　各项生理指标的监测，发现和控制病原、努力寻找感染灶，合理使用抗生素，适当利尿预防肺水肿，有效供氧。

2.对抗炎症反应　研究表明，多种促炎细胞因子参与全身炎症反应和多器官衰竭的发生发展，而感染只是通过细菌内毒素刺激这些细胞因子产生而间接发挥作用。大量的动物试验与临床观察提示机体炎症反应失控可致多器官衰竭，不仅与致炎介质过度表达、分泌有关，也与宿主抗炎介质或内源性抑制因子产生异常有关。Bone 等学者提出炎症反应在导致炎症介质产生的同时，也诱发抗炎介质的产生，炎症反应的转归将取决于这两种物质的平衡，任何一方的过度优势均可造成炎症失控，而成为多器官衰竭的发病基础。促炎与抗炎反应在经历相持和交替制衡以后，抗炎机制往往获得优势，或者二者处于亢进，前者由于单核细胞失活造成免疫麻痹，而被称为“代偿性抗炎反应综合征”（CARS），后者使免疫系统陷入更严重的紊乱，称为“混合性抗炎反应综合征”（mixed anti-inflammatory response syndrome，MARS）。感染是诱发多器官衰竭的重要因素，此时细菌不仅来自体外，也可来自屏障功能低下的肠道，而且内毒素的吸收也增多，加之多器官衰竭时肝脏对内毒素的消除能力降低，易发生内毒素血症。细菌和毒素可刺激体内单核.巨噬细胞系统合成，分泌大量的细胞因子，进而形成复杂的细胞因子网络作用。此外，缺血一再灌注损伤可生成有毒性的氧自由基，激活中性粒细胞与血管内皮细胞的黏附分子反应，促进多种因子的分泌和黏附分子的表达，最终导致多器官衰竭。

CARS 阶段是机体陷入难以控制的严重感染，被视为免疫功能低下或严重紊乱的结果。认识到这一因果关系有助于制定治疗的主要对策，目前有两个指标可望为临床常规使用，其一是针对 CARS 状态指导进行免疫加强治疗的 CD14 单核细胞的 HLA-DR，HLA-DR 是 cD14 单核细胞的抗原表达，它与单核细胞吞噬和处理抗原后向淋巴细胞提呈抗原的能力有直接关系。HLA-DR 低下将导致淋巴细胞的免疫功能抑制。CD14 单核细胞 HLA-DR<30%提示机体陷入免疫麻痹，是使用免疫增强剂的可靠指标，HLA-DR 持续低下提示患者预后不良，而干扰素－γ（IFN-γ）能够使其逆转，在其逆转的同时，IFN-γ 水平升高，表现为炎症反应增强。CD14 单核细胞 HLA-DR 筛选后的脓毒血症患者使用人工重组胸腺素（TP）

治疗，TP 能够成为有效地扭转脓毒血症免疫麻痹并改善其预后的候选药物。抗炎药物乌司他丁是人体内一种天然的酶抑制剂，具有抑制多种蛋白酶，如胰蛋白酶、糜蛋白酶、弹性蛋白酶、组织蛋白酶、磷脂酶 A_2 的作用，也能抑制促炎细胞素 TNF 和 IL-15 的释放，该药可以抑制全身过度的炎症反应，对保护机体免受炎症自残有重要意义。

抗内毒素和炎症的多种抗体，免疫球蛋白单克隆抗体等也可以应用。

免疫学治疗药物如 TNF 抗体可能是理想途径，但仅早期有效。

3.代谢营养支持　传统的营养支持概念正为代谢支持所取代，两者的区别在于后者强调对正常代谢途径支持和对不利旁路代谢抑制，而非盲目的营养补缺。代谢支持是在于保持正氮平衡，而非普通的热价平衡。对多器官功能衰竭病人采用静脉营养，使用新型的营养物质（复方氨基酸、脂肪乳剂、多种维生素和微量元素复合液等），经中心静脉导管或周围静脉输入，大多可满足病人全面的营养需求。

营养的支持是为机体提供适量的营养物质，以维持细胞代谢的需要，而不是提供过多的营养物质，以免加重器官的负担而影响其代谢功能。机体在器官功能衰竭时主要表现为高代谢，蛋白合成降低，蛋白分解增加，能量消耗增加，由葡萄糖和脂肪产生的能量进一步减少，最后氧化的主要能源是氨基酸。根据这一特点，支持的重点在于支持器官的结构和功能，改善各种代谢通路，减少葡萄糖的负荷，增加脂肪和氨基酸的供给，每日给予的总热量 167.4～188.3J／kg 为宜，其中非蛋白热量控制在 125.5～146.4J／kg。葡萄糖的输入速度不宜超过 5mg／(kg·min)，如果过快可增加肝脏的负担。应用脂肪作为非蛋白热量的来源，可降低呼吸商，减少 CO_2 的生成，减轻呼吸负担。研究表明，以脂肪提供 40%～50%的非蛋白热量是相当安全的，其中以中链脂肪酸的脂肪乳剂为宜，每日供给氨基酸 2～3mg／kg 才可获得氮平衡。应特别注意所使用的氨基酸配方，因为在多器官衰竭时芳香族氨基酸不能被肝脏利用合成蛋白质，使其血中浓度升高，而支链氨基酸易被利用和消耗，使支链氨基酸/芳香族的氨基酸比率下降。因此，应增加支链氨基酸，减少芳香族氨基酸的供应。一般选用45%的支链氨基酸液可以获得改善营养的良好效果。尽早胃肠内进食。

4.器官功能支持

（1）循环和心脏支持——保证组织灌注

①血流动力学的监测、预防循环衰竭：通过监护仪器连续监测血压、脉搏、中心静脉压和尿量，要求维持满意的血容量和排血量。放置动脉导管可准确、迅速测定血压。产科大出血应放置中心静脉测压导管，监测中心静脉压，指导输液量和速度。对心源性休克应放置SWAN-GANZ导管监测右房压、心排血量和肺动脉楔压。

②维持有效血容量：多器官功能衰竭，多数需接受输血。应根据中心静脉压输血补液，补足血容量，以取得良好的动脉灌流而静脉压不过分升高为宜。药物应用可选用洋地黄、多巴胺、多巴酚丁胺，以改善心肌功能，增加心排血量和提升血压。并根据血流动力学监测结果应用药物调整心脏的前后负荷。

（2）肺功能障碍的支持治疗——保持呼吸道通畅，必要时机械通气，保证气体交换，预防肺水肿

在多器官功能衰竭中以肺功能障碍为最常见，因此在急救过程中如何维持良好的肺部功能，保持危危病人氧气的供应，进而改善心血管及其他器官的功能是至关重要的一环。

①维持呼吸道通畅：在氧疗和改善通气之前，必须想尽一切方法保持呼吸道通畅。去除呼吸道分泌物，如痰黏稠不易咳出时，可注入生理盐水稀释分泌物，或使用支气管解痉剂扩张支气管，或激素缓解支气管痉挛，或用纤维支气管镜将分泌物吸出；必要时行气管插管或气管切开。

②氧疗：应立即纠正缺氧，如缺氧得不到纠正，可引起重要脏器尤其脑发生不可逆的损害，脑细胞在动脉血氧分压低至3.32kPa（25mmHg）时，即可丧

失功能。对呼吸心跳骤停、急性肺水肿、急性呼吸窘迫综合征等严重缺氧的患者，应即刻使用高浓度氧（>50%）或纯氧，为防止氧中毒，此时不宜过长，接着给予低浓度（<35%）持续给氧，保持动脉血氧分压>60%，血氧饱和度达90%以上。给氧的方法有鼻导管或鼻塞给氧、面罩供氧和气管内给氧。面罩给氧能保持吸入气中的氧浓度相对稳定。而需长期氧疗患者，多给予气管内供氧，此可改善慢性低氧血症的氧合作用、降低吸气通气量和减少呼吸功能。呼气末正压通气（PEEP）为呼吸机送一定容积或流量气体进入肺部，吸气相呼吸道和肺泡内处于正压，在呼气直至呼气末气道开放时，气道肺泡内压力仍高于大气压的一种机械通气类型，可保持动脉血氧分压>7.98kPa(60mmHg)，血氧饱和度达90%以上。故PEEP是目前临床最常用的通气方法，早期使用可预防肺泡萎缩，增加肺泡通气量，改善血氧。

（3）肾功能障碍的支持治疗可保证足够血流量，避免应用肾毒性药物，必要时透析预防肾功能衰竭。

①监测肾功能：监测每小时尿量以及尿中成分是预防和早期发现急性肾功能衰竭最简便的方法。尿量足够而尿钠低的败血症患者，提示肾脏通过潴留钠以维持血容量，此时尽管尿量正常也应输液。

②利尿剂的使用：血容量补充后，早期使用利尿剂，如甘露醇或呋塞米，往往可减少尿性。肾衰转变为预后较好的多尿性肾衰。维持水和电解质平衡，详细记录出入水量，定期检测电解质水平。每日进水量约为700～800ml，如出现高钾血症时必须紧急处理。

③透析疗法：早期预防和充分透析可降低急性肾功能衰竭的病死率。

（4）肝功能障碍的支持治疗

①饮食：给予低脂肪、低蛋白、高糖类流质或半流质饮食。饮食中蛋白质摄入量应限制在0.5g/kg以下，有肝性昏迷时，禁食蛋白质，可以鼻饲或静脉输入葡萄糖，保证供给每天足够的热量，并给予大量维生素，纠正水、电解质

平衡。

②抗肝细胞坏死，改善肝功能：输温鲜血 600～800ml，以增加凝血因子。输入体白蛋白或血浆可防治肝细胞坏死和降低脑水肿；胰高糖素 1mg 加胰岛素 8u、肌酐 200mg、10%氯化钾 20ml 加 10%葡萄糖液 509～1000ml，静脉滴注；10%门冬氨酸钾镁 40ml 加 10%葡萄糖液 500ml，静脉滴注。

③预防肝昏迷，防止低血糖、低血钾和高血氨：是防止肝昏迷的重要措施，使用支链氨基酸，可竞争性通过血脑屏障，以纠正肝昏迷；早期短期使用肾上腺皮质激素。

④抗感染:选用对肝功能影响小的抗生素,如氨苄西林 6～8g／d 静脉滴注。

（5）胃肠道功能障碍的支持　多器官功能障碍中，可发生应激性胃出血，此多见于严重感染、呼吸功能衰竭、休克后。应激性胃溃疡出血有时出血量较多，可导致血容量急剧减少，引起低血压进而降低肾血流量，加重。肾缺血性损害。故应注意监测胃液 pH 值，用抗酸剂或联合应用 H_2 受体阻滞剂以预防和治疗胃黏膜病变，维持胃液 pH 值在 4 以上可预防应激性溃疡的发生。同时积极控制感染，维持心脏最佳前负荷，加强呼吸功能，以预防组织灌注不足和缺氧。出血不止时尚需考虑胃镜下止血或手术治疗。

肠是体内代谢极活跃，并具有独特免疫功能的器官，同时又是体内最大的致病菌库。因此，现认为肠是多器官衰竭的发动机。基于肠是促发全身炎症反应综合征和多器官衰竭的假说，许多恢复肠健康的治疗被用于临床。

肠道补充营养日益受重视。临床研究发现，腹部手术后患者用空肠导管补充营养与全胃肠外营养相比，在菌血症发生率、抗生素使用时间、住院时间和病死率方面，前者显著优于后者。免疫增强饮食可改善外科患者的预后，患者营养食物中给予谷氨酸、精氨酸、核苷酸及多不饱和脂肪酸成分饮食，使平均治疗时间、住院时间明显缩短，特别是腹腔脓肿和多器官衰竭（MOF）发生率明显减少，同时发现 T、B 细胞数、总淋巴细胞及 T 辅助细胞数增加。

（6）脑神经系统的支持治疗在多器官功能障碍中，脑功能障碍的支持治疗是非常重要的。心肺复苏是脑复苏的基础，脑复苏的好坏又是进一步促进心肺复苏的重要因素。但目前对脑功能衰竭尚无特殊疗法。在急救过程中，要使患者恢复智能，应注意脑的保护。首先要加强脑功能状态的监测和维护。支持疗法包括应用麻醉药和低温疗法来降低脑氧耗；增加氧的输送；及时而适当地限水和给予脱水剂治疗也是必要的。

5.持续血液净化治疗　它能够提供安全有效的治疗，目前连续肾替代治疗（CRRT）以其较稳定的血流动力学和处理氮质血症、水负荷等方面的优势在治疗肾功能衰竭方面占据了主导地位。此外，使用CRRT技术清除炎症介质、治疗脓毒血症休克也起主要作用。文献报道采用持续血液透析滤过方式清除TNF-α(11.6ml / min)、IL-6(10.6ml / min)、IL-1(10.4ml / min)，每日清除量几乎达正常人体液总量的1 / 3～1 / 2，改善多器官衰竭的反应过程和预后，认为持续血液透析过滤可能是通过合成膜纤维的吸附、对流、渗透或诱导介质低标准产生的调节来减少炎症介质浓度。试验表明：内毒素可刺激单核肝巨噬细胞系统产生大量的细胞因子，还可刺激T细胞产生干扰素－γ，干扰素-γ不但刺激产生TNF，而且与TNF有显著的协同作用，可见内毒素是多器官衰竭的加速器。因此，清除内毒素是治多器官衰竭的焦点。由于内毒素属于高分子物质，单纯的透析不能有效地清除，采用化学的方法将多黏菌素B和活性炭或抗脂多糖抗体结合在血滤器纤维表面，使患者血液循环往返通过过滤器吸附内毒素，从而降低了血中的内毒素达到了治疗目的。

CRRT可清除炎性介质,可减少升压药物的用量,改善sIRS　患者的生存率，减轻器官衰竭，可能有利于sIRS / cARS平衡的恢　复。

多器官衰竭病人，病情危重，病变发展迅速。因此，在防治中应统观全局，采取积极的防治措施，以期降低病死率。

第九章　女性生殖系统急性炎症

第一节　概述

女性生殖系统炎症是妇产科常见病，各年龄组均可发病。感染可发生在生殖器官的任何一个部位，外阴、阴道与尿道、肛门毗邻，局部潮湿，易受污染；生育年龄妇女性活动频繁，而且外阴阴道是分娩、宫腔操作的必经之路，容易受到损伤及外界病原体的感染；绝经后妇女及婴幼儿雌激素水平低下，局部抵抗力低，易于发生感染。

感染可以侵及外阴、阴道、宫颈、宫体及周围结缔组织，输卵管、卵巢及盆腔腹膜，可单独或合并存在。虽然病变发生在生殖器官，但可引起全身不同程度症状，严重危害着妇女身心健康，给生活、工作、家庭和社会造成负担。

近年来生殖道病毒感染及性传播疾病呈上升趋势，不仅危害妇女本身的健康，而且危害下一代，造成流产、早产、先天发育畸形、智力低下等严重后果。因此为了保证妇女健康及子代质量。对防治生殖系统感染等应给予高度重视。

（一）女性生殖系统的防御机制

（1）正常情况下两侧大小阴唇自然合拢，遮盖阴道外口及尿道口，由于盆底肌肉的作用，阴道口自然闭合，前后阴道壁紧贴，防止外界污染。

（2）宫颈黏膜分泌黏液形成黏液栓，堵塞宫颈管，而且宫颈内口紧闭，有利于防止病原体侵入。

（3）阴道上皮在卵巢分泌的雌激素影响下增生肥厚，上皮细胞内储存大量糖原，由于阴道杆菌的作用，糖原被分解为乳酸，阴道保持弱酸性，使绝大多数细菌的活动与繁殖受限，称为阴道自净作用。

（4）育龄妇女子宫内膜周期性剥脱，是消除宫腔感染的有利条件。

(5)输卵管黏膜上皮细胞的纤毛向子宫腔方向摆动以及输卵管蠕动均不利于病原体的侵入。

（二）病原体

一般条件下，有需氧菌及厌氧菌寄居于阴道内，形成正常的阴道菌群。革兰阳性需氧菌及兼性厌氧菌包括乳杆菌、棒状杆菌、非溶血性链球菌、表皮葡萄球菌、肠球菌；革兰阴性需氧菌及兼性厌氧菌包括加德纳菌（此菌革兰氏染色变异，有时呈革兰氏阳性）、大肠埃希菌及摩根菌；专性厌氧菌包括消化球菌、消化链球菌、类杆菌、动弯杆菌、梭杆菌及普雷沃菌。此外，还有支原体及假丝酵母菌（念珠菌）。

一般情况下这些菌群形成一种生态平衡并不致病。在维持阴道生态平衡中，雌激素、乳杆菌及阴道：pH 起重要作用。生理情况下，雌激素维持的阴道自净作用极其重要。正常阴道菌群中，优势菌为能产生过氧化氢（H_2O_2）的乳杆菌，其作用除了维持阴道的酸性环境外，其产生的过氧化氢（H_2O_2）及其他微生物因子可以抑制或杀灭其他细菌。

当阴道生态平衡遭到破坏时，如体内雌激素水平低下、频繁性交、阴道灌洗、长期应用抗生素抑制乳杆菌的生长等，常住菌便会成为致病菌，引起生殖系统的感染。近年来，由于医疗措施实施、抗生素的应用、细菌学诊断技术的发展，以及厌氧菌培养技术的发展，各种革兰阴性拟杆菌在厌氧菌感染病例中检出率已超过半数，其中尤以脆弱类杆菌多见。因此，女性生殖道厌氧菌感染受到国内外重视。近年来，孕期病毒感染以及性传播疾病备受瞩目。

（三）传播途径

1.沿生殖道黏膜上行蔓延　病原体沿阴道黏膜上行，由阴道经子宫颈、沿子宫及输卵管内膜达卵巢，最后进入腹腔。月经来潮时，月经血中和阴道内酸度有利于阴道菌群活跃和生长，停留在前庭或宫颈处的细菌在月经过后沿黏膜上行而致生殖系统的炎症。

2. 经血液循环传播　病原体大多数先侵入或感染其他系统，然后经血液循环传播到生殖器官，如生殖器结核多由肺结核及其他器官结核灶经血液循环传播所致。

3. 经淋巴系统扩散　病原菌在有外阴、阴道、宫颈、子宫体的创伤处，通过丰富的淋巴管而侵入盆腔结缔组织、内生殖器官及其他组织，这是产褥感染的主要途径。

4. 直接蔓延　腹腔内其他脏器或腹膜的炎症时，细菌可直接蔓延至内生殖器表面或进入输卵管腔。如弥漫性腹膜炎、阑尾炎以及急性肠憩室炎，均可影响盆腔生殖器官，严重的直肠感染时，细菌也可穿过肠壁而直接感染盆腔生殖器官。

（四）预防

生殖器官炎症可局限在某一部位，亦可同时累及几个部位，在急性炎症期可以引起败血症、感染性休克，危及生命。若在急性期得不到有效控制可转为慢性迁延性反复发作。因此应做到以下几点：

（1）做好妇女四期保健工作，做好卫生常识宣传，调动人们防病的积极性。

（2）病人在急性炎症期做到积极治疗，防止转为慢性炎症。

（3）加强医务人员的责任感，防止医源性感染。

第二节　急性非特异性外阴炎

外阴部的皮肤和黏膜由细菌感染而发炎，称为非特异性外阴炎。邻近部位如尿道、阴道前庭、会阴部均可同时发炎。

（一）病因和发病机制

非特异性外阴炎是一种混合性细菌感染，常见的致病菌为葡萄球菌、链球菌、大肠杆菌等。常因经血、宫颈或阴道分泌物、粪便、尿液等刺激而引起。

1.阴道分泌物增多　如宫颈、阴道的炎性白带，宫颈癌的分泌物、经血及产后恶露等不同程度地刺激外阴引起炎性反应。

2.异物刺激　如月经垫和内裤的摩擦、牵拉，糖尿病患者的含糖尿液、粪瘘患者的大便，尿瘘患者的尿液等，均可引起外阴炎症反应。

（二）病情分析

（1）外阴疼痛、灼热、瘙痒，甚至不敢排尿。炎症发生在小阴唇内外侧，严重时发生在整个外阴，皮肤肿胀、发红、湿疹，重者有糜烂，甚至溃疡形成。特别是婴幼儿小阴唇上皮层菲薄，由于炎症刺激，常可发生小阴唇粘连。

（2）当细菌沿毛囊开口处进入时，可形成毛囊炎，毛囊周围皮肤发红、疼痛、肿胀，形成脓疱，中间有一小脓头。

（3）当毛囊感染向深层组织发展时，毛囊旁的皮脂腺受侵发炎，形成疖肿，此时，肿胀增大呈硬结状，红肿疼痛更明显，疖肿顶端有黄白色脓头。

（4）重症时腹股沟淋巴肿大，疼痛。

（三）诊断要点

根据症状和体征不难诊断。重要的是寻找病因。取阴道内白带在显微镜下检查，除外滴虫、假丝酵母菌及淋球菌感染，即可诊断本病。

如有条件可取白带培养，以明确诊断为何种细菌。检查尿糖以明确有无糖尿病。

（四）治疗要点

（1）注意个人卫生、经常换洗内裤，保持外阴清洁、干燥，去除病因，消除外阴的刺激来源。

（2）用1：5000高锰酸钾液坐浴，每日2～3次。清洁外阴后涂1%新霉素软膏或四环素软膏，同时阴道内放入甲硝唑（甲硝唑）0.2g，12天为1个疗程。适用于各种病因引起的白带增多（淋球菌性除外）。

（3）外阴毛囊炎时，在丘疹处涂碘酊，每日 3 次，如有脓头则用消毒针剔除脓汁后局部涂金霉素软膏。

（4）外阴形成疖肿时可用 1：5000 高锰酸钾液坐浴，同时口服麦迪霉素 0.2g，每日 3 次。用拔毒膏贴患处，可以很快消肿及排脓。

（5）当发生腹股沟淋巴结肿大时，肌肉注射青霉素 80 万 u，每日 3 次，或静脉滴注青霉素 400 万 u 加入生理盐水中静脉滴注，每日 2 次，经以上方法治疗，可痊愈。

（五）护理

很多女性饱受阴道炎的困扰，但如果我们从生活细节多加注意，就有可能把外阴阴道炎拒之门外。

1、养成健康的生活习惯：充足的睡眠，规律的饮食，多吃水果和蔬菜，适当地锻炼，缓解压力和紧张。

2、良好的卫生习惯：使用公用设施时多加注意，平时穿宽松棉质内裤，尽量不使用卫生巾和护垫，每日清洗外阴，娇妍弱酸配方的女性护理液适合日常的清洁保养。但尽量少冲洗阴道。

3、注意避孕、治疗月经不调：人流后细菌容易滋生，如果月经、过长，阴道内的血液是细菌生长的最好温床，所以最好接受调经治疗。

4、来自外界的感染主要是接触被感染的公共场所的坐便器、浴盆、浴池座椅、毛巾，使用不洁卫生纸，都可以造成感染。

第三节　急性非特异性前庭大腺炎

生育期年龄妇女外阴不洁时，细菌由前庭大腺开口进入腺管引起的急性炎症称为急性非特异性前庭大腺炎。因前庭大腺解剖部位的特点，其位于两侧大阴唇后 1/3 深部，腺管开口于处女膜与小阴唇之间，在性交、分娩等情况污染外阴部时易发炎症，此病以育龄妇女多见，幼女及绝经后妇女少见。

（一）病因和发病机制

前庭大腺位于两侧大阴唇下方，腺管开口于小阴唇内侧下方，在处女膜外方。在性交、月经、分娩或外阴不洁时，细菌由开口处侵入而发炎。首先侵犯腺管，腺管呈急性化脓性炎症，腺管口往往因肿胀或渗出物凝聚而阻塞，脓液不能外流，形成前庭大腺脓肿。

病原菌主要为葡萄球菌、大肠杆菌、链球菌及肠球菌等混合感染。

（二）病情分析

（1）前庭大腺部位红肿热痛，甚至不能走路。如管口堵塞则形成脓肿，如管口开放则自管口处流出脓液。患者有时发热。

（2）急性期前庭大腺部位或患侧小阴唇肿胀，触痛明显，如形成脓肿则有波动感。脓肿可自行破溃，如破孔大，自行引流，炎症消退而痊愈。如破孔小，引流不畅，则炎症持续不消失，并可反复急性发作。炎症消退后，脓液逐渐转为清液，可形成前庭大腺囊肿。

（三）诊断要点

根据症状及体征即可诊断。须与淋球菌性前庭大腺炎鉴别。二者症状相同，主要是取脓液涂片检查，淋球菌感染时可查到白细胞内革兰阴性双球菌。

（四）治疗要点

（1）局部热敷或用 1：5000 高锰酸钾液坐浴。

（2）肌内注射青霉素或庆大霉素，口服甲硝唑或磺胺类药物以控制感染。可给中药口服，以清热解毒为主，如金银花、连翘、蒲公英、紫花地丁、板蓝根、败酱草等。

（3）前庭大腺囊肿造口术，无继发感染时，手术可沿大阴唇内侧皮肤与黏膜交界处做半弧形切口，切开脓壁，然后将囊壁与皮肤或黏膜做间断缝合或行囊肿完全剔除术。

（4）脓肿形成后切开引流，并行造口术。单纯引流仅能缓解暂时症状，切口闭合容易反复发作。

（五）护理

注意外阴卫生，预防感染。

第四节　滴虫性阴道炎

外阴部皮肤和阴道黏膜由滴虫感染所引起的炎症称为滴虫性外阴阴道炎。可发生在各年龄组。是妇科常见病，常因急性炎症使妇女很感痛苦而来就诊。

（一）病因与发病机制

1.病原体滴虫性阴道炎　是阴道毛滴虫引起，阴道毛滴虫是一种厌氧菌的寄生原虫，呈梨形，后端尖，为多核白细胞的2～3倍大小，顶端有鞭毛能活动。阴道毛滴虫寄生于泌尿生殖道，在女性主要存在于阴道，其次为尿道、尿道旁腺及膀胱等部位。其适宜生存温度为25～40℃，适宜的pH值为5.2～6.6，在pH值5以下或7.5以上的环境中则不生长。滴虫的生活史简单，只有滋养体而无包囊期，滋养体生命力较强，能在3~5℃生存21日，在46℃生存20～60min，在半干燥的环境中约生存10h，在普通肥皂水中也能生存45～120min。

月经前及月经后阴道的pH值发生变化，经后接近中性，故隐藏在腺体及阴道皱襞中的滴虫可以于月经前后得以繁殖，引起炎症发作。妊娠期及产后，阴道pH值均增高，有利于滴虫的繁殖，引起炎症。此外，不洁性交史、公用浴池及游泳池管理不善、医疗器械消毒不严等均有利于滴虫的传播。

2.传播途径传播途径为

（1）直接传播　性交直接传播是滴虫感染的主要方式，因此在1982年美国疾病控制中心出版的《性传播疾病治疗指南》中，已将其列入性传播疾病。

（2）间接传播　经公共浴池、浴盆、浴巾、游泳池、厕所、衣物器械等传播。这主要因滴虫对环境适应能力较强，即使脱离人体，也可存活较长一段时间。

（二）病情分析

1. 白带增多　分泌物为黄色、乳白或黄白稀薄液体，或为黄绿色脓性分泌物，常呈泡沫状，有腥臭味，严重时白带可混有血液。

2. 外阴瘙痒　瘙痒部位主要为阴道口及外阴，伴有灼热、疼痛、性交痛。

3. 尿频、尿急、尿痛　伴有尿道感染时可出现尿频、尿急、尿痛等，偶有血尿。

4. 阴道及宫颈黏膜充血　严重时有散在的出血斑点。

5. 常合并有细菌性阴道炎滴虫消耗阴道上皮细胞内的糖原，改变阴道 pH 值，破坏人体的防御机制，引起继发性细菌感染。

（三）诊断要点

根据病史及典型的临床表现即可做出诊断，如阴道分泌物中查到滴虫便可确诊。检查滴虫常用的方法：

1. 悬滴法　加一滴温生理盐水于玻片上，从阴道后穹隆部取少许分泌物混入温生理盐水中，在显微镜下寻找滴虫。检查必须及时并注意保温，否则滴虫活动力减弱，不易辨认。

2. 直接涂片检查　将所取分泌物直接涂于玻片上，用瑞氏或

姬姆萨染色法染色，镜检寻找滴虫。

3. 培养　对悬滴法或涂片检出阴性，临床又高度怀疑者，做阴道滴虫培养，其准确率较高。

所有这些检查，取分泌物前 24～48h 之内避免性交、灌洗或局部用药，取

分泌物前不作双合诊，窥器不涂润滑剂。

（四）治疗要点

1.全身用药　因滴虫性阴道炎患者常伴有泌尿系统感染及肠道感染，且滴虫不仅寄生于阴道，也常存在于尿道、宫颈腺体中，全身用药可使此病得以根治。常规药物为甲硝唑（甲硝唑）片，此外口服吸收好，疗效高，毒性小应用方便。男女双方均能应用，用法：400mg 每日 3 次，口服。连用 7 天为 1 个疗程。也可用大剂量的甲硝唑片 2g，一次口服，与 7 天法有相同疗效，口服药物的治愈率为 90%～95%。未婚妇女宜采用全身用药。服药常见的不良反应有胃肠道反应，如食欲减退，恶心、呕吐等，偶见头晕、皮疹、白细胞减少等，一旦发现应立即停药。

甲硝唑能通过胎盘进入胎儿体内，也可通过乳汁分泌，妊娠早期不宜服用；哺乳期用药应注意用药期间及用药后 24h 不宜哺乳。

2.局部用药

（1）用 1%乳酸或 0.5%醋酸溶液冲洗阴道，每日 1 次，提高阴道的防御能力。

（2）冲洗后用甲硝唑片或阴道泡腾片 200mg 塞入阴道，每天 1 次，10 天为 1 个疗程。或用乙酰胂胺（乙酰胂胺）1 片，或卡巴胂 200mg 每日 1 次，或康妇特栓每晚 1 粒塞入阴道内，10 天为 1 个疗程。

（3）滴虫性阴道炎方

功效：具有清热利湿、杀虫止痒的作用。

药物：苦参 15g、黄柏 15g、蛇床子 10g、地肤子 10g、白鲜皮 12g、枯矾 15g、柴槿皮 15g、川椒 10 g、白花蛇草 30g，加水 2000ml，煮沸后 15min，将药液倒入干净盆内，熏洗外阴，每日 2 次，每次 15min，连用 7 天为 1 个疗程。

3.治愈标准　滴虫性阴道炎常于月经后复发，因此治疗后复查白带时应在月经干净后，若连续 3 次检查为阴性则治愈。

4. 随访　部分滴虫性阴道炎可于月经后复发，治疗后需随访至症状消失。对治疗失败患者增加甲硝唑疗程及剂量仍然有效。如为初次治疗失败，可重复应用甲硝唑 400mg，每日 3 次，连用 7 日。若治疗仍失败，给予甲硝唑 2g，每日 1 次，连用 3 日。

5. 治疗中注意事项

（1）治疗期间避免交叉感染，禁止性生活，夫妇同时治疗。

（2）滴虫性阴道炎治疗后，滴虫检查为阴性时，应巩固治疗 1～2 个疗程，以巩固疗效。

（3）避免重复感染，内裤及洗涤用的毛巾应煮沸 5～10min，以消灭病原体。

（五）护理

一、 日常护理

内衣裤，切记不可放洗衣机洗，洗衣机里的细菌是非常多的，清洗个人内裤要用单独的盆具。洗完内裤用热水烫，然后在有阳光的地方晾晒。在患病期间要注意，禁止性生活，清水清洗外阴。提倡淋浴，少用盆浴。

二、饮食调理

饮食宜清淡而富有营养。多食水果和新鲜蔬菜。多食用含维生素 B 丰富的食物，如小麦、高粱、芡实、蜂蜜、豆腐、鸡肉、韭菜、牛奶等。忌肥甘厚腻、煎炸辛辣食品，如辣椒、姜、葱、蒜、海鲜、牛肉等。忌海鲜发物，虾、蟹、贝等海产品会加重瘙痒。

第五节　外阴阴道假丝酵母菌病

外阴阴道假丝酵母菌病（vulvovaginal candidiasis，vvc）是常见外阴、

阴道炎症，也称外阴阴道念珠菌病，以往曾被称霉菌性外阴阴道炎。为外阴部皮肤及外阴阴道的黏膜由假丝酵母菌感染所引起的炎症，为最常见的一种阴道炎，发病率仅次于滴虫性阴道炎。症状严重时患者奇痒，坐卧不宁，痛苦万分，急于求医。本病可发生在各年龄组，以育龄妇女为多见。

（一）病因及发病机制

1.病原体　外阴阴道假丝酵母菌病的病原体为假丝酵母菌，80%～90%的病原体为白假丝酵母菌，10%～20%的病原体为光滑假丝酵母菌、近平滑假丝酵母菌、热带假丝酵母菌等。酸性环境适宜假丝酵母菌生长，有假丝酵母菌感染的阴道 pH 值多在 4.0~4.7，通常低于 4.5。白假丝酵母菌为双相菌，有酵母相及菌丝相，酵母相为芽生孢子，在无症状寄居及传播中起主要作用；菌丝相为芽生孢子伸长成假菌丝，侵袭组织能力加强。假丝酵母菌对热的抵抗力不强，加热至 60℃ 1h 即死亡，但对干燥、日光、紫外线及化学制剂的抵抗力较强。

2.发病机制　假丝酵母菌为条件致病菌，10%~20%的非孕妇女孕 30%的孕妇阴道中有此菌寄生，但菌量较少，呈酵母相，并不引起症状。只有在全身及阴道局部免疫力下降时，假丝酵母菌大量繁殖，并转变为菌丝相，才出现症状。假丝酵母菌从寄生状态发展到致病可能与以下因素有关：

（1）妊娠期阴道假丝酵母菌带菌率及感染率明显升高，如妊娠期雌激素水平增高，有利于假丝酵母菌的繁殖。

（2）抗生素的广泛应用，导致阴道内正常菌群失调，抑制乳杆菌生长，利于假丝酵母菌生长。

（3）糖尿病患者局部糖量高所致。

（4）大量应用免疫抑制剂如皮质类固醇激素或免疫缺陷综合征，机体抵抗力低下。

（5）患有胃肠道假丝酵母菌病。

（6）局部因素年轻妇女穿紧身尼龙内裤，增加了会阴部的温度和湿度，利于假丝酵母菌的繁殖。

（7）其他　目前有人认为长期口服避孕药，也易感染假丝酵母菌。

3.传播途径

（1）主要为内源性传染，假丝酵母菌除作为条件致病菌寄生于阴道外，也可寄生于人的口腔、肠道，一旦条件适宜可引起感染，此三个部位的感染可相互传染。

（2）部分患者通过性交传染。

（3）通过接触感染的衣物、卫生用具等间接传染。

（二）临床表现

1.外阴瘙痒　外阴瘙痒是最常见的症状，严重时有烧灼感，排尿痛及性交痛，甚至影响睡眠。

2.白带增多　典型的阴道分泌物呈白色凝乳状（豆腐渣样）或稍黄色片块状，略带臭味，紧贴于阴道黏膜或小阴唇内侧。擦去块状分泌物后，可见表浅糜烂面。

3.外阴及阴道肿胀、潮红　小阴唇内侧及前庭可见明显红肿，可见丘疹样红斑点，往往延及大阴唇、会阴、肛门、阴阜，此种情况多见于糖尿病妇女或肥胖妇女及妊娠妇女。病程长时，外阴皮肤干燥，肥厚，呈苔藓样改变，可发生皲裂。

1.单纯性 VVC　为散发或非经常发作，临床表现为轻到中度瘙痒。检查可见到菌种为白假丝酵母菌，病人免疫功能正常，治疗效果好。

2.复杂性 VVC　复发性或经常发作的外阴阴道假丝酵母菌病，临床表现为重度瘙痒，菌种多为非白假丝酵母菌，病人多有免疫力低下、应用免疫抑制剂、患糖尿病或合并妊娠等因素，治疗效果欠佳。

（四）诊断要点

根据假丝酵母菌感染的典型病史及临床表现即可作诊断，但为了寻找病原体以确诊，常用实验室检查诊断。

1. 悬滴法　取阴道分泌物置于盛有10%KOH的玻片上，镜下观察寻找芽孢或假菌丝。

2. 涂片染色法　涂片用革兰染色法，在高倍镜下或油镜下可清晰地看到染色阳性的孢子及菌丝，其阳性率为80%。

3. 培养法　坩高度怀疑为外阴阴道假丝酵母菌病而涂片为阴性者可行培养，其阳性率较高。

4. DH值测定　若pH值<4.5，可能为单纯假丝酵母菌感染；若pH值>4.5，并且涂片中有多量白细胞，可能存在混合感染。　除以上病原体的检查外，对长期反复感染的患者，应做其他检查，如了解是否有糖尿病及其他疾病，以查找发病的各种因素和条件。

（五）治疗要点

原则是消除诱因，根据患者情况选择局部或全身应用抗真菌药物。

1. 病因治疗　消除病因，治疗糖尿病等相关疾病，及时停用广谱抗生素、雌激素、皮质类固醇激素。勤换内裤，用过的内裤、盘及毛巾均应用开水烫洗。

2. 局部用药

（1）用2%～4%的碳酸氢钠溶液冲洗阴道，改变环境，使念珠菌不宜生长。

（2）碱性溶液冲洗阴道后可用克霉唑栓剂或片剂，每晚1粒或1片，塞入阴道，连用7天。制霉菌素糊或片剂，每晚1次放入阴道，外阴部涂制霉菌素糊剂，连用7～10天。咪康唑（达克宁）栓每晚1粒放入阴道7～10天。可宝净每晚1片，连用12天为1个疗程。或用咪康唑100mg，放入阴道内，每晚1次，共用7～14日。

3. 全身用药　对局部用药效果差，反复感染，病程较长者或未婚妇女、不愿局部用药者，可选用口服药，同时可防治肠道念珠菌病感染。如制霉菌素片50万u，每日2～3次，连服14天。酮康唑（里素芬）在胃液中吸收好，应在饭前服用，用量200～400mg，每日口服1次，5～7天为1个疗程。氟康唑150mg，顿服。伊曲康唑（伊曲康唑）早、晚各服1粒胶囊（每粒200mg），即1日400mg，总量400mg，1日疗法患者治愈率为81%；也可每次1粒，连用3～5日。

对单纯性VVC，全身用药或局部用药疗效相似，治愈率80%～90%；对于复发性VVC，如临床表现严重的VVC、不良宿主的VVC，无论局部用药还是口服用药，均应延长治疗时间，若为局部用药，应延长至7～14日，如口服氟康唑150mg，应在72h后加服1次。

4. 复发性外阴阴道假丝酵母菌病（recurent vulvovaginal candidiasis，RVVC）的治疗　由于外阴阴道假丝酵母菌病易在月经前复发，故治疗后应在月经前复查阴道分泌物。若患者经治疗临床症状及体征消失，真菌学检查阴性后又出现经真菌学检查证实的症状称为复发。若1年内发作4次或以上称为RVVC。外阴阴道假丝酵母菌病经治疗后约有50k，的患者复发。部分复发患者有诱发因素，但大多数患者复发机制不明。抗真菌治疗分为初始治疗及维持治疗，初始治疗若为局部治疗，延长治疗时间至7～14日；若为口服氟康唑150mg，则在72小时后加服1次。常用的维持治疗：氟康唑150mg，每周1次，共6个月；或克霉唑栓剂.500mg，每周1次，连用6个月；伊曲康唑400mg，每月1次，连用6个月。在治疗前应做真菌培养确诊，治疗期间定期复查检测疗效及药物不良反应，一旦发现不良反应，立即停药。

5. 妊娠期的治疗　妊娠前3个月不用抗假丝酵母菌药物，但为避免感染新生儿，仍应局部治疗。在妊娠中、晚期用药，可应用咪康唑（达可宁）栓或米可定泡腾片放入阴道内，以7日疗法效果为佳。

6.性伴侣的治疗　约15%男性与女性患者接触后患有龟头炎，对有症状男性应进行假丝酵母菌检查及治疗，预防女性重复感染。无症状者无需治疗。

7.治疗中的注意事项

（1）治疗期间应注意夫妇双方治疗，避免交叉感染，禁止性生活。

（2）对久治不愈者，应注意查尿糖和血糖。

（3）对易复发患者，口服用药与局部用药联合，可防止复发。

（4）不穿紧身尼龙内裤，不用不洁的冲洗器具，大便后用纸巾由前向后方向擦拭，有条件最好每次大、小便后均使用清水由前向后方向冲洗。

8.治愈标准　治疗症状消失后，于每月月经干净后复查白带假丝酵母菌，连续3个月月经后检查均为阴性者为治愈。

（五）护理

1、改善阴道局部环境：致病性白念珠菌生长的最适宜温度是37℃。局部环境温度增高更有利于念珠菌生长。月经期除了全身免疫功能低下外，阴道局部pH的变化、潮湿、温度增高更易继发念珠菌感染。为此从预防感染角度出发，劝告妇女应穿较宽松的、透气和吸湿性好的内裤，保持局部干燥，注意外阴清洁。

2、提高机体免疫力：念珠菌外阴阴道炎既是一种局限性疾病，又是一种全身性疾病，也就是说念珠菌是一种条件致病菌，即在宿主抵抗力及免疫力低下时使宿主致病。γ干扰素可抑制巨噬细胞产生PGE2，从而抑制真菌形成芽孢、发芽、生长。因此，对某些疾病使机体免疫力低下者，如长期使用免疫抑制剂等，可使用γ干扰素以预防念珠菌性炎症。月经期机体的免疫功能也会发生变化，易发生念珠菌感染，因此应多注意休息。

3、严格掌握抗生素应用：白念珠菌是人体正常菌群之一，约10%的妇女阴道内有此菌寄生而无明显症状，抗生素的应用会影响阴道内和肠道内的菌群失调，尤其是目前滥用抗生素的现象相当普遍，使微生物之间互相的制约关系失调，也易使念珠菌繁殖而致病，抗生素使用时间越长，患念珠菌感染的机会越多。使用抗生素的人群较未使用者念珠菌性外阴阴道炎感染率高 2 倍，当使用广谱抗生素 10～14 天后，则患念珠菌性外阴阴道炎的机会提高 3 倍，而抗生素的种类与念珠菌感染无显著关系。连续应用抗生素 10 天的患者患念珠菌性外阴阴道炎占 20%，而一次性应用抗生素者未发现有念珠菌感染。

抗生素的使用是患念珠菌性外阴阴道炎的短期危险因素，长期应用是念珠菌性外阴阴道炎流行增多的直接原因。因此在各系统有感染时，应当严格掌握抗生素应用的适应证，尤其是广谱抗生素的应用更为注意，适时停药，必要时口服抗真菌药以预防继发念珠菌性外阴阴道炎。

4、提倡患病妇女与性伴同时治疗：念珠菌外阴阴道炎是一种性传播性疾病，念珠菌外阴阴道炎患者的性伴其口腔、精液及阴茎冠状沟内均有一定比例的念珠菌阳性率。临床上对性伴侣治疗者，其复发率明显低于性伴侣治疗组，治疗组复发率也低（治疗组复发率为 15.8%，未治疗组复发率为 44.8%）。特别是对有口交者有必要对患者的性伴精液及口腔分泌物进行念珠菌培养及菌种鉴别。单纯治疗女方，男方也易交叉感染。采用避孕套可减少性伴间的交叉感染。

第六节　细菌性阴道病

细菌性阴道病是一种混合性细菌感染，多年来，由于对其病原体的认识不同，而曾有许多命名，如嗜血杆菌阴道炎等。

（一）病因与发病机制

细菌性阴道病为阴道内正常菌群失调所致的混合感染，但临床及病理特征无炎症改变。正常阴道内以产生过氧化氢的乳杆菌占优势，细菌性阴道病时，阴道内产生过氧化氢的乳杆菌减少而其他细菌大量繁殖，主要有加德纳菌、动弯杆菌、普雷沃菌、假单胞菌、类杆菌、消化链球菌等厌氧菌及人型支原体，其中以厌氧菌居多，厌氧菌数量可增加100～1000倍。促使阴道菌群发生变化的原因尚不清楚，推测可能与频繁性交、多个性伴侣或阴道灌洗等有关。

（二）病情分析

(1)10%～40%的患者可无症状，有症状者主要是阴道分泌物增多，伴有一种难闻的鱼腥臭味，尤其是在性交后气味更重，可伴有轻度外阴瘙痒或烧灼感。鱼腥臭味是因为在厌氧菌繁殖的同时可产生胺类物质，包括尸胺、腐胺和三甲胺，在pH值为7.2～7.8的精液改变了阴道内的pH值，使胺类的挥发加重，致使性交后气味加重。

（2）检查见阴道黏膜无充血的炎症表现，白带呈灰白色，薄而均匀，常黏附于阴道壁，但黏度较低，容易将分泌物从阴道壁拭去。有时有泡沫，是由厌氧菌代谢所产生的气体所致。

（三）诊断要点

下列项目中有三项即可诊断为细菌性阴道病。

（1）阴道分泌物为棉质，灰白色，稀薄的白带，常黏附于阴道壁。

（2）阴道内pH值>4.5（正常值≤4.5），通常在4.7～5.7，多为5.0~5.5。

（3）氨臭味试验（Whiff test）阳性，取阴道分泌物少许放玻片上，加入10%氢氧化钾液1～2滴，产生一种烂鱼样腥臭味即为阳性，这是由于胺遇碱释放氨所致。

（4）线索细胞（clue cell）阳性，取少许白带放在玻片上，加1滴生理盐水混合，置于高倍镜下寻找线索细胞，严重病例线索细胞可达20%以上，但几乎无白细胞。线索细胞即为脱落的表皮细胞，于细胞边缘贴附大量颗粒状物质即为各种厌氧菌，尤其是加德纳尔菌，细胞边缘不清。

细菌性阴道为正常菌群失调所致，细胞定性培养在诊断中意义不大。目前已有细菌性阴道病试剂盒可供临床使用。

（四）治疗要点

治疗原则为选用抗厌氧菌药物，主要有甲硝唑、克林霉素等，甲硝唑抑制厌氧菌生长，而不影响乳杆菌生长，是理想的治疗药物，但对支原体效果差。

1. 甲硝唑　为首选药物，每次 400mg，每日 2 次口服，共 7 天为 1 个疗程，持续 3 个疗程；也可单次口服 2g。或甲硝唑 200mg 每日 1 次置入阴道内，7 天为 1 个疗程，其有效率可达 80%，左右。孕期禁用。

2. 克林霉素　300mg 每日 2 次口服，7 天为 1 个疗程；或 2%克林霉素软膏每日 1 次，涂抹阴道，连用 7 天。孕妇禁用。

3. 阴道冲洗　双氧水冲洗阴道，每日 1 次，共 7 日；1%乳酸或 0.5%醋酸液冲洗阴道后放入可宝净片，每晚 1 片，连用 12 天为 1 个疗程。

4. 性伴侣的治疗　本病虽与多个性伴侣有关，但对性伴侣的治疗并不能改善疗效及预防复发，因此性伴侣不需治疗。

5. 妊娠期细菌性阴道病的治疗　由于本病与不良妊娠结局如绒毛膜羊膜炎、胎膜早破、早产有关，任何有症状的细菌性阴道病孕妇及无症状的高危孕妇（有胎膜早破、早产史）均需治疗。由于本病在妊娠期间合并上生殖道感染的可能，多选择口服用药，甲硝唑 200mg，每日 3 次，连用 7 日；或克林霉素 300mg，每日 2 次，连用 7 日。

（五）护理

1、日常护理

注意个人卫生，平时要注意外阴部的干燥和清洁，不要随意抓挠，内裤要经常更换，注意洗的时候要分开单独洗，避免交叉感染。对阴道的手术损伤和伤口要及时处理。患病后注意休息，增加营养，提高抗病力。

2、饮食调理

宜多食新鲜蔬菜和水果，以保持大便通畅；宜多饮水；防止合并尿道感染。忌海鲜发物、甜腻食物，不食用辛辣刺激性食品。

第七节　婴幼儿外阴阴道炎

指婴幼儿外阴、阴道均有炎症。好发于1～5岁儿童。

（一）病因和发病机制

女婴出生时阴道保持无菌状态，约12h后有革兰阳性的球菌出现，3天后其中细菌菌群即全部由阴道杆菌组成。在15天左右时，阴道杆菌菌群内可}能有各种杂菌。婴幼儿由于卵巢尚未分泌雌激素，阴道鳞状上皮层次少，缺乏抗感染能力，易受细菌侵袭，呈急性炎症表现。婴幼儿穿开裆裤，如不注意卫生，易于污染。婴儿尿布如不及时更换，则大小便刺激，可引起皮肤感染，集中生活的儿童易由洗澡用具等互相传染。也有时阴道内放入异物而继发感染。

常见的病原体为链球菌、葡萄球菌，大肠杆菌、滴虫及假丝酵母菌等。最严重的是淋球菌感染，多因接触了污染淋菌的潮湿内衣、被褥、洗外阴盆及便具等而感染。

由于阴道的解剖特点，感染一般不向上方蔓延。炎症如被忽略或延误治疗，则形成慢性外阴阴道炎，小阴唇可以粘连而愈合。

（二）病情分析

（1）外阴痒、疼痛、婴儿常啼哭不安。

（2）脓性白带。

（3）排尿痛、常用小手抓外阴。

（4）外阴、阴唇、阴蒂、尿道口及阴道前庭黏膜红肿。

（5）脓性分泌物自阴道流出。

（6）如果发生小阴唇粘连，尿液变细才被发现，往往易误认为生殖器官畸形。

（三）诊断要点

根据症状和体征即可做出诊断，但为了寻找病原体以确诊，需用实验室诊断方法。

（1）取阴道前庭部分泌物检查滴虫、假丝酵母菌、蛲虫、淋病双球菌及其他细菌等。

（2）如白带奇臭，应怀疑阴道内有异物。此时用小手指进行肛诊，检查阴道有无异物。

（3）如白带中混有血性分泌物，应怀疑阴道恶性肿瘤，如葡萄状肉瘤等。如果肛诊检查不清，可在全身麻醉下用小号鼻镜视诊阴道，如有肿块，则取活检。如为异物则应用钳夹出。

（4）如为小阴唇粘连，则上方或下方有一小孔，尿液由此孔外排。粘连外呈膜状，尿道口及阴道口均被遮盖，仔细检查，可发现粘连处较薄，透亮。

（四）治疗要点

（1）一般细菌感染时，可给予抗生素口服或肌内注射。

（2）用小号橡皮导尿管注入0.5%～1%乳酸液冲洗阴道，置入小片金霉素或甲硝唑粉剂或片剂。

（3）外阴涂敷青霉素或红霉素软膏。

（4）外阴涂敷雌激素软膏，或阴道内放置已烯雌酚片0.1～0·2mg，每日1次，持续10天。此法可加强阴道黏膜抵抗力，改善阴道环境。但不宜长时间应用，否则停药后有引起突破性子宫出血等不良反应。

（5）已形成粘连者，会阴部消毒后用手指向下向外牵拉小阴唇，一般都能分开。粘连较牢固者可用弯蚊式血管钳从小孔处进入，随之垂直向后，将透明的薄膜分开。分开后局部涂已烯雌酚软膏或消毒凡士林软膏或紫草油涂敷，以防再粘连。

(6) 每日用 1：5000 高锰酸钾液坐浴，坐浴后涂己烯雌酚软膏，促进上皮愈合。

（五） 护理

一、日常护理

1. 保持婴儿外阴清洁和干燥。2. 大小便后及时更换尿布，每天坚持清洗外阴 1～2 次，特别要注意洗净，并轻轻拭干阴唇及皮肤皱褶处。3. 衣服要柔软、宽松、舒适。4. 小便后，应用柔软卫生纸拭擦尿道口及周围，并注意小便的姿势，避免由前向后流入阴道。5. 大便后应用清洁的卫生纸，由前方向后方擦拭，以免将粪渣拭进阴道内。6. 儿童的浴盆、毛巾等要固定专人专用，避免与大人交叉感染。

二、饮食调理

合理喂养，注意营养均衡。

第八节　老年性阴道炎

老年性阴道炎多见于绝经后的老年妇女，也可发生于切除双侧卵巢或接受盆腔放疗及产后哺乳期过长、卵巢功能被疾病所破坏的中青年妇女。

（一）病因和发病机制

卵巢功能衰退，卵巢合成雌激素的功能明显降低，致使血循环中的雌激素水平下降，外阴大阴唇脂肪垫逐渐消失，外阴皮肤萎缩松弛阴道 IZl 豁开，阴道壁失去原有的弹性，黏膜变薄，上皮细胞内糖原含量减少，阴道内 pH 值上升，局部抵抗力低，因此，致病菌容易侵入而引起感染。

（二）病情分析

(1) 阴道分泌物增多，为其主要症状，常呈淡黄色，有时为黄水样，感染严重时呈脓性白带，有时呈血样脓性白带。

（2）外阴瘙痒或灼痛热感，盆腔下坠不适。

（3）尿频、尿急、尿痛或出现尿失禁。

（4）阴道出血，黏膜感染严重时，可形成溃疡，患者以阴道少量出血而就诊。

（5）阴道或宫腔积脓，黏膜病损严重时，形成糜烂或溃疡。相对应的阴道前后壁同时发生溃疡时，可继发阴道粘连，甚至阴道闭锁。炎性分泌物引流不畅，可形成阴道或宫腔积脓。

（6）妇科检查时可见阴道黏膜充血，伴有散在的出血点，片状出血点及小溃疡，病损多发生在阴道上段及前后穹窿处；宫颈黏膜常有充血；少数患者可见阴道穹窿处索状粘连带或环状缩窄的瘢痕，以致暴露宫颈十分困难。

（三）诊断要点

根据患者年龄、病史及典型症状不难诊断，因绝经期妇女仍有感染其他病菌的可能，故仍应行阴道分泌物涂片检查，以确定是否有滴虫、假丝酵母菌及淋球菌等感染。

（四）治疗要点

治疗的原则是增加阴道的抵抗力，抑制细菌生长。

1. 局部用药　1%乳酸或0.5%醋酸液冲洗阴道，每日1次以增加阴道酸度。冲洗后局部用药：普罗雌烯有阴道胶囊及冷霜，是一种有效的局部营养作用药，适用于绝经后性交困难，萎缩性外阴阴道炎，局部营养不良性病变，外阴及阴道感染。胶囊用法：每日1粒，20粒为1个疗程。冷霜涂敷外阴后轻按摩；或甲硝唑片及四环素片研粉涂于阴道内；1：5000高锰酸钾液冲洗阴道，每日1次，冲洗完后放入乙噻硼片；伴有外阴瘙痒严重者，局部可用氟氢松软膏或地塞米松软膏涂擦，能减轻局部症状。

2.雌激素的局部或全身用药　老年性阴道炎，其原因是内源性雌激素缺乏所致，补充一定量的雌激素，有利于抑制细菌的生长。局部用药时可用己烯雌酚0.125～0.25mg，每晚放入阴道1次，7天为1个疗程，其疗效迅速可靠，并可减少口服时的胃肠道反应，但仍有少部分经阴道黏膜吸收进入血循环，对乳腺癌及子宫内膜癌患者禁止应用。对于顽固性的病例，伴有更年期综合征患者，可口服尼尔雌醇片，首次用量为4mg，以后每2～4周口服2mg，维持2～3个月。

3.中药治疗老年性阴道炎方：

（1）内服方功效：具有滋阴补肾，清热利湿，有雌激素样作用和杀灭及抑制细菌生长的作用。药物：熟地12g、山萸肉12g、枸杞子12g、当归12g、丹皮12g、泽泻12g、知母10g、黄柏10g、鸡冠花30g、苦参10g，水煎服，每日1剂，15天为1个疗程。

（2）外洗方功效：具有杀灭和抑制细菌、滴虫及假丝酵母菌生长的作用。药物：苦参12g、黄柏10g、川椒10g、地肤子12g、土茯苓15g、百部10g、龙胆草10g、明矾10g，加水2000ml，煮沸15min，将药汁倒入干净盆内熏洗外阴，每日1剂，早晚各熏洗1次。每次约20min，10天为1个疗程。

（五）护理

一、日常护理

1.发生老年性阴道炎时不要因外阴瘙痒而用热水烫洗外阴，虽然这样能暂时缓解外阴瘙痒，但会使外阴皮肤干燥粗糙，之后不久瘙痒会更明显。

2.患病期间每日换洗内裤，内裤要宽松舒适，选用纯棉布料制作。

3.外阴出现不适时不要乱用药物。

4.清洗外阴时应用弱酸配方的女性护理液。选用的卫生纸应该带有“消准”字样。自己的清洗盆具、毛巾不要与他人混用。

5.在性生活前将阴道口涂少量油脂，以润滑阴道，减小摩擦。

二、饮食调理

饮食上宜多食新鲜水果和蔬菜，多食大豆类食物，禁食过咸、辛辣食品。

第九节　生殖器结核

（一）病因与发病机制

1. 传染途径

（1）血行传播为最主要的传播途径。结核分枝杆菌感染肺部后，大约1年内可感染内生殖器，结核分枝杆菌首先侵犯输卵管，然后依次扩散到子宫内膜、卵巢，侵犯宫颈、阴道、外阴者较少。

（2）直接传播腹膜结核、肠结核可直接蔓延到内生殖器。

（3）淋巴传播较少见。消化道结核可通过淋巴管传播感染内生殖器。

（4）性交传播极为罕见。男性患泌尿系结核，通过性交传播。

生殖器结核潜伏期很长，可达1～10年，多数患者在日后发现生殖器结核时，其原发病灶已愈。

2. 病理类型

（1）输卵管结核　占女性生殖器结核的90%以上，双侧测量居多，可在其浆膜面见多个粟粒结节，有时盆腔腹膜、肠管表面及卵巢表面也布满类似结节，或并发腹水型结核性腹膜炎；有的输卵管增粗肥大，其伞端外翻如烟斗嘴状，有时伞端封闭，管腔内充满干酪样物质；有的输卵管增粗，管壁内有结核结节；有的输卵管僵直变粗，峡部有多个结节隆起。输卵管常与其邻近器官广泛粘连。

（2）子宫内膜结核常由输卵管结核蔓延而来，输卵管结核患者约半数同时有子宫内膜结核。病变首先出现在宫腔两侧角，随着病情进展，子宫内膜受到不同程度结核病变的破坏，最后代以瘢痕组织，可使宫腔粘连变形、缩小。

（3）卵巢结核亦由输卵管结核蔓延而来，通常仅有卵巢周围炎，侵犯卵巢深层较少，但由血循环传播的感染，可在卵巢深部形成结节及干酪样坏死性脓肿。

（4）宫颈结核常由子宫内膜结核蔓延而来或经淋巴或血循环传播，较少见，病变可表现为乳头状增生或溃疡。

（5）盆腔腹膜结核多合并输卵管结核。分为渗出型及粘连型。渗出型以渗出为主，特点为腹膜上布满无数大小不等的散在灰黄色结节，渗出物为浆液性草黄色澄清液体，积聚于盆腔，有时因粘连可形成多个包裹性囊肿；粘连型以粘连为主，特点为腹膜增厚，与邻近脏器之间发生紧密粘连，粘连的组织常发生干酪样坏死，易形成瘘管。

（二）病情分析

1. 不孕　在原发性不孕患者中生殖器结核为主要病因之一。原因：①由于输卵管黏膜破坏与粘连致管腔阻塞；②黏膜纤毛被破坏，输卵管僵硬、蠕动受限，丧失其运输功能；③子宫内膜受到结核病灶的破坏。

2. 月经失调　早期因子宫内膜充血及溃疡，可有经量过多。后期因子宫内膜受破坏而表现为月经稀少或闭经。

3. 下腹坠痛　可有不同程度的下腹坠痛，经期加重。

4. 全身症状　若为活动期，可有结核病的一般症状，如发热、盗汗、乏力、食欲不振、体重减轻等，轻者全身症状不明显，有时仅有经期发热，症状重者可有高热等全身中毒症状。

5. 全身及妇科检查　许多患者仅在诊断性刮宫、子宫输卵管碘油造影及腹腔镜下发现患有盆腔结核，而无明显体征和其他自觉症状。较严重者检查时腹部有柔韧感或腹水征，形成包裹性积液时可触及囊性肿块，边界不清，不活动，叩诊空响。子宫往往活动受限，两侧可触及大小不等及形状不规则的肿块，质硬、表面不平、呈结节或乳头状突起。

（三）诊断要点

1. 病史　详细询问病史，尤其当患者有原发不孕、月经稀少或闭经时。未婚女青年有低热、盗汗、盆腔炎或腹水时；慢性盆腔炎久治不愈时；既往有结核病接触史或本人曾患肺结核、胸膜炎、肠结核时均应考虑有生殖器结核的可能。

2. 辅助诊断方法

（1）子宫内膜病理检查是诊断子宫内膜结核最可靠的依据。在经前 1 周或月经来潮 6h 内做刮宫术，刮宫时应注意刮取子宫角部内膜。术前后用抗结核药物以防刮宫引起结核病灶扩散。病理结果阴性不能排除结核的可能，可将分泌物送结核菌培养。

(2)X 线检查胸部、盆腔 X 线摄片或子宫输卵管碘油造影。

（3）腹腔镜检查。

（4）结核菌培养与动物接种。

（5）白细胞计数不高，分类中淋巴细胞增多；旧结核菌素试验阳性说明体内曾有结核感染，若为强阳性说明目前仍有活动性病灶，若为阴性表示未有过结核感染。

3. 鉴别诊断　应与非特异性慢性盆腔炎、子宫内膜异位症、卵巢肿瘤、宫颈癌等鉴别。

（四）治疗要点

1. 支持疗法　急性患者需卧床休息 3 个月以上，慢性患者可以从事部分轻工作。

2. 抗结核药物治疗　抗结核药物治疗对女性生殖器结核 90%有效。药物治疗应遵循的原则是早期、联合、规律、适量、全程。用利福平、异烟肼、乙胺丁醇、链霉素及吡嗪酰胺等抗结核药物联合治疗，疗程为6～9个月。

3.手术治疗

（1）适应证　盆腔包块治疗后有缩小但不能消退，无法除外恶性肿瘤者；治疗无效或治疗后复发者。

（2）手术方式　全子宫加双附件切除术，年轻者尽量保留卵巢功能。术前术后要进行抗结核治疗。

（五）护理

一、日常护理

1.注意个人卫生，避免感染。

2.慢性患者可从事部分轻工作和学习，但要注意劳逸结合。

3.保证充足睡眠，保持良好的心态。

二、饮食调理

给予高蛋白、高维生素饮食，避免油腻、刺激性食物。

第十节　急性宫颈炎

正常宫颈腺体分泌的黏稠样物可阻挡阴道内病原体进入宫腔。当宫颈受物理、化学、生物等因素侵害时此种防御功能受损，则易发生炎症，产生稠脓性白带，即为急性宫颈炎。流产、分娩时宫颈裂伤、刮宫等常为发病的诱因。

（一）病因和发病机制

急性宫颈炎过去少见，主要见于感染性流产、产褥感染、宫颈损伤和阴道异物并发感染，常见的细菌为葡萄球菌、链球菌、肠球菌等一般化脓性细菌。近年又发现因沙眼衣原体感染致宫颈急性炎症，多见于生育年龄，常与急性阴道炎同时存在。近年来随着性传播疾病的增加，急性宫颈炎已成为常见疾病。

目前临床最常见的类型为黏液脓性宫颈炎，其特点是与宫颈管或宫颈管棉拭子标本上肉眼见到脓性或黏液脓性分泌物，用棉拭子擦拭宫颈管时，容易诱发宫颈管内出血。黏液脓性宫颈炎的主要病原体为淋病奈瑟菌及沙眼衣原体。但部分黏液脓性宫颈炎的病原体不清，沙眼衣原体及淋病奈瑟菌均感染宫颈管柱状上皮，沿黏膜面扩散引起浅层感染，病变以宫颈管明显。除宫颈管柱状上皮外，淋病奈瑟菌还常侵及尿道移行上皮、尿道旁腺及前庭大腺。葡萄球菌、链球菌更易累及宫颈淋巴管，侵入宫颈间质深部。

（二）病情分析

（1）部分患者无症状，有症状者主要是流脓性白带，有臭味。阴道烧灼、下坠感，伴腰痛、腹痛，也可出现经间期出血、性交后出血等症状。此外，常有下泌尿道症状，如尿频、尿急、尿痛。

（2）宫颈充血、潮红、水肿，颈管黏膜外翻。大量脓性分泌物自颈管流出。宫颈触痛、质脆、触之易出血。如为淋病奈瑟菌混合感染，症状更明显，白带为黄色脓性，常同时伴发尿道炎，膀胱炎，阴道炎，子宫内膜炎，可见尿道口、阴道口黏膜充血、水肿以及多量脓性分泌物。有不同程度的发热及白细胞增高。

（3）肉眼见宫颈红肿，宫颈管黏膜充血、水肿，脓性分泌物可经宫颈外口流出。镜下见血管充血，宫颈黏膜及黏膜下组织、腺体周围大量中性粒细胞浸润，腺腔内可见脓性分泌物。

（三）诊断要点

1. 宫颈分泌物涂片检查　擦去宫颈外口表面分泌物后，用小棉拭子插入宫颈管内取出，肉眼可见白色棉拭子上有黄色或黄绿色黏液脓性分泌物，将分泌物涂片做革兰染色，若光镜下平均每个高倍视野有 30 个以上或每个油镜视野有 10 个以上中性粒细胞，可以诊断为黏液脓性宫颈炎。对黏液脓性宫颈炎应作淋病奈瑟菌及沙眼衣原体检测，以明确病原体。

2. 检测淋病奈瑟菌的方法

（1）分泌物涂片革兰染色，查找中性粒细胞内有无革兰阴性双球菌。

（2）淋病奈瑟菌培养。

（3）核酸检测，PCR 技术检测淋病奈瑟菌的 DNA 片段。

3. 检测沙眼衣原体的方法

（1）衣原体培养。

（2）酶联免疫吸附试验检测沙眼衣原体。

（3）核酸检测。

（四）治疗要点

主要针对病原体。

1. 单纯性淋病奈瑟菌性急性宫颈炎的治疗　目前多主张大剂量、单次给药。常用药物有第三代头孢菌素，如头孢曲松钠 250mg，单次肌内注射；氨基糖苷类的大观霉素 4g，单次肌注；喹诺酮类的环丙沙星 500mg，单次口服；或氧氟沙星 400mg，单次口服。2002 年美国 CDC 发现对于亚洲来源的淋病奈瑟菌有耐喹诺酮的菌株，不推荐使用喹诺酮类抗生素。

2. 衣原体性急性宫颈炎的治疗　四环素类，如多西环素 100mg，每日 2 次，连用 7 日；红霉素类，如阿奇霉素 1g 单次顿服，或红霉素 500mg，每日 4 次，连用 7 日；喹诺酮类的氧氟沙星 300mg，每日 2 次，连用 7 日；左氧氟沙星 500mg，每日 1 次，连用 7 日。

3. 混合型感染的治疗　由于淋病奈瑟菌经常合并有沙眼衣原体的感染，因此，若为淋病奈瑟菌感染，治疗时应同时使用抗淋病奈瑟菌和沙眼衣原体的药物。

4. 局部用药治疗　每日用 1：5000 高锰酸钾液冲洗阴道，冲洗后放入甲硝唑片 200～400mg，或氯喹那多一普罗雌烯阴道片 1 粒，每日 1 次，连用 7～10 日为 1 个疗程。如为衣原体感染，可用四环素，或磺胺药粉敷于患处，衣原体对这两种药物较敏感。

5.中药治疗宫颈炎方

功效：具有消炎生肌的作用。药物：黄柏30g、苦参30g、冰片3g、青黛10g、白及15g，研细装入瓶内并消毒备用。

用法：用窥器撑开阴道暴露宫颈后，先用1%的苯扎溴胺（新苯扎氯铵）棉球擦净阴道分泌物，将药粉撒在大棉球E（药粉约1克左右），用长镊子送入阴道，使药粉紧贴于宫颈上，棉球的线头留于阴道外，24h后，患者自行拉出棉球。每隔2天上药1次，5次为1个疗程，连用5个疗程。

（五）护理

一、日常护理

1.保证充分休息。

2.及时更换衣物，保持外阴及阴道清洁。

3.重视性生活卫生。

4.加强锻炼以增强体质和免疫力。

5.定期进行妇科检查。

二、饮食调理

饮食以易消化，含有高热量、高蛋白、多种维生素的食物为宜。忌食辛辣煎炸及温热性食物，忌甜腻食物，忌海腥河鲜食物。

三、其他注意

实行计划生育，采取有效避孕措施，尽量避免多次人流对宫颈的机械性损伤。

第十一节　急性子宫内膜炎

急性子宫内膜炎患者常有发热及全腹痛。患者因腹痛而就诊，近年来妇女保健知识的普及，本病的发生明显减少，但仍偶尔发生。

（一）病因和发病机制

多发生在分娩时胎盘组织残留或宫颈裂伤，阴道细菌上行感染；或发生在消毒不严密宫腔内操作、经期性交等情况下。以化脓菌及大肠杆菌感染多见。

（二）病情分析

（1）发热、体温达38℃以上。下腹疼痛下坠，腰酸。大量脓性、血性或水性白带，并有臭味。

（2）双合诊子宫体增大，压痛明显。子宫内膜充血、水肿。炎症通过淋巴管及血管向肌壁蔓延，引起子宫肌壁急性炎症。末梢血白细胞增高。

（三）诊断要点

细问病史和症状。检查阴道可见宫颈管内排出脓性分泌物。双合诊时宫颈有举痛，子宫明显压痛。取分泌物涂片及培养，以明确何种细菌感染，同时做药物敏感试验，为治疗提供参考。

（四）治疗要点

大多数为化脓性细菌感染，常用青霉素800万u静脉滴注，每日1次，连用5～8天为1个疗程。同时加用庆大霉素或甲硝唑滴注或口服以提高疗效。或口服头孢拉定，每次口服0.5～1g，每日4次。克林霉素或林可霉素（克林霉素或林可霉素）1.8～2.4g/d，分2次静脉滴注，对厌氧菌及沙眼衣原体感染有效。

（五）护理

一、日常护理

1.急性子宫内膜炎应卧床休息，宜采取半卧位，以有利于炎症的局限及宫腔分泌物的引流。

2.下腹部热敷，以促进炎症的吸收并止痛。

3. 高热时可物理降温。

4. 应避免过多的妇科检查，以防止炎症扩散。

二、饮食调理

半流质易消化饮食，并含有高热量、高蛋白、多种维生素的食物为宜。不能进食者，应静脉补充营养及水分，并注意纠正电解质紊乱及酸中毒。

第十二节　急性盆腔炎及盆腔脓肿

盆腔炎系指输卵管、卵巢、子宫、盆腔结缔组织及盆腔腹膜的炎症，发生输卵管炎症时，输卵管与各部位邻近脏器，盆腔检查时不易区分为哪个器官发炎，所以统称为盆腔炎。有急性、慢性两种，急诊者多为急性盆腔炎。近年来性传播疾病迅速蔓延，以及宫内节育器的广泛应用，均为新的危险因素。因此，急性盆腔炎仍是目前妇产科的常见疾病。

（一）病因及发病机制

诸多病原体可引起急性盆腔感染。分娩、流产时的胎盘剥离面，经期子宫内膜剥脱面，生殖器官裂伤及生殖器官的手术和操作，均为病原体的侵入创造了条件。

1. 引起急性盆腔炎的主要诱因

（1）产后或流产后感染、分娩后产妇体质虚弱，宫颈口未很好关闭，当产道有损伤，或胎盘、胎膜残留时，病菌侵入宫腔引起感染；流产过程中流血时间过长，或有组织残留子宫腔内，或手术中无菌操作不严格，都可引起感染。

（2）宫腔内手术操作感染　如放置宫内节育器、刮宫术，输卵管通液术、输卵管造影术、宫腔镜检查等，术时消毒不严，可引起感染。

（3）经期卫生不良使用不洁的月经垫或经期性交等。

（4）邻近器官炎症直接蔓延如阑尾炎、结肠炎、腹膜炎等。

（5）慢性盆腔炎急性发作。

2. 病原体　盆腔炎的病原体有两个来源，包括内源性病原体和外源性病原体。

内源性病原体主要来自原寄生于阴道内的菌群，包括需氧菌及厌氧菌，可以仅为需氧菌或仅为厌氧菌感染，但主要为混合型感染。主要的需氧菌及兼性厌氧菌为金黄色葡萄球菌、溶血性链球菌、大肠埃希菌；主要的厌氧菌为脆弱类杆菌、消化球菌、消化链球菌。厌氧菌感染的特点是容易形成盆腔脓肿、感染性血栓性静脉炎，脓液有粪臭并有气泡。

外源性病原体主要为性传播疾病的病原体，如衣原体、淋病奈瑟菌及支原体，其他有绿脓杆菌、结核分枝杆菌等。性传播疾病常同时伴有需氧菌及厌氧菌感染，可能为衣原体或淋病奈瑟菌感染造成输卵管损伤后，容易继发需氧菌及厌氧菌感染。

（1）链球菌产褥感染败血症以溶血性链球菌多见，致病力强，使感染容易扩散，对青霉素敏感。

（2）葡萄球菌产后、手术后生殖器官炎症及伤口感染多为此类球菌，常沿阴道、子宫、输卵管黏膜上行感染。以金黄色葡萄球菌致病力最强。对头孢菌素、万古霉素、氯霉素、林可霉素敏感。

（3）大肠杆菌可产生内毒素休克，常与其他致病菌混合感染。可应用卡那霉素、庆大霉素、头孢菌素、羧苄西林治疗。

（4）厌氧菌　主要有脆弱类杆菌及消化球菌、消化链球菌。可以单独感染，也可以与需氧菌混合感染。对青霉素、氯霉素、林可霉素、头孢菌素族、甲硝唑都敏感。

3. 传播途径

（1）经淋巴传播　病原体经外阴、阴道、子宫颈及子宫创伤的淋巴管，侵入盆腔内生殖器和结缔组织，是产褥感染、流产后感染及某些宫内节育器有关感染扩散的主要途径。丝虫病亦可通过淋巴引起盆腔感染。

(2)经血循环传播病原体先侵入其他系统器官，再经血液循环传播至盆腔，如盆腔结核，其结核菌是由身体其他部位的结核灶经血行传播而来。全身的菌血症可导致盆腔炎症。其他如血吸虫病、流行性腮腺炎病毒，都是经血液循环传播。

(3)直接蔓延腹腔中其他脏器感染后，可直接蔓延到内生殖器，如腹膜炎、阑尾炎等。经腹进行的妇科手术或直肠感染，细菌可穿过肠壁直接感染到生殖器官。

(4)沿生殖器黏膜上行蔓延　病原体侵入外阴、阴道后，沿黏膜面经宫颈、宫内膜、输卵管黏膜至卵巢及腹腔。葡萄球菌、淋菌、沙眼衣原体沿此途径扩散。

（二）病情分析

（1）患者往往先出现高热，体温达39～40℃，初期呈持续性，当形成脓肿时，则转为间歇性并有寒战，脉快。

(2)下腹一侧或双侧疼痛及腹胀，用力按压则痛更甚，严重者全下腹剧痛。

（3）阴道白带为脓性。

（4）全身乏力，排尿痛，腰痛，大便疼痛。

（5）下腹略饱满，耻骨上部有明显压痛，以病变严重的一侧最显著，有肌紧张，触不到肿块。

（6）妇科检查子宫颈有举痛，子宫大小正常或略大，有压痛。双附件区明显压痛。因腹痛拒按，故盆腔内情况不易查清。

（7）当形成输卵管脓肿时，体温呈持续高热，盆腔检查可触到双侧输卵管呈腊肠状，有明显压痛。

（8）如为盆腔脓肿，则脓肿多在子宫直肠陷窝，形成波动的包块，压痛明显。

（9）如脓肿穿孔或破裂，则全盆腔或腹腔有更显著压痛，反跳痛，腹肌紧张，腹胀，肠鸣音减弱，持续高热。

（10）急性炎症局限在盆腔腹膜时，称为盆腔腹膜炎，压痛、肌紧张局限在下腹部。

（11）病菌毒力大时，则炎症蔓延到全腹膜，形成弥漫性腹膜炎，有寒战、高热，恶心、呕吐，脉搏及呼吸加快、腹肌紧张，压痛及反跳痛明显。可发展为中毒性休克或麻痹性肠梗阻。

（12）经积极治疗、渗出物吸收，则体温下降，局部症状消失，进入慢性期。

（三）诊断要点

1.病史　急性盆腔炎多有分娩、流产、性生活紊乱、性卫生不良、手术操作等病史。

2.症状　急性期可表现为高热、寒战、头痛、食欲不振，或伴有恶心、呕吐、腹胀、腹泻、下腹疼痛。有时伴有泌尿系症状如尿频、尿痛。阴道分泌物常增多、有臭味。

3.体征　患者呈急性病容，体温高，心率快，腹胀，下腹部有肌紧张、压痛及反跳痛，肠鸣音减弱或消失。盆腔检查：阴道分泌呈脓性，有臭味，阴道黏膜充血。宫颈充血、水肿，举痛明显。子宫增大、软、压痛明显、活动受限。两侧附件区压痛明显，有时可扪到包块，脓肿形成时肿块有波动感。

4.2002 年美国 CDC 关于盆腔炎诊断标准

（1）基本标准

A 宫体压痛、附件区压痛

B 宫颈触痛

（2）附加标准

A 体温超过 38.3℃（口表）

B 宫颈或阴道异常黏液脓性分泌物

C　阴道分泌物生理盐水涂片见到白细胞

D 实验室证实的宫颈淋病奈瑟菌或衣原体阳性

E 红细胞沉降率升高

F C-反应蛋白升高

（3）特异标准

A 子宫内膜活检证实为子宫内膜炎

B 阴道超声或磁共振检查显示充满液体的增粗输卵管，伴或不伴有盆腔积液，输卵管卵巢肿块

C 腹腔镜检查发现输卵管炎

5. 辅助检查　宫颈管分泌物或后穹窿涂片、培养及免疫荧光检测可以有助于确定病原体。对涂片做革兰染色，可以找到淋病奈瑟菌，可根据细胞形态为选用抗生素提供及时线索。培养阳性率高，可以明确病原体，免疫荧光主要用于衣原体检查。血尿常规、血沉检查、B 型超声检查可协助诊断。

6. 鉴别诊断　急性盆腔炎应与急性阑尾炎、输卵管妊娠、卵巢囊肿蒂扭转或破裂等急腹症相鉴别。

（四）病情判断

1. 临床分型

（1）轻型下腹痛伴发热，体温 37.5～38.5℃左右；下腹部压痛、反跳痛，宫颈坠痛，子宫双附件区压痛。

（2）重型高热寒战，体温达 39℃以上；全腹压痛及反跳痛，尤以下腹痛

明显；盆腔内触到肿大的包块，压痛明显，提示有盆腔脓肿形成；其他器官如膈下可有脓肿形成。

2.病理类型

（1）急性输卵管炎、输卵管积脓急性输卵管炎主要由化脓菌引起。输卵管炎症时，输卵管内膜、肌层及浆膜均被侵犯，结果输卵管肿胀、充血、渗出、弯曲，大量中性粒细胞浸润，重者输卵管上皮发生退行性变或成片脱落，引起输卵管黏膜粘连，管腔闭塞，管腔内有脓液；如果伞端闭锁，伞部粘连，则形成输卵管积脓。淋病奈瑟菌及大肠埃希菌、类杆菌以及普雷沃菌除直接引起输卵管上皮损伤外，其细胞壁脂多糖等内毒素引起输卵管纤毛大量脱落，最后输卵管运输功能减退、丧失。因衣原体的热休克蛋白与输卵管热休克蛋白有相似之处，感染后引起的交叉免疫反应可损伤输卵管，导致严重输卵管黏膜结构及功能破坏，并引起盆腔广泛粘连。

如果病原菌通过宫颈的淋巴播散到宫旁结缔组织，首先侵及浆膜层，发生输卵管周围炎，然后累及肌层，而输卵管黏膜层可不受累或受累极轻。病变以输卵管间质炎为主，其管腔可因肌壁增厚受压变窄，但仍能保持通畅。

（2）输卵管卵巢脓肿　卵巢很少单独发炎，白膜是良好的防御屏障，卵巢常与发炎的输卵管伞端粘连而发生卵巢周围炎，称输卵管卵巢炎，习称附件炎。炎症可通过卵巢排卵的破孔进入卵巢实质形成卵巢脓肿，脓肿壁与输卵管积脓粘连并穿通，形成输卵管卵巢脓肿（TOA）。输卵管卵巢脓肿可为一侧或两侧病变，约半数是在可识别的急性盆腔炎初次发病后形成，另一部分是在慢性盆腔炎屡次急性发作或重复感染后形成。脓肿多位于子宫后方或子宫、阔韧带后叶及肠管粘连处，可破入直肠或阴道，若破入腹腔则引起弥漫性腹膜炎。

（3)急性盆腔腹膜炎　盆腔内器官发生严重感染时，往往蔓延到盆腔腹膜。腹膜发炎充血、水肿，并有少量含纤维素的渗出液，形成盆腔脏器粘连。当有大量脓性渗出液积聚于粘连的间隙内时，可形成散在的小脓肿；积聚于直肠子宫凹陷内则形成盆腔脓肿，较多见。脓肿的前面为子宫，后方为直肠，顶部为粘连的肠管及大网膜，脓肿可破入直肠而使症状突然减轻，也可破入腹腔引起弥漫性腹膜炎。

(4)急性盆腔结缔组织炎　内生殖器急性炎症时，或阴道、宫颈有创伤时，病原体经淋巴管进入盆腔结缔组织而引起结缔组织充血、水肿及中性粒细胞浸润。以宫旁结缔组织炎最常见，开始局部增厚，质地较软，边界不清，以后向两侧盆壁呈扇形浸润，若组织化脓则形成盆腔腹膜外脓肿，可自发破入直肠或阴道。

(5) 败血症及脓毒血症　当病原体毒力强、数量多、患者抵抗力降低时，常发生败血症。多见于严重的产褥感染、感染性流产及播散性淋病。近年有报道放置宫内节育器、人工流产及输卵管绝育术损伤脏器引起败血症，若不及时控制，往往很快出现感染性休克，甚至死亡。发生感染后，若身体其他部位多处发现炎症病灶或脓肿者，应考虑有脓毒血症存在，但需经血培养证实。

(6)Fitz-Hugh-cuItis 综合征　是指肝包膜炎症而无肝实质损害的肝周围炎。淋病奈瑟菌及衣原体感染均可引起。由于肝包膜水肿，吸气时右上腹疼痛。肝包膜上有脓性或纤维渗出物，早期在肝包膜与前壁腹膜之间形成松软粘连，晚期形成琴弦样粘连。5%~10%输卵管炎可出现此综合征，临床表现为继下腹痛后出现右上腹痛，或下腹疼痛与右上腹疼痛同时出现。

（五）治疗要点

急性盆腔炎主要选用抗生素药物治疗。抗生素可清除病原体，改善症状及体征，减少后遗病变。经恰当的抗生素积极治疗，绝大多数盆腔炎能够彻底治愈，即使输卵管卵巢脓肿形成，若治疗及时，用药恰当，75%的脓肿能够得到控制。

1.一般治疗　收入院、卧床休息。半卧位可以利于脓液积聚在直肠窝，使炎症局限。

2.支持治疗　增加营养，补充液体，纠正水电解质紊乱，以增加抵抗力，疼痛剧烈时给予止痛剂。高热用物理降温。尽量避免不必要的阴道检查，以免炎症扩散。

3.病情观察　重症病例应严密观察，多测血压、体温、脉搏、呼吸，以便及时发现感染性休克。

4.抗生素应用　根据药敏试验选用抗生素较为合理，但通常需在获得实验室结果前即应给予抗生素治疗，因此，初始治疗往往根据经验选用抗生素。由于急性盆腔炎的病原体多为需氧菌、厌氧菌及衣原体的混合感染，需氧菌及厌氧菌又有革兰阴性及革兰阳性之分，故抗生素多采用联合用药。

（1）青霉素或红霉素与氨基糖苷类药物及甲硝唑联合　青霉素240万U～1000万u分次静脉滴注，庆大霉素16万u～32万u静脉滴注，甲硝唑500mg静脉滴注每8h 1次（孕妇及哺乳妇慎用）。或红霉素0.9～1.2g静脉滴注，卡那霉素0.2～0.4g静脉滴注；一般疗程不超过10日。

（2）第一代头孢菌素与甲硝唑联合：头孢唑林（cefazoline）2.0g静脉滴注，每日3次，头孢拉定（Cefradine）100～1.50mg/kg，分次给予。

（3）克林霉素（Clindemycin）与庆大霉素联合　克林霉素0.6g静脉滴注每6h1次。

（4）哌拉西林（Piperacillin）每日4～12g，分3～4次静脉注射或静脉滴注。

（5）第二代头孢菌素　头孢呋辛（Cefuroxime），0.75～1.0g每日3次，肌内注射或静脉滴注；头孢孟多（Cefamandole）0.5～1.0g每日4次，静脉滴注，感染较重者，每日6次，每次1 g。

（6）第三代头孢菌素头孢噻肟（Cefotaxime，头孢噻肟），每日 2g，分两次肌内注射或静脉滴注，中重度感染者 3～6g，分 3 次肌内注射或静脉滴注。

（7）喹诺酮类药物如诺氟沙星（Norfloxacin）、氧氟沙星（Ofloxacin）、环丙沙星（Ciprofloxacin）、甲氧诺氟沙星（Pefloxacin 培福新）等，可口服或静脉滴注，其抗菌谱广，不仅对革兰阳性菌、革兰阴性菌有抗菌作用，对厌氧菌、衣原体、支原体等药物有较强的抑菌或杀菌作用。

5. 手术治疗抗生素等治疗 48～72h 无效，或疑有盆腔脓肿，应行手术治疗。根据患者年龄、病灶范围，采用不同手术方式。

（1）年轻患者尽量保留生育能力，清除病灶。年龄较大，病灶范围大者，应行全子宫及双附件切除；术毕腹腔放抗生素，如卡那霉素 1.0g 或庆大霉素 8 万 u，并放置引流。

（2）当盆腔脓肿位于盆腔底部，阴道后穹隆检查饱满且有波动感时，可自后穹隆穿刺排脓同时注入青霉素 400 万～800 万 u，或甲硝唑液冲洗盆腔，反复冲洗直到把盆腔脓液冲洗基本干净后，自切口处放入软质橡皮引流管，备以后再次冲洗及引流，放置引流管 7 天左右，效果更佳。

（3）输卵管卵巢脓肿往往在病情早期或晚期破裂，脓液流入腹腔，当用抗生素治疗效果不佳时，或阴道后穹隆切开引流不满意时，应采用开腹手术引流，术时切除脓肿包块效果极佳。术时囊肿自行破裂不能完整切除时，可分离粘连灶，用抗生素液反复冲洗盆腔脓液，术毕腹腔内放入抗生素并置入腹腔引流管，放置在盆底深处，自侧壁引出，备术后冲洗及引流。最后用张力线缝合腹壁。术后 48～72h 腹腔分泌液明显减少，炎症控制后拔出引流管。

6. 中药治疗　主要为清热解毒，凉血化瘀，常用银翘解毒汤、安宫牛黄丸等。急性盆腔炎急性期过后常转为慢性期，此时应按慢性治疗，直到肿块消失为止。患者常留有输卵管及卵巢粘连，导致不孕。为预防转为慢性盆腔炎，中药治疗效果好，尤其手术后恢复期用中药具有清热利湿、活血散瘀的作用促进炎症吸收。

（1）口服方：公英 30g、败酱草 30g、红藤 30g、土茯苓 30g、丹皮 12g、黄柏 10g、丹参 30g、桃仁 10g、月季花 12g，水煎服，每日 1 剂。

（2）灌肠方：双花 30g、公英 15g、黄柏 10g、赤芍 15g、红藤 15g、败酱草 15g、丹参 30g、连翘 15g，加水 1 500ml，煮沸后 15min，取药汁 150ml，可每晚睡前，用橡皮肛管插入肛门 15cm，将药液灌入肛门，15 次为 1 个疗程。

（六）护理

1. 做好经期、孕期及产褥期的卫生宣传。

2. 严格掌握产科、妇科手术指征，做好术前准备；术时注意无菌操作；术后做好护理，预防感染。

3. 治疗急性盆腔炎时，应做到及时治疗、彻底治愈，防止转为慢性盆腔炎。

4. 注意性生活卫生，减少性传播疾病，经期禁止性交。

第十章　妇科泌尿系统急症

第一节　急性尿道炎

急性尿道炎多为急性淋病的最早表现。也可由于其他病因所致，可与急性尿道旁腺炎、急性前庭大腺炎、急性宫颈炎并存。

（一）病情分析

表现为尿频、尿急、尿痛、排尿困难、外阴烧灼感、白带增多等。外阴、尿道口和阴道口充血水肿。压迫尿道时尿道旁腺开口处有脓液排出。前庭大腺肿胀，有压痛。于开口处有脓液排出。宫颈充血，从宫颈口排出脓性分泌物。如发展为急性盆腔炎，其表现与一般急性盆腔炎相似。

（二）诊断要点

取尿道口、宫颈口等处的分泌物做涂片革兰染色，在多核白细胞内找到6对以上的肾型革兰阴性双球菌可确诊为淋病。涂片阴性则需做分泌物培养。

（三）治疗

多数抗生素对淋球菌有效。首选青霉素，氨苄西林，头孢菌素或大观霉素（大观霉素）等治疗。

口服氧嗪酸（又称氧氟沙星），对泌尿道感染有较好的疗效。无合并症的淋球菌感染，单次口服200～400mg即可。有并发症的淋球菌感染性尿道炎，可用200mg，每日2次，连用7～14日。

衣原体感染，首选多西环素100mg，每日2次，连用7日。亦可用氧氟沙星200mg，每日2次加阿莫西林，每日2～4g，连用21日为1个疗程。顽固性感染每隔3~4周重复1个疗程，共用3～4个疗程。亦可选用红霉素500mg，每日4次，连用7天；或四环素500mg，每日4次，连用7天。

（四）护理

一、日常护理

1. 起居规律，积极锻炼身体，增强体质，预防感冒，避免熬夜、劳累。

2. 养成良好卫生习惯，女性应注意保持外阴清洁，清洗水以开水凉温为好，尤其是月经期、妊娠期和产褥期的卫生更为重要。洗澡时尽量用淋浴，避免盆浴。

3. 夫妻性生活前双方均应清洗外阴，结束后排一次尿。

4. 忌憋尿，保持大便通畅。

5. 尿路感染期及治愈后一周内，避免性生活。

二、饮食调理

多食用含 B 族维生素丰富的食物如小麦、蜂蜜、豆腐、鸡肉、韭菜、牛奶等；宜多饮水、多食水果和新鲜蔬菜，忌油腻食物如肥肉、奶油等。

第二节　急性膀胱炎

女性比男性易发生膀胱炎，发病率男女之比可达 1：9，以发生于 20~30 岁者多见，常因急性尿痛、尿频而来就诊。

（一）病因和发病机制

女性尿道短而直，开口于会阴前庭，阴道分泌物中的细菌在性交时易进入尿道口内，上行达膀胱，引起急性膀胱炎，特别是当过度性生活时更易发病。月经期月经垫换的不勤，经血浸泡在前庭和外阴，细菌易繁殖，进入膀胱发病。导尿时消毒不严，或术后、分娩后尿滞留均可发病。当全身抵抗力降低、外阴不洁以及邻近脏器感染（如盆腔炎、宫颈炎、阴道炎等）均易发生膀胱炎。

病原菌多为大肠杆菌、少数为变形杆菌、葡萄球菌、链球菌、绿脓杆菌等。近年来性传播疾病逐渐增多，由淋球菌及沙眼衣原体感染引起的膀胱炎也增多。

（二）病情分析

（1）尿频、尿痛、尿急、尿不尽感，一夜可排尿数十次，每次排尿尿道及下腹坠胀痛。甚至排尿困难，患者极为痛苦。

（2）尿液浑浊.或有脓尿、血尿。

（3）全身倦怠，有时伴低热。

（4）反复发作，多在性生活后急性发作。

（5）治疗不彻底时往往转为慢性，迁延 3～6 个月以上。或上行感染发生肾盂肾炎。

（6）下腹正中相当于膀胱区有压痛。

（7）如发展为急性肾盂肾炎，肾区有明显压痛，此时患者寒战高热交替，全身虚弱。

（8）慢性膀胱炎患者尿常规检查 60%为阴性，必要时行膀胱镜检查。

（三）诊断要点

根据症状及尿液检查可确诊。

（1）尿检查镜下可见很多白细胞、红细胞甚至脓性细胞，尿蛋白阳性。

（2）淋球菌性膀胱炎往往同时有宫颈炎或盆腔炎，白带为脓性，通过白带涂片或尿液涂片革兰染色可找到革兰阴性白细胞内双球菌。

（3）沙眼衣原体感染引起的膀胱炎，尿液中往往查不到白细胞或仅有少量，尿培养查不到细菌，但尿痛、尿频症状明显，遇此种情况则应检查是否有沙眼衣原体感染。

（四）治疗

1. 一般治疗　卧床休息，多饮水，使每日尿量达到 1500ml 以上。不要食用刺激性食物，如辛辣食物。避免性生活。

2. 药物治疗

（1）服用呋喃妥因0.1g，每日4次。本药能抑制大肠杆菌及球菌，有时可致周围神经炎应同时服维生素B_6及维生素B_1。

（2）服用萘啶酸，或吡哌酸，诺氟沙星，阿奇霉素，每次1～2片，每日3～4次。

（3）如疑有急性肾盂肾炎，则肌内或静脉注射青霉素、羧苄西林或链霉素。

（4）治疗效果　不满意时，可根据细菌培养及药敏试验，调整用药。应用药物时要注意有效地调节尿的酸碱度，以增加抗菌效果。酸化尿可用维生素C 1g，每日3次，或氯化铵1g，每日3次。碱化尿用碳酸氢钠1g，每日3次。

（5）药物　一直用到临床无症状，尿检查3次阴性后2周停药。盆腔炎、宫颈炎及阴道炎，应同时治疗。

（6）局部治疗　每日用1：5000高锰酸钾液坐浴，或用苯扎溴铵（新苯扎氯铵）擦洗外阴及尿道口，以保持局部清洁。

（五）护理

一、日常护理

1.保持会阴部的清洁卫生。

2.勤换内裤，常清洗。注意会阴部清洁，注意性交卫生。

3.每次排尿宜排尽，不让膀胱有残余尿。每次性生活后宜排尿一次。

4.多饮水，不憋尿。

二、饮食调理

1.在疾病的发病期，不宜服用温补的食物。

2.禁忌食用辛辣刺激的食物。

3.多吃利尿性食物，多饮水。

第三节　急性尿潴留

尿潴留指尿液在膀胱内潴留不能排出。

（一）病因及发病机制

1. 术后尿潴留

（1）各种阴道、肛周、尿道旁、尿道等手术，由于缝线周围组织水肿，手术对膀胱括约肌的刺激引起反射性痉挛、神经损伤等因素可致尿潴留。

（2）根治性手术损伤了骨盆神经丛及其分支。

（3）压力性尿失禁悬吊术后。

（4）术后伤口疼痛，不习惯卧位排尿等。

2. 阻塞性尿潴留　外阴、盆腔肿瘤、包块、积血、积脓等引起的单纯机械性阻塞或继发感染，组织水肿等。

3. 妊娠、产后尿潴留　妊娠 12~14 周，后倾后屈子宫嵌顿于骨盆腔；或分娩时先露部压迫，分娩及阴道手术对会阴、阴道的损伤、疼痛等反射可致尿潴留。

（二）治疗要点

（1）去除原发病因，如机械性阻塞等，应解除梗阻因素，妊娠嵌顿性子宫复位等。

（2）精神鼓励，坐位或蹲位排尿等。

（3）物理疗法，如热敷膀胱区，按摩等。

（4）针灸疗法，针三阴交、阳陵泉、关元、气海等穴位。

（5）药物治疗　①新司地明、垂体后叶素等注射刺激膀胱肌的收缩；②应用松弛尿道括约肌药物有哌唑嗪 1mg，每日 3 次；③应用能量合剂，维生素等促进细胞的代谢；④应用抗生素抗感染，如吡哌酸、呋喃妥因等药物抗感染治疗。

（6）持续或间断导尿，锻炼膀胱肌上述方法无效时，需无菌导尿。导尿时应注意缓慢排空膀胱，一次放尿不能超过 1000ml。一般 600ml 时应夹闭尿管，30～60min 后再放尿。避免膀胱内压突然下降引起膀胱黏膜血管破裂。导尿后先持续放尿 24～48h，以后夹住导尿管，每 2h 定时放尿一次，2～3 天后拔除导尿管能自解小便，观察剩余尿少于 50ml 为止。

（三）护理

一、日常护理

前列腺增生患者避免受凉、劳累，多食用营养、粗纤维丰富食物、预防便秘。

二、饮食调理

食用富含粗纤维的食物，避免刺激性食物。

第十一章　妇科急腹症

妇科急性腹痛很常见，常与内、外科急腹痛混淆，患者往往先到内、外科就诊，故对女性急腹痛应询问月经及婚育情况，有无闭经或阴道出血，腹痛是否以下腹痛为主，必要时请妇科医师检查。常见的妇科急腹症有异位妊娠、卵巢滤泡或黄体破裂、急性附件扭转、卵巢肿瘤蒂扭转或破裂、原发性痛经、处女膜闭锁等，现分别叙述。

第一节　异位妊娠

异位妊娠（ectopic pregnaney）指受精卵种植在子宫体腔以外的妊娠，俗称宫外孕。是妇科常见的急症。根据孕卵着床的部位不同，可形成输卵管妊娠、腹腔妊娠、子宫腔外的子宫有关部位妊娠、阔韧带内妊娠、卵巢妊娠等，最常见的为输卵管妊娠，占异位妊娠的95%～98%。

一、输卵管妊娠

输卵管妊娠（tubal pregnancy）是指受精卵在输卵管腔内种植并发育。受精卵可种植在输卵管的任何部分，其好发部位依次为壶腹部、峡部、伞端、间质部。

（一）病因

任何促使受精卵运行延迟、干扰受精卵发育、阻碍受精卵及时进入宫腔的因素都可导致输卵管妊娠。如输卵管因素：慢性炎症、结核、发育不良或先天畸形、输卵管手术后、输卵管周围肿瘤、输卵管子宫内膜异位症；孕卵游走；内分泌失调；精神因素；辅助生育技术后等。

（二）诊断要点

1. 急性宫外孕指输卵管妊娠破裂或流产后的急性出血期，起病急。

（1）症状　停经、腹痛、不规则阴道流血为其典型的三大症状。

①停经：患者常有短期停经或月经延迟数大的病史，约有 1／4 的患者无明显停经史，个别患者经前 2～3 天开始阴道点滴流血，持续十余天不断。所以详细的病史询问十分重要。但多因将少量阴道流血误认为月经，而认为无停经史。

②腹痛：急性发作时多突然一侧下腹痛，伴恶心、呕吐，肛门坠胀感。如内出血多，刺激膈肌，疼痛可放射至肩胛部。腹痛常先于阴道流血，或与阴道流血同时发生，亦有先阴道流血，后有腹痛者。

③不规则阴道流血：有时被误认为是月经，出血量较少，淋漓不止，可有蜕膜碎片或有管形排出。

④晕厥与休克：由于急性腹腔内出血，血容量减少，轻者晕厥，重者呈休克。症状与阴道出血量不成比例。

（2）体征

①一般情况：大量腹腔内出血时表现为面色苍白，四肢湿冷，脉搏快，血压下降，体温可正常。

②腹部检查：下腹部有明显的压痛、反跳痛，以患侧为重。肌紧张不明显。出血多时叩诊有移动性浊音。

③盆腔检查：阴道后穹隆饱满、触痛。宫颈着色，有举痛。子宫稍大、软，内出血多时子宫有漂浮感。有时患侧可触及包块，质似面团，边界不清，多为积聚的血块，压痛明显。间质部妊娠，子宫大小与停经月份相符，轮廓不对称，宫角部突出，破裂的体征与子宫破裂相似。

（3）辅助检查

①后穹隆穿刺：取膀胱截石位，用 16～18 号长针头经阴道后穹隆刺入盆腔，如能抽出暗红色不凝血，可诊断为腹腔内出血。若患者病情严重，腹胀、腹腔

内出血明显。亦可直接行腹腔穿刺。

②B 型超声：Ⅰ：子宫内未见胚囊。Ⅱ：子宫旁一侧见混合性肿块，形态不规则，边界不清，大小不等，同侧探及卵巢或混合性包块内隐见卵巢或不能辨卵巢。Ⅲ：有盆腹腔积血，多少视输卵管妊娠流产或破裂程度而有所不同。异位妊娠少量阴道流血时，蜕膜中间有低回声区似胚囊，易与宫内妊娠混淆。真胚囊为离心圆即偏于宫腔一侧，而假胚囊位于宫腔正中，形态可似宫腔，环周边回声低，无绒毛光环及双环征，不随孕周增大，甚至缩小或消失，彩色血流成像检查无彩色血流。

③血绒毛膜促性腺激素（HCG）测定：血 HCG 可以定量。宫外孕者血 HCG 值增高，但低于正常宫内妊娠相同孕龄的 HCG 水平。尿 HCG 检查可供参考，但阴性不能排除异位妊娠。

④诊断性刮宫：一般较少用，仅用于阴道出血多，不能除外宫内孕者，刮出物有绒毛组织可确诊为宫内孕，但仍需注意宫外、宫内同时妊娠的情况。

2. 未破裂性及陈旧性宫外孕　未破裂性宫外孕即输卵管妊娠未发生破裂或流产，仅表现为短暂停经史，轻微下腹胀疼痛不适，或（和）少量阴道流血，盆腔检查多无阳性体征。血绒毛膜促性腺激素β-亚单位（β-HCG）检查有助于早期诊断。如患者一贯月经规律，停经 32 天，血β-HCG<200IU，且连续监测该值上升缓慢，即提示宫外孕可能。据我们观察，在宫内孕早期，血β-HCG 每 1.7 天升高 1 倍。如停经 38 天，血β-HCG<3200IU，高度可疑宫外孕。超声检查尤其是阴道超声可较早提示。B 超检查显示：①停经 35 天宫内尚未探及妊娠囊。②双侧卵巢显示清晰，一侧增大呈低回声区，为妊娠黄体。③在一侧附件区见一椭圆形低回声区、边界尚清，呈月晕征，为一侧增粗之输卵管，内部可见均质或不均质实质回声，称为输卵管血肿（即妊娠物及血液、血块在输卵管内）。盆腔内可有少量液性暗区。④输卵管血肿内见到胚囊，甚至见到卵黄囊、胚胎

或胎心。

陈旧性宫外孕系指输卵管妊娠流产或破裂后，孕卵已死亡，绒毛退化，病侧输卵管内出血未全吸收，形成血肿，机化、变硬。患者可有停经史、低热、阵发性腹痛、不规则阴道流血，附件区触及肿物，B超及腹腔镜可协助诊断。

（三）治疗要点

急性宫外孕治疗

1. 一般支持治疗

（1）快速补液，根据休克程度及内出血的多少，快速补给含盐晶体液，如林格液或平衡盐溶液，羟乙基淀粉500ml。

（2）根据失血情况酌情备血、输血。

（3）应用抗生素抗感染。

（4）迅速做好术前准备。

2. 手术治疗　包括开腹手术和腹腔镜手术。腹腔镜手术以其手术效果好、病人痛苦少，术后恢复快，融诊断与治疗为一体等优点，在妇科临床的应用越来越普及。如有腹腔镜的技术及设备，腹腔镜是异位妊娠首选的手术方式。一般认为腹腔镜手术仅适合输卵管未破裂或输卵管已破裂但血流动力学尚稳定的病例。但对有经验的腹腔镜医生而言，如果有合适的麻醉及先进的心电监护措施以及必要的支持治疗如输血等，异位妊娠即使有内出血、血流动力学已经有改变，仍可选腹腔镜手术。国内已有对失血性休克的输卵管妊娠患者实施腹腔镜手术的报道。对快速补液都不能纠正血压的重症休克患者，不应选择腹腔镜手术。对间质部妊娠是否选择腹腔镜手术取决于妊娠囊向腹腔内生长还是向宫腔内生长，若圆韧带位于包块的内侧，提示妊娠向腹腔内生长，可选择腹腔镜手术治疗。手术方式由有无生育要求，输卵管妊娠的部位、大小、结局状况，术者技术水平及手术措施等综合因素考虑。

（1）根治性手术 即输卵管切除术，无论流产型或破裂型输卵管妊娠，行输卵管切除术可达到及时止血、挽救生命的目的，尤其适用于内出血伴休克的急腹症患者。对已有子女且不再准备生育的患者，可同时行对侧输卵管结扎术；对主观愿望仍要保留生育功能的患者，但因输卵管妊娠病灶范围大，破口大，累及输卵管系膜和血管者，也应以抢救患者生命为主而作输卵管切除术；在保守性手术过程中，因输卵管出血，无法控制时，也应切除输卵管。

手术常在局麻、硬膜外麻醉或全麻下进行，开腹后，应快速收集腹腔血作自体回输血用。白体同输血必须符合以下条件方可回收使用：妊娠<12 周，胎膜未破，出血时间小于 24h，血液未受污染，镜下红细胞破坏率<30%。每 100ml 血液加入 3.8%枸橼酸钠 10ml 抗凝，经 6～8 层纱布或经 20μm 微孔过滤器过滤，方可输回体内。每自体输血 400ml 应补充 10%葡萄糖酸钙 10ml。亦可用 sorenson 公司的自身输血器回收。济宁医学院附属医院妇产科自 1993 年来，采用术中自体血回输不加抗凝剂法抢救 300 余例宫外孕失血性休克患者，用消毒小碗集于大盆中，用普通输血器通过虹吸作用将血液滤至灭菌输液瓶中回输。最多者同输 2500ml，最少者回输 400ml，术后无一例出现不良反应。待大部分腹腔内血收集后，提出患侧输卵管，先钳夹止血，待休克好转后再按步骤切除患侧输卵管。有学者主张开腹后先提出病侧输卵管止血，再回收血液，笔者认为腹腔内有中、大量积血时，腹腔压力大，腹膜开一小口即有血液涌出，为防止血液外溢造成浪费，宜先快速收集血液；再者输卵管出血多系中小血管出血，短短数分钟内不至于大量出血，除非怀疑胎质部妊娠破裂，出血凶猛，自体血不能回输时，宜先提出病灶止血。

（2）保守性手术指手术清除妊娠产物但保留输卵管。主要用于未产妇以及生育功能较低，但又需保留其生育能力的妇女，年龄小于 35 岁，无健康子女存活，或一侧输卵管已被切除，患者出血不急剧，休克已纠正，病情稳定，输卵管妊娠破裂口≤3cm，术后输卵管长≥5cm，输卵管无明显炎症和粘连者。保守性手术主要有以下几种：

①挤压术：适用于输卵管伞部妊娠或壶腹部远端腔内妊娠。是将妊娠物用手自妊娠部近端向远端挤压排出。此法虽简单，但欲将妊娠产物挤净而又不损伤输卵管内膜实有一定难度，因输卵管妊娠在管壁上生长发育，如依靠手指不能全部挤净妊娠产物，则有再次手术的可能；此法是通过黏膜肌层的通道挤出，日后致该部瘢痕及狭窄，或异位妊娠再发生率高。

②造口术与切开缝合术：多适用于壶腹部妊娠。于妊娠部输卵管背侧纵向切开管壁，长度相当于妊娠部最大管径或超过妊娠膨胀部两端。轻轻挤压出血胚，用小蚊钳将管腔内血胚碎块夹取干净。切口不缝合仅缝扎切缘止血称造口术或开窗术。切开用6个0或8个0尼龙线间断缝合称输卵管成形术（即切开缝合术）。切开缝合术还用于个别仅有一侧输卵管之间质部妊娠者，切开取胚干净后，缝合前子宫角部微孔内置0号2cm长一段肠线，避免管腔粘连闭锁。

③端一端吻合术：多适用于峡部妊娠及壶腹部近侧段妊娠，或破裂型裂口不规则者。做孕段输卵管切除（不必钳夹输卵管以便保留足够长度正常输卵管），两侧残端对应用6个0或8个0尼龙线间断肌层缝合3~4针，然后再间断缝合浆膜层3针以腹膜化。如遇峡部和壶腹部管腔不同，峡部管径小应剪成斜面与壶腹部端匹配。因妊娠输卵管组织水肿，注意缝合张力不宜过大。

④Gepfert手术：适用于伞部妊娠。纵行切开输卵管远端，去除妊娠物，将输卵管远端像袖口样翻转，把伞部缝于近端浆膜。

行保守性手术时操作必须轻柔，术中充分止血，对峡部或间质部妊娠于切断孕段输卵管前行同侧子宫动脉上行支肠线缝扎或子宫峡部放置橡皮条扭紧阻断子宫动脉上行支血流；对壶腹部妊娠切开管壁前，用3个0无创伤肠线缝扎该妊娠段近输卵管系膜侧之血管2～3针以达止血目的。术中不断用肝素盐水冲洗术野，保持创面湿润，以减少损伤，减少术后粘连。剖腹前冲洗腹腔，然后将200ml葡萄糖酐一70中加入庆大霉素8万U，透明酸酶1500U和地塞米松10mg注入腹腔，以防术后粘连，术后应予足够的抗生素预防感染。术后患者第一次行经后3～7天须通液一次。术后2周应做血β-HCG测定，了解胚胎是否彻底清除。若采用显微技术较常规手术更精细，对输卵管的创伤极小，更易恢复输卵管生理功能，从而大大提高手术效果。

术后如果患者有生育要求，应劝其尽早怀孕，以免术后发生粘连，造成复发性宫外孕或永久性不孕。

3.非手术治疗　随着快速、敏感血β-HCG检测技术的问世，超声检查尤其是阴道B超的进展，诊断性刮宫的应用及腹腔镜技术的推广作用，80%的异位妊娠患者在未破裂前能得以诊断。异位妊娠的早期诊断为非手术治疗创造了条件和时机。非手术治疗包括期待疗法和药物疗法。

（1）期待疗法凡同时具备下列条件的异位妊娠患者，可先行期待疗法：①病情稳定，无明显症状。②B超检查盆腔附件包块直径3～4cm以内，无胎心搏动；估计子宫直肠陷凹积液<100ml。③血HCG测定在<1000IU／L或血β-HCG<200IU／L，且逐渐下降者。但如在观察期间出现内出血症状或血HCG水平持续不降时，应改行手术治疗或给予药物治疗。

（2）药物疗法　目前异位妊娠药物治疗以MTX效果最佳。MTX是一种叶酸拮抗剂，它通过与细胞内二氢叶｛酸还原酶的结合，阻断二氢叶酸转化为具有生物活性的四氢叶酸。导致蝶呤和嘧啶的合成被抑制。从而干扰DNA、RNA及蛋白质合成和胚胎滋养叶细胞的分裂，以致胚胎死亡。

适应证：①患者一般情况良好，无明显内出血；②子宫附件包块<4cln；③血β-HCG<2000u／L；④肝功能正常、红细胞、白细胞、血小板计数在正常范围内。

给药方法：

①全身给药：MTX，1mg/kg，肌注，第1、3、5、7日隔日1次；四氢叶酸钙0.1mg／kg肌注，第2、4、6、8日隔日1次。治疗成功率为93％。MTX，50mg／m^2，肌注，隔日1次共两次，成功率90％左右。

②局部直接注射：将MTX 25～50mg直接注射至胚胎种植部位，需经阴道B超或输卵管内插管，此方法操作繁琐，无特殊优越性，不宜推广。在以MTX治疗期间应以B超及血HCG进行监护，并注意患者的病情变化及药物的毒副反应。若用药14日，血HCG下降，腹痛缓解或消失，阴道血流减少或停止，即为保守治疗成功。MTX治疗后3～7天内出现腹部疼痛较为常见，疼痛可能是输卵管流产所致，一般持续4～12h，如检查时腹部有压痛和反跳痛，但无腹水征，血压正常或血红蛋白无下降，此时仍可继续观察。不应认为是治疗失败而急诊手术。但如患者出现腹水症，血压和血红蛋白均下降，应行急诊手术治疗。

二、卵巢妊娠

卵巢妊娠（ovarian pregnancy）是指受精卵在卵巢组织内种植和生长、发育。以受精卵种植部位为基础，卵巢妊娠分为原发性及混合性两大类：原发性卵巢妊娠指孕卵种植于卵巢上，不论其卵泡内或卵泡外，包括卵巢表面、皮质内、髓质内；混合性卵巢妊娠是指孕囊壁由部分卵巢及其他器官或组织所构成。临床上所见的卵巢妊娠，绝大多数为原发性卵巢妊娠。

（一）病因

卵巢妊娠的病因尚未明确，与宫腔环境不良、宫内节育器、盆腔炎、排卵过程中卵泡不规则、孕卵游走、辅助生育技术应用等有关。

（二）诊断要点

1.临床表现　急性腹痛、盆腔包块、早孕征象以及阴道流血是卵巢妊娠最常见的临床表现。诚然，仅根据上述临床表现，术前诊断卵巢妊娠几乎是不可能的，只有术后仔细的病理学检查才能诊断真正的卵巢妊娠。其病史特点是停经史不明显，发生破裂时间早于输卵管妊娠，但无明显特异性。为此，术前要明确诊断，除详细询问病史和体格检查（包括盆腔检查）外，需辅以相关检查，如阴道后穹窿穿刺，血、尿 HCG 测定及盆腔 B 超检查等，然后借助于其他辅助检查，尽量做出卵巢妊娠的术前诊断。

2.辅助检查

(1)阴道超声检查　在多数情况下阴道超声也很难区分输卵管妊娠和卵巢妊娠，但可以除外宫内妊娠。当发现 Douglas's 窝中有少量积液，患侧卵巢增大，其内窥见形似孕囊的双环征，结合临床表现即可诊断卵巢妊娠，但这种机会极少，因为卵巢妊娠的早期即可发生破裂和出血，不易见到孕囊。

(2)腹腔镜检查　目前已公认妇科腹腔镜对输卵管妊娠的诊断具有很高价值。同样，腹腔镜对卵巢妊娠的诊断也极有价值。但有时在腹腔镜下仍难对卵巢妊娠与黄体破裂进行鉴别。但腹腔镜检查对输卵管妊娠、卵巢妊娠或其他部位妊娠的诊断和鉴别诊断具有十分重要的意义。

(3)病理学诊断卵巢妊娠确诊仍依赖于术后的病理学检查，目前多采用的病理学诊断标准为：①患侧输卵管完全正常并与卵巢分开；②孕囊位于卵巢中；③卵巢及孕囊通过子宫卵巢韧带与子宫相连；④孕囊壁为卵巢组织；⑤输卵管组织在显微镜下不存在妊娠现象。符合上述病理学诊断标准，通常称为原发性卵巢妊娠。在临床实际工作中，并非所有的卵巢妊娠均符合上述标准，如有的卵巢中孕囊因破裂而排入盆腔，致使病理学检查时无法见到卵巢中的完整孕囊。故只要切下的卵巢组织中见到滋养细胞或蜕膜组织，并见妊娠黄体，也应诊断为卵巢妊娠。

（三）病情分析

卵巢妊娠病情严重程度根据卵巢破裂后内出血量的多少分为轻、中、重度。

轻度：未破裂或破裂口不大，内出血量少，可药物保守治疗。

中度：破裂口较大，盆腔内中等量积血，生命体征尚平稳。须紧急开腹或腹腔镜下行卵巢修补术或楔形切除术。

重度：破裂口较大或破裂时间较长，盆腹腔内大量积血，患者处于休克状态，须抗休克的同时紧急开腹行患侧卵巢部分切除或患侧附件切除术。

（四）治疗要点

1.手术

（1）剖腹手术　卵巢没有肌性组织，仅有一层纤维组织，加上卵巢血管丰富，一旦发生妊娠后极易破裂出血，且出血不易自止。卵巢妊娠伴有内出血和休克，故须急诊手术处理。手术时尽量保留正常的卵巢组织和输卵管，根据病灶范围可施行病灶挖除后卵巢修补术或行卵巢楔形切除或部分切除术。只有在输卵管和卵巢无法分离时才行附件切除术。一般不主张单行卵巢切除而保留输卵管。

（2）腹腔镜手术　卵巢妊娠未破裂或破裂口不大，患者血流动力学较为平稳，在做腹腔镜检查时或术前已确诊为卵巢妊娠者，则宜在腹腔镜下做卵巢楔形切除或孕囊剔除+创面电灼或内凝。早期的卵巢妊娠经腹腔镜手术明显优于剖腹手术。

2.药物治疗　MTX 50mg／m^2，肌内注射，单次或分次给药。同样的可以通过腹腔镜直接将MTX注入卵巢妊娠部位，剂量为1mg／kg。其他药物有前列腺素F_{2a}(PGF_{2a})　(1～3mg)、PGE_2(500～1000mg）及50%葡萄糖液等经腹腔镜或B超介导下注入卵巢孕囊或黄体中，若在保守性药物治疗期间β-HCG持续升高或发生急性内出血，仍需开腹手术。

三、宫颈妊娠

宫颈妊娠（cervical pregnancy）是指孕卵在宫颈管内（即宫颈组织学内

口以下，宫颈管内）着床和发育，是异位妊娠中罕见且危重的处理较困难的类型。

（一）病因

尚不明。孕卵游走速度过快或发育延迟，子宫内膜纤毛运动亢进或子宫肌肉收缩异常；子宫腔炎症、子宫发育不良、畸形，子宫肌瘤引起宫腔变形及内分泌失调，辅助生育技术均可能与宫颈妊娠发生相关。

（二）诊断要点

1.症状　停经后无痛性阴道出血，出血量多少不一，出血时间可为停经后4～12周，多见于孕6～8周。因宫颈妊娠出血系胚胎附着部位胎盘绒毛分离所致，血液直接外流，无宫缩发生，所以患者常不伴有腹痛。宫颈组织仅有少量平滑肌组织，收缩力弱，故流产后血窦开放，出血量大，应用宫缩剂无效，出血难以控制，可引起休克或死亡。

2.妇科检查　宫颈极度充血，暗紫色，外口关闭或稍开大，颈管壁薄呈桶形肿胀，子宫体大小和硬度正常，故子宫呈葫芦状。流血多时宫颈外口扩张可见胚胎组织，易与难免流产混淆。

3.辅助检查

(1)B超检查　腹部或阴道B超检查可显示子宫腔内空虚，宫颈内口闭合，孕囊或妊娠产物位于膨大的子宫颈管内，若胚胎存活，可见胎儿及心跳。彩色多普勒超声检查可见子宫血管扩张及宫颈血管形成过多，此点可与难免流产区别。

（2）血HCG检测宫内妊娠48h HCC滴度上升>60％，宫颈妊娠时由于血运差，48h:HCG滴度上升<50％，此检测可供参考。若孕4～5周时检测B.HCG>6000IU/L，则宫内孕可能性大。

（三）病情分析

宫颈妊娠分轻度和重度。

轻度：停经时间短于8周，阴道流血量少，点滴状。可药物保守治疗，或保守性手术治疗。

重度：停经时间超过8周，流产刮宫时大量出血或妊娠后大量出血。

（四）治疗要点

处理原则是尽快终止妊娠。随着诊疗技术的提高，对宫颈妊娠的治疗已由全子宫切除逐渐过渡为保守治疗。

1. 保守治疗

（1）药物治疗　以甲氨蝶呤MTX最为常用。

①全身用药：单次用药：甲氨蝶呤（MTX），50mg／m^2，肌内注射。连续用药：a. MTX 0.5～1mg／kg肌注或静脉注射，隔日1次，共4次，首次用药后24h用四氢叶酸（CF）0.1mg／kg隔日1次，共4次。b. MTX每次15～20mg肌内注射或静脉注射，每日1次，连续3天，共50～60mg（不用CF）。c. MTX50mg肌内注射，隔日1次共3次，CF 5mg，肌内注射，交替使用共3次，米非司酮25mg口服，每日2次，共3次，第4天米索前列醇600μg，阴道后穹隆放入，观察3h后反应，再次放入600μg。

②局部用药：MTX每次30～50mg在阴道B超引导下，通过宫颈壁穿刺将药物直接注入宫颈妊娠包块内，或羊膜腔内（抽液），直接杀灭胚胎组织。此法具有用药量少，药物浓度高，全身反应轻，疗程短等优点。对孕龄较长、胚囊较大、有胎心出现；β-HCG水平高者尤为适用，宜为首选。如有胎心，可羊膜腔内注射20%氯化钾；使胎心消失后给予MTX治疗。

（2）保守性手术治疗

①应用药物MTX治疗后，HCG滴度明显下降，胚胎死亡或部分剥脱流出后，行吸宫或刮宫术。

②宫腔镜下胚胎吸取或切除术：适用于4～6周，出血量不多，β-HCG不很高者，宫腔镜直视下，可明确胚胎着床部位，完整吸取或切除胚胎组织，并进行电凝止血。

③经腹宫颈切开及缝合术：停经时间长，宫颈膨大明显，有活动性出血，量多，无法进行药物治疗的宫颈妊娠患者，仅适用于无子女，要求保留生育能力的年轻妇女。开腹后剪开膀胱腹膜反折，向下推膀胱，暴露膨大的子宫颈前壁，切开前壁直视下剥除妊娠产物，胎盘附着面出血可采用褥式或“8”字缝合宫颈管壁，止血后修复宫颈管。必要时可做宫颈部分切除后再缝合，或先行双侧髂内动脉栓塞或结扎术后再清除宫颈管妊娠产物，由此可有助于减少出血量。

值得注意的是，施行上述保守性手术前，均应采用抗感染、输液、备血，做好纱条填塞止血及进行子宫全切术准备。

④选择性子宫动脉插管造影及栓塞或化疗术：宫颈妊娠的血液供应主要来源于子宫动脉下行支，控制子宫动脉下行支的血供即可控制宫颈出血。当今髂内动脉插管技术可选择插子宫动脉。术前准备子宫切除术，需做碘过敏试验。操作方法：患者经皮股动脉穿刺，放置4F或5F动脉导管，经髂外动脉、腹主动脉至对侧髂内动脉，用60%泛影葡胺行子宫血管造影。造影见子宫动脉明显增粗，宫体染色加重，宫颈血管杂乱交织，然后选择性插入子宫动脉。确认导管已插入子宫动脉后可进行以下操作：a.注射造影剂对病灶进一步研究；b.栓塞止血，如注射吸收性明胶海绵，既可以是预防性的，又可以是治疗性的；c.通过动脉向局部注射化疗药物，可单次、连续或间断用药；d.注射化疗药物后注射栓塞剂。近年来不断有国内外学者报道应用该方法成功治疗宫颈妊娠的经验，这种方法无疑为宫颈妊娠的治疗开辟了一条崭新的道路。该方法的优点是：a.适应证更广泛，可治疗妊娠至少11.3周的宫颈妊娠；b.动脉化疗，用药剂量小，局部效果明显，全身损伤小；c.通过动脉可一次用药，又可连续或间断多

次用药，d.用药后行子宫动脉栓塞术，既可以预防治疗过程中的宫颈大出血，又可以延长药物的作用时间，另外某些栓塞剂，如吸收性明胶海绵等经过一定时间溶解，栓塞的血管可再通；e.插管化疗后根据临床综合指标决定是否行栓塞术。

2.根治性治疗　对于已有子女，年龄偏大，宫颈妊娠时间较长，出血风险大；或已发生大出血休克，为挽救患者生命时，可采用子宫全切术。

总之，宫颈妊娠在处理上要根据患者具体情况选用不同治疗方式，并应做好充分止血准备和完善的抢救失血性休克的措施。在可能情况下，尽量争取先行药物治疗，待胚胎死亡之后再进行手术清除术；对大出血休克患者则应以抢救休克，宫颈管局部纱条填塞止血；保守治疗无效时，及时手术，抢救生命。

四、腹腔妊娠

腹腔妊娠（abdominal pregnancy）是指位于输卵管、卵巢、阔韧带以外的腹腔内妊娠。是一种罕见而危险的产科并发症，其发生率约为1：15 000次正常妊娠。

腹腔妊娠有原发性和继发性两种。原发性腹腔妊娠比较少见，是指卵子在腹腔内受精、种植而生长发育。一般为孕卵种植于腹腔腹膜，肠系膜或大网膜上所致。诊断原发性腹腔妊娠的三个条件：①输卵管、卵巢均正常，无逾期妊娠的证据；②无子宫腹壁瘘形成；③妊娠只存在于腹腔，且妊娠期短，是以排除来源于输卵管。继发腹腔妊娠的来源大致有三种：①子宫：因子宫有缺损（瘢痕愈合欠佳）、憩室（自然破裂）或子宫发育不良导致破裂等，以及子宫腹壁瘘。②卵巢妊娠破裂。③输卵管妊娠流产或破裂，孕卵落入腹腔在某一部位种植、着床，妊娠产物继续生长发育而成腹腔妊娠。

（一）诊断要点

1.临床表现　一般患者年龄较普通孕妇平均为大，有多年不孕史，常伴有可疑输卵管妊娠流产或破裂的病史。在妊娠早期，多无特殊主诉，或有早孕反应。停经后的不同时期多数有突然下腹剧痛或持续下腹痛史，少数因剧烈腹痛而出现休克症状或伴有少量阴道流血。至孕足月或过期仍无分娩征兆，胎动剧烈，孕妇多伴不适，腹壁下可清晰扪到胎儿，并常可扪及另一团块样物，实为子宫。胎位多异常，以横位多见。临产后胎先露迟迟不降，偶有胎儿存活者可在下腹部听到母体血管杂音，但绝大多数腹腔妊娠的胎儿死亡。

2.辅助检查

(1)B超　目前诊断腹腔妊娠较理想而可靠的方法，可显示：①子宫内无胎囊或胎体反射；②胎儿与孕妇壁接近，胎儿与胎盘周围未见子宫肌壁回声；③羊水液性暗区接近体表；若宫腔内放一探针，更易协助诊断。

（2）催产素激惹试验（OCT）　是诊断腹腔妊娠有价值的方法，常给孕妇静脉滴注小剂量的催产素，观察子宫有无收缩，若有子宫收缩则可除外腹腔妊娠，否则考虑为腹腔妊娠。

（3）子宫碘油造影、同位素胎盘造影及血管造影　均能显示胎儿及胎盘位于子宫外，但这些只限用于肯定胎儿已死亡者。

（二）病情判断

轻型：腹腔妊娠时间短，胎儿尚存活，羊膜囊未破裂；胎盘种植于非重要脏器（如大网膜）上。

重型：羊膜囊发生破裂。羊水及胎儿排入腹腔，可引起腹痛及晕厥；胎盘种植在肠系膜上，压迫肠管可引起肠梗阻；种植在大血管上侵破血管，可致腹腔内大出血及休克。

（三）治疗要点

腹腔妊娠一经确诊，应及时剖腹取出胎儿，对胎盘的处理可视情况而定：如胎盘附着大网膜或阔韧带表面时，或胎儿已死亡、胎盘循环已停止，胎盘剥离无困难的情况下可考虑一期取出；若胎盘附着或种植于非重要器官，并且切除部分脏器不影响其功能或生活质量者，可考虑行部分脏器切除，如大网膜和小肠部分切除术；如遇胎盘种植在重要脏器或与脏器牢固粘连者，不宜强行剥离，否则造成大出血脏器损伤。可在靠胎盘处结扎切断胎儿脐带，取出胎儿，将胎盘部分或全部留置腹腔，大多能自行吸收。长期留置于腹腔有感染、粘连、肠梗阻可能，也有在2～3个月后再剖腹取出。

甲氨蝶呤可破坏残留胎盘，促使更快吸收，在严密观察下可应用。用法：甲氨蝶呤，20mg，肌内注射，每日1次，5天为1个疗程。

腹腔妊娠胎死腹腔内且稽留时间长者，可发生纤维蛋白原减少症，应予以引起重视。术后控制感染十分重要。

五、残角子宫妊娠

残角子宫妊娠（rudimentary horn pregnancy）系在发育不良的残角子宫内妊娠，较少见。误诊率高。术前确诊率很低，如延误治疗可导致残角子宫破裂，发生腹腔内出血，严重休克，甚至危及生命。

（一）病因

残角子宫为先天发育畸形，往往不与另一侧发育较好的子宫沟通，但有纤维束与之相连。精子外游至对侧输卵管受精，受精卵进入残角子宫发育；受精卵外游至对侧输卵管着床于残角子宫。由于残角子宫发育不良，不能承受胎儿生长发育，故常于妊娠中期发生破裂，导致严重内出血。偶有妊娠到足月，但不能经阴道分娩。

（二）诊断要点

1.临床表现

（1）病史未孕时有原发性痛经史，可合并有泌尿生殖道畸形；确诊为早孕人工流产无胚胎组织刮出，中孕引产失败，晚期妊娠对大剂量催产素引产无反应者均应怀疑本病。

（2）妊娠中期突发下腹剧痛，伴晕厥、休克，伴或不伴少量阴道流血。

(3)妇科检查在正常或稍大的子宫旁可扪及略小于停经月份妊娠子宫的质地较软的包块，破裂后出现内出血征象。

2.辅助检查

(1)B超正常子宫增大呈中等回声，宫腔内见增厚的蜕膜回声；在正常子宫上方见一包块，内有胚囊，内可见胎儿结构，胚囊外有肌层组织，且包块与子宫紧贴或有带相连。

(2)B超+宫腔探针检查。

（3）诊刮+子宫内膜病理，孕早期可协助诊断。

（4）腹腔镜。

（5）核磁共振（MRI）。

（三）病情分析

轻型：早孕期确诊，无破裂征象。

重型：妊娠中晚期突然下腹剧痛，伴晕厥、休克、有内出血体征。

（四）治疗要点

治疗以手术切除残角子宫为原则。妊娠早中期者以残角子宫切除，同时切除同侧输卵管为宜，以防止日后发生同侧输卵管妊娠。如妊娠已达足月且为活胎者，应先行剖宫术抢救胎儿，然后切除残角子宫与同侧输卵管；对无生育要求者，同时行对侧输卵管结扎术。

（五）护理

一、日常护理

1.应注意劳逸结合，勿做重体力劳动，尽量减少腹压，便秘者可用轻泻剂，预防包块破裂。

2. 由于患者处于大手术后，体质虚弱，且多日禁食，唾液分泌减少，口腔黏膜干燥，选择合适的口腔护理溶液，及时进行口腔护理，预防和减少口腔细菌的滋生。

3. 针对患者的焦虑恐惧心理，给予理解和同情、耐心安抚，解除其心理压力，取得患者及家属的配合，使他们信任，有安全感，以良好的心态接受治疗。

4. 应做到定期随访，出院后一个月或月经干净后再来院检查及复测 B 超。

二、饮食调理

饮食宜清淡营养，保证蛋白质的摄入。蛋白质是抗体的重要组成成分，如摄入不足，则机体抵抗力降低。因此，可多吃些鸡肉、猪瘦肉、蛋类、奶类和豆类、豆类制品等。

三、其他注意

注意正确避孕，及时治疗生殖系统疾病，注意经期、产期和产褥期的卫生，防止生殖系统的感染。

第二节 卵巢滤泡或黄体破裂

卵巢成熟卵泡或黄体由于某种原因引起泡壁破损、出血，严重者发生急腹痛或休克而来就诊。已婚、未婚妇女均可发生，以生育年龄妇女最多见。

（一）病因和发病机制

成熟的卵泡排卵后，其裂口不久即被凝血块堵住，如无血块堵塞，且卵泡内的血管不闭锁，可出血到腹腔内，此种出血多发生在月经中期。成熟卵泡排卵后形成黄体，此时如已凝的血块脱落，亦可发生出血，此种出血多发生在月经前期。出血多少与卵巢充血程度、卵巢基质和血管是否硬化缺少收缩力，以及小动脉是否破裂有关。

卵巢破裂有多种病因，可有以下几种情况。

（1）卵巢扭转、子宫脱垂、盆腔炎、急性阑尾炎等引起卵巢充血，形成卵泡血肿或黄体血肿，血肿继续扩大，压力增加到一定程度即发生破裂。

（2）卵巢直接或间接受外力影响而发生破裂，如性交，腹内压增加（大便用力、恶心、举重等）。

（3）卵巢功能变化，如过分冷、热浴，长期用雌激素或孕激素引起卵巢功能变化，或因卵巢酶系统的功能过度活跃，造成出血倾向或凝血障碍。

（4）血凝变化，如贫血、营养不良，或其他情况引起血小板损害及血液成分改变，导致出血。

卵巢破裂 80%为黄体或黄体囊肿破裂，大多在月经周期的末一周，偶可有月经第 1、2 天发病。少数为滤泡破裂，常发生在成熟卵泡，因而发病一般在月经周期第 10～18 天。

（二）病情分析

滤泡破裂与黄体破裂仅在破裂时间上有差异，症状与体征象同。

（1）无闭经史，滤泡破裂出血多发生在月经中期，黄体破裂出血多发生在前期，常伴有阴道出血。

（2）起病急骤，下腹突然剧痛，先为一侧下腹痛，继之波及全腹持续坠痛。轻症者仅有突发性下腹疼痛，短时间后渐渐缓解，仅感轻度不适。腹部触痛不明显，但双合诊盆腔触痛极明显，重症者则全腹痛明显。

（3）内出血少时，仅有肛门坠感，内出血多则有恶心、呕吐、头晕、眼前发黑、出冷汗甚至晕厥、休克。

（4）轻症者下腹有轻度压痛，以破裂侧明显。破裂发生于右侧卵巢时，压痛点在阑尾压痛点下方，位置较低。重症者下腹压痛明显，有反跳痛，腹肌强直不如弥漫性腹膜炎明显。

（5）出血多时可有移动性浊音。

（6）妇科检查有宫颈举痛，移动宫体疼痛，后穹窿饱满，患侧附件区触痛明显，有时可触到增大的卵巢。

（三）诊断要点

（1）无闭经史，在排卵期或月经前期发生剧烈腹痛，有内出血征象。正确诊断最主要的是仔细询问病史及与月经周期的关系，月经正常且多在排卵后或黄体期。

（2）尿妊娠试验阴性，血 HcG 在正常范围。

(3)B 超可见附件区卵巢周围有囊实性不均质包块，边界不清，盆腔内或后穹窿可见有游离液性暗区。

（4）后穹隆穿刺抽出不凝血或血性液体可助诊断。

（四）治疗要点

（1）轻型者　可卧床休息，使用止血剂，严密观察，症状慢慢缓解，则不需手术。

（2）重症者　往往颅内出血多，伴有休克症状，应立即手术。术时可见卵巢破裂口有活动性出血，手术应设法保留卵巢功能，用 3-0 细肠线连锁缝合破口，或剜除出血部分，将边缘连续缝合。切除组织送病理检查以除外卵巢妊娠，或可用腹腔镜，可以镜下抽吸腹腔内积血，破口用激光或电凝止血。

第三节　子宫内膜异位囊肿破裂

随着子宫内膜异位症发病率上升，卵巢子宫内膜异位囊肿破裂的发病也随之增多，成为妇科领域中一种新型急腹症。异位囊肿破裂后囊内陈旧血液溢入腹腔，引起剧烈腹痛，因此而来急诊。

子宫内膜异位囊肿的内容物为巧克力色，故又称卵巢巧克力囊肿。

（一）病因和发病机制

卵巢巧克力囊肿具有一种较强的自发破裂倾向，多发生在月经期前后，因月经期囊腔内反复出血，囊内压力急剧增高，易发生破裂，也可受外力挤压或妇科检查而使囊肿破裂。如破裂孔小，内容物流出不多，很快被周围组织包围粘连，裂口被堵住，此时虽有腹痛但却未构成急腹症。溢入盆腔的陈旧经血内如含有子宫内膜，可继发种植于腹腔内，使病情进一步发展。囊肿可反复破裂，如裂孔大，内容物流出多，则发生剧烈腹痛。

（二）病情分析

仔细询问既往有无痛经史、盆腔肿块史。

（1）发病多在月经前或月经周期后半期。

（2）无闭经或不规则阴道出血。

（3）突发下腹剧痛，开始于一侧，继之全腹，伴恶心、呕吐。

（4）很少出现休克或血压下降。

（5）腹部明显腹膜刺激征，有明显压痛，反跳痛和腹肌紧张，常伴有体温升高如中低热，偶有移动性浊音。阴道检查一侧或双侧盆腔有周界不清的包块与子宫壁紧贴，不活动，明显压痛。

（6）有的病例可触到子宫直肠窝及子宫骶韧带有触痛结节。

（三）诊断要点

（1）在子宫直肠窝查到触痛结节，一侧或双侧附件有包块。原有盆腔包块缩小且边界不清。病情危重出现一侧下腹急性剧痛，难忍拒按。下腹明显压痛反跳痛及肌紧张。腹腔内有移动性浊音、内出血体征。

（2）后穹窿穿刺抽出咖啡色混浊液。

(3)B 超检查卵巢增大，内有液性暗区，或后陷窝有液性暗区。原有的盆腔囊肿变小，张力减低，边界不清。

（四）治疗要点

（1）确诊后立即行急诊手术。因流出的囊液可引起盆腔粘连导致不孕。

（2）未生育者仅一侧卵巢受损时，可切除患侧卵巢，如果双侧卵巢均受损，则行囊肿剥除术，保留双侧卵巢。如果囊肿与周围组织粘连紧密，强行剥出易损伤脏器时，则可用无水酒精注入囊腔内，使腔内上皮坏死，以免复发。

（3）如果年龄已大且已有子女，为了避免以后复发，以切除患侧附件及子宫为宜。

（4）术时彻底清洗腹腔，尽量切除病灶，松解粘连。可用庆大霉素、甲硝唑等抗生素冲洗腹腔，以防术后粘连。

（5）术后给予丹那唑200mg，1日2次，治疗2～3个月。

第四节　卵巢肿瘤蒂扭转

为常见的妇科急腹症。约10%卵巢肿瘤并发蒂扭转。妊娠期或产褥期子宫位置改变均易发生蒂扭转。

（一）病因和发病机制

好发于瘤蒂长、中等大、活动度良好、重心偏于一侧的肿瘤（如畸胎瘤）。卵巢肿瘤往往有一长蒂，肿瘤与周围组织无粘连，约拳头到儿头大小，当肿瘤重心偏于一侧，瘤体因体位变换或体内压力突然增加或向同一方向连续转动时易发生扭转。妊娠期肿瘤受增大的子宫的推挤可发生扭转，多发生在妊娠前半期及产后，因中期妊娠时，卵巢肿瘤随着宫体升入腹腔，较先前在盆腔内的活动余地大，更易扭转。有的患者在发病前不知自己盆腔内有肿物，无任何诱因突然发生下腹痛，有人是在晚间睡眠翻身时突然疼痛，以为是阑尾炎，往往先到外科就诊，良性肿瘤及恶性肿瘤均可扭转，以卵巢良性畸胎瘤、黏液性或浆液性囊腺瘤等多见。

（二）病情分析

（1）突然一侧下腹疼痛，痛的程度随扭转的程度而不同。轻度扭转腹痛较轻，可随体位的变换而自然缓解。重度扭转往往在一圈以上甚至可达三圈，此种情况腹痛较重。

（2）重度扭转后，卵巢静脉血流受阻，但动脉继续供给血液，致使肿瘤充血呈紫褐色，甚至瘤壁血管破裂，血液流入囊腔，偶尔流入腹腔内.患者感全腹痛，伴恶心、呕吐。

（3）下腹部有压痛，无反跳痛，肌紧张不明显。

（4）有时下腹部可触到肿物，有时触不到。

（5）妇科检查在盆腔一侧有肿物，扭转程度轻时，可分清肿物与子宫的境界，扭转程度重时有明显压痛，往往不易查清肿物与子宫的境界，肿物不活动，多在子宫的侧后方。

（6）扭转早期，末梢血白细胞轻度增高，偶有低热.如扭转时间久，且有瘤内出血时，往往继发感染，高热达39℃左右，采用多种抗感染治疗不易退热。

（三）诊断要点

根据病史与体征可初步诊断。B超检查盆腔内有肿物，一侧下腹部突然剧痛，伴恶心、呕吐。血红蛋白下降，提示内出血体征。伴有感染时可以高热不退。

（四）处理要点

（1）确诊后立即手术切除肿物。

（2）切除时先用钳夹住扭转的蒂，然后切断以防血栓弥散到全身血循环中。对于对侧卵巢缺失、年轻患者以及其他迫切需要保留卵巢的患者，如果扭转时间较短、肿瘤尚未充血呈紫褐色，可以向家属讲明情况后慢慢使肿瘤复位，再按照常规行卵巢肿瘤切除术，保留卵巢。但术中及术后应严密观察有无血栓形成或栓塞脱落形成远处栓塞的症状、体征。

（3）术时剖检对侧卵巢有无小肿瘤，因有些肿瘤，如囊性畸胎瘤、浆液性乳头状囊腺瘤等常双侧发生。

（4）切除的肿瘤在手术结束前，由台下医师切开检查，有无恶性可疑，必要时行快速冰冻病理切片检查。

第五节 卵巢肿瘤破裂

（一）病因和发病机制

（1）当肿瘤生长过快，囊壁薄，加以局部血液供应不足，增多的囊液自囊壁薄弱处破裂，流入腹腔。

（2）有长蒂及游离的卵巢肿瘤容易扭转，扭转后静脉充血、张力增加，易导致局部缺血、坏死而破裂，内容物溢入腹腔。

（3）恶性肿瘤生长活跃，穿透瘤壁，引起自发性破裂，恶性组织种植在腹膜、肠管、肝脏及盆腔等处。

（4）医生行妇科检查时过度用力。将肿瘤挤破，或在性交、跌倒、撞伤、穿刺后发生破裂。

（5）易发因素任何卵巢肿瘤都可发生自发性或外伤性破裂，但以下几种肿瘤更易发生破裂。

①成熟性囊性畸胎瘤：囊性畸胎瘤蒂很长，且瘤体重心偏于一侧，突然转身或妊娠子宫的推压可发生扭转，由于静脉回流受阻，囊壁高度充血，血管破裂出血以致肿瘤破裂。瘤内的毛发、皮脂腺及角蛋白溢入腹腔，引起化学性腹膜炎及广泛肠粘连。溢出内容物多时可发生剧烈腹痛。内容物少时可慢慢被吸收，但骨骼或牙齿等不能被吸收积存在子宫直肠陷窝内，日久侵蚀后穹窿，形成瘘管，自阴道排出。如果侵蚀直肠前壁，则自直肠排出。少数病例自脐孔排出。

②卵巢黏液性囊腺瘤：浆液上皮增长快，分泌很多黏液，自囊壁薄弱处破出或受外力挤压而破裂，黏液上皮细胞在腹膜、肠管上广泛种植生长，产生大量黏液，称为腹膜黏液瘤，日久引起肠粘连或肠梗阻，患者衰竭死亡。

③卵巢浆液性乳头状囊腺癌：由于乳头生长快、侵蚀囊壁而破裂，可导致肿瘤在盆腹腔内广泛种植，有时肠管粘连于肿瘤破口处可引起肿瘤侵犯肠管，甚至导致肠梗阻。

④卵巢颗粒细胞瘤：由于生长快，容易发生瘤内出血及坏死，使包膜破裂。

⑤卵巢肉瘤：肉瘤是恶性程度高的肿瘤，生长快，包膜易破裂。

⑥卵巢的子宫内膜异位囊肿：极易破裂，发生急腹痛。因囊肿内的内膜随月经周期而脱落出血，而致囊壁胀破。破后内膜种植在盆腔、腹腔及肠管上。腹腔穿刺可抽出巧克力色液体。

（二）病情分析

（1）小囊肿或破裂口小，仅感轻微下腹痛，数日后可自然消失。

（2）大囊肿破裂或破裂口大时，常有突发剧烈腹痛，由下腹播散到全腹。

（3）由于腹膜刺激，常发生呕吐、血压下降及不同程度的休克。

（4）供应肿瘤的血管破裂，可发生腹腔内出血、休克。

（5）肿瘤内容物溢入腹腔，失去原有肿瘤形态及大小，自知有卵巢肿瘤者，往往诉说肿块突然自腹部触不到。

（6）腹部有压痛和反跳痛，轻度腹肌紧张，以下腹为最明显，有时有移动性浊音。

（7）妇科检查盆腔有压痛。有时可以触及缩小的肿块。

（三）诊断要点

（1）对原有卵巢肿瘤病史患者，突发下腹部疼痛，查体有压痛、反跳痛，妇科检查见肿块明显缩小，B 型超声检查证实原有肿瘤缩小或消失，即可诊断。

（2）约有一半病人不知自己有卵巢肿瘤。B超检查盆腔有肿物，形状不规则，张力较小。腹腔穿刺或后穹隆穿刺抽出囊液或血液。有时需经剖腹探查才能确诊。

（3）病情危重指标患者突然全腹剧痛，压痛及反跳痛明显，原有的肿瘤触不清轮廓。出现不同程度的休克现象。有移动性浊音。

（四）处理要点

（1）立即开腹手术切除肿瘤。术时应尽量吸净囊液，彻底清洗盆腔及腹腔。术中涂片行细胞学检查，切除标本送病理学检查，尤需注意破口边缘有无恶变。

（2）如为恶性肿瘤，则根据肿瘤的类型及患者年龄决定是否切除子宫及双附件。中、老年妇女应切除子宫及双附件，年轻及未生育妇女则根据术时分期及肿瘤类型而决定手术范围，应采取积极治疗的原则。

（四）护理

1 做好病人的思想工作，说明手术必要性.

2 认真全面地检查血、尿常规，肝肾功能、胸部及食管透视、心电图、血型及交叉配合试验等。

3. 做好全身卫生准备，术前1天洗澡.

4. 做青霉素及普鲁卡因过敏试验。

5. 术前8到12小时禁食。

6. 慢性器质性疾病，营养不良等均应于术前处理和纠正。

7. 按全麻准备，术前晚肥皂水灌肠的按麻醉前常规术前用药。

第六节　急性附件扭转

正常卵巢与输卵管活动度极大，可旋转90°而不出现症状。卵巢或输卵管在正常情况下发生重度扭转者较为罕见，一般仅发生于儿童，且与先天发育异常有关。如发生完全性扭转而未能及时诊治者，可引起附件坏死甚至坏疽，导致腹膜炎等严重后果。对于儿童及年轻患者为了保留其正常生育功能，更需及早明确诊断及时处理。

（一）病因

先天因素如输卵管发育异常，输卵管、卵巢系膜过长，生殖器官畸形；内在因素如输卵管病变、卵巢生理性囊肿、输卵管双折结扎切除手术史、输卵管蠕动异常；外在因素如妊娠、子宫肿瘤、急剧体位变动、盆腔充血、药物导致输卵管痉挛。

（二）诊断要点

1. 症状　剧烈体位变动如旋转、翻身后突发下腹锐性剧痛，可伴恶心、呕吐，如为不完全扭转，疼痛呈间歇性或慢性持续性。扭转并感染坏死者可出现寒战高热。

2. 体征　腹部检查：腹肌紧张，触痛，患侧下腹部深压痛，继发感染则有反跳痛。双合诊：正常附件扭转可能扪不到包块。但可发现附件区显著触痛，体温可轻度升高。

3. 辅助检查　血常规白细胞计数增多，血沉多正常。B 超可发现肿大的附件。多普勒超声探测卵巢血管的血液流速可明确诊断。还可借助 CT、腹腔镜协助诊断。

（三）治疗要点

根据术中所发现的输卵管卵巢状况进行相应处理。

1. 解除附件旋转　如大体观察发现血液供应尚可，病变组织损害可恢复，则单纯予以解除旋转以恢复原有血运，这种情况一般属于早期诊断或部分性扭转，未发生静脉血栓形成的病例。解锁后附件组织基本可以复原。为避免复发，可缩短卵巢韧带或（并）将卵巢外极缝合固定于盆侧壁或子宫后壁，尤其对需要保留生育功能的儿童及年轻患者更应尽量考虑做保留附件手术。但这一保守治疗有发生栓塞危险，要在术中仔细分析权衡利弊。

2.附件切除术　如输卵管或卵巢血管已有血栓形成或已发生坏死，为避免发生肺栓塞，应做附件切除手术，不应解剖。钳夹卵巢血管应选择在扭转部位的近侧端，要密切注意输尿管的位置，附件扭转时常导致邻近腹膜绷紧，呈帐篷样隆起，使输尿管很接近扭转的蒂，钳夹及缝扎时极易损伤。因此最好切开骨盆漏斗韧带的腹膜，游离出卵巢动静脉再行钳夹、切断、缝扎。

3.腹腔镜手术　在腹腔镜直视下解旋，观察10min，缺血部位恢复，组织基本无损者就给以保守治疗；除解旋外还可做卵巢固定手术。

（四）护理

1.预防重点

（1）宣传生殖健康及预防生殖道感染的重要性。必须保持外阴清洁。宣传月经期性交、人工流产的危害性。及时治疗阴道炎、细菌性阴道病及宫颈炎等下生殖道感染性疾病。

（2）医务人员进行妇科手术必须严格执行无菌操作常规。

2.围手术期预防性应用抗生素

（1）围手术期抗生素预防用药的原则：

①有明显的术后感染的危险性，如机体存在贫血、慢性疾病、肿瘤及分娩过程中的胎膜早破、产程延长、多次阴道检查或肛瘘等易感因素。

②手术中很可能污染细菌，如阴道式及腹式子宫全切除术，盆腔脓肿手术治疗、妇科肿瘤根治手术及选择性终止妊娠等。

③抗生素预防性治疗必须选择针对阴道菌群的广谱抗生素。

④设计当手术中有可能污染细菌时，在组织中已存在足够浓度的抗生素。在手术前 1h 及术后 3h 内给药，杀灭细菌的效果最为理想。因此抗生素预防性给药的疗程尽可能缩短。

⑤抗生素预防性给药方案不能作为手术后感染的治疗措施。

（2）给药方法：用药时间是预防感染成功的关键。许多前瞻性研究提示，预防性抗生素的用药疗程≤24h 的效果好于长疗程。

①手术前给药：目前都主张在术前 30～60min 或麻醉开始时单剂单次给药。如手术时间长，术中出血量大，所用药物的半衰期短，则宜在术中再给药 1 次。例如头孢曲松 1g 溶于生理盐水或 5%葡萄糖液 50ml，于 30min 滴完。

②手术后给药：术后 3～6h 按上述剂量再给药 1 次。需要时可在术后 24h 内再追加 1 次。

（3）尽管预防性抗生素用药对预防手术后感染有很多优点，但仍须强调手术操作要细致轻柔、很好止血、避免损伤组织、残留的结扎断端不应过长和放置适当的引流管。

第七节　原发性痛经

经期前后或行经期腹痛影响工作者称为痛经。分原发性及继发性两种。原发性痛经又称功能性痛经，生殖器官无器质性病变，常发生初潮或初潮后不久，多见于未婚或未育妇女。继发性痛经生殖器官有器质性病变，如子宫内膜异位症或盆腔炎症等，多见于已婚妇女。患者常因剧烈腹痛不能忍受而来急诊。本节主要叙述原发性痛经。

（一）病因和发病机制

原发性痛经多发生在年轻少女，也有发生于中年者。

（1）原发性痛经的发生与月经时子宫内膜前列腺素（prnsta glandin，PG）含量增高有关。研究表明痛经患者子宫内膜和经血中 PGF_{2a} 和 PGE_2 含量较正常妇女明显升高，尤其是 PGF_{2a} 含量增高是造成痛经的主要因素。PGF_{2a} 和 PGE_2 是花生四烯酸脂肪酸的衍生物，在月经周期中，分泌期子宫内膜 PG 浓度较增生期内膜为高。月经期由于溶酶体不稳定，释放各种溶解酶而破坏细胞膜，使子宫内膜细胞溶解，释放 PGF_{2a} 和 PGE_2。PGF_{2a} 和 PGE_2 含量增高，尤其是 PGF_{2a} 量更高可引起子宫平滑肌过强收缩，甚至痉挛性收缩而出现痛经。另外，痛经也与子宫平滑肌不协调收缩，造成子宫供血不足，导致厌氧代谢物积贮，刺激疼痛神经元有关。

（2）由于子宫肌痉挛性收缩，导致组织缺血可引起痛经。引起子宫肌痉挛的原因为宫颈内口或宫颈管狭窄、子宫过度后倾后屈，经血流出不畅，子宫必须加强收缩才能排出经血，因而多在月经第 1～2 天痛经，大量经血排出后.疼痛立即消失。

（3）子宫发育不良畸形时，子宫肌产生不协调收缩，可引发痛经。当子宫内膜整块剥脱，排出不畅，引起痉挛性痛经，称膜样痛经。

（4）有时精神过度紧张、感觉过敏、过劳、受寒、生活习惯改变等亦可发生痛经。有的妇女在健康状态不良时，如贫血或慢性疾病时均可伴发痛经。

痛经多发生在有排卵的周期，而在无排卵周期的月经则多无疼痛。这是由于排卵后在孕激素作用下，分泌期内膜合成较多的前列腺素 F_{2a}（PGF_{2a}），能刺激子宫收缩。月经期子宫内膜破碎，PGF_{2a} 即释放出来。作用于子宫肌和血管，引起强烈收缩而发生痛经。随着子宫内膜的脱落排出，PGF_{2a} 亦排出体外。进入血循环的 PGF_{2a}，被靶器官吸收和破坏，痛经逐渐减轻和消失。前列腺素进入血循环，可引起全身性反应，如恶心、呕吐、腹泻等。

（二）病情分析

（1）多发生在初潮后不久，也有发生在初潮后 2～3 年的女性。

（2）月经期第 1～2 天出现下腹阵发性绞痛，有时放射到腰部、阴道和肛门。腹痛持续数小时到1～2天，经血外流通畅后痛即消失。

（3）往往伴恶心、呕吐、尿频、腹泻等症状。

（4）部分妇女在月经前1～2天即开始有下腹部疼痛或腰痛。

（5）剧痛时面色苍白、手足冰冷、出冷汗，甚至昏厥，需卧床休息2～3天。

（6）膜样痛经的患者在月经第3～4天痛经最剧，膜状物排出后痛即消失。

（7）婚后或分娩后痛经往往消失。

（三）诊断要点

首先寻找原因，了解发病年龄、痛经开始及持续时间、性质及程度、有无精神过度紧张及过度劳累史等。妇科检查或B型超声检查排除器质性病变。如为年轻妇女、盆腔正常，则为原发性痛经。

须与子宫内膜异位症、子宫腺肌病等疾病引起的继发性痛经相鉴别。继发性痛经常在初潮后数年方出现症状，多有月经过多、不孕、放置宫内节育器或盆腔炎病史，妇科检查有异常发现，必要时可行腹腔镜检查加以鉴别。

（四）治疗要点

（1）注意经期卫生和劳逸结合，经期避免剧烈运动和过度劳累，忌用冷水洗浴，禁食生冷。应重视精神心理治疗，阐明月经时轻度不适是生理反应。疼痛不能忍受时可行非麻醉性镇痛治疗，适当应用镇痛、镇静、解痉药。

（2）止痛药物　疼痛时可服用复方颠茄片、复方阿司匹林、氟芬那酸、甲芬那酸、吲哚美辛等。后三者药物为前列腺素抑制剂，效果更佳。严重时可注射哌替啶或可待因等药物。痉挛性痛经可用阿托品解痉，哌替啶有成瘾性，要慎用。

（3）激素治疗　因痛经多发生在有排卵周期者，故可使用抑制排卵方法治疗痛经。服用炔诺酮或甲羟孕酮每日4～10mg，自月经第5天开始，连服22天，停药后来月经缓解痛经，连服 3～6 个周期。

（4）膜样痛经则补充孕激素，使雌激素与孕激素重新恢复平衡，使月经期子宫内膜呈碎片状剥脱。月经前第 5 天开始每日注射黄体酮 20mg 至行经第 1 天停注。从月经中期开始用药 10 天也有效。

（5）中药治疗　理气活血、温经止痛，能抑制前列腺素合成酶的活性，减少前列腺素的释放量。原发性痛经方药：当归 12g、川芎 10g、炮姜 10g、元胡 10g、炒灵脂 10g、生蒲黄 10g、细辛 3g、桃仁 10g、赤芍 15g、小茴香 10g、乌药 10g、肉桂 10g、香附 10g、没药 10g。水煎服，1 日 1 剂。于月经前 1 周开始服用，服至腹痛缓解止。连服 3 个月经周期。

（6）手术治疗

①扩张宫颈及刮宫术：用于宫颈管狭窄痛经。扩张宫颈到 6～8 号，利于经血畅流。此法多用于已婚妇女。

②子宫悬吊术：多用于子宫极度后倾后屈，而又找不到其他疼痛原因者。

（五）护理

一、日常护理

1. 保持外阴清洁，月经期禁止性交、盆浴和游泳。

2. 避免过度劳累和剧烈体育运动。

3. 避免着凉，经期不可冒雨涉水、冷水洗脚或洗浴。

4. 放松心情，避免过度紧张、焦虑。

二、饮食调理

1. 给予清淡而富有营养的饮食，尤其加强 B 族维生素的摄入。

2. 饮食应定时定量，不宜暴饮暴食或多食肥甘厚腻、辛辣、生冷、寒凉、收涩之品。

3. 在经前或经期有水肿现象的患者应限制盐、糖、咖啡、酒精类饮料的摄入。

第八节 处女膜闭锁

（一）病因与发病机制

胚胎期尿生殖窦腔化时，其最外一层组织未被吸收，处女膜褶发育旺盛，使阴道口与前庭不能贯通。如果子宫及阴道发育正常，初潮时月经血积存于阴道内，因处女膜无孔，经血不能流出，造成经血潴留，日久多次经血潴留形成阴道积血。血越积越多，扩展到子宫腔内，形成阴道子宫积血。继续积存则流入输卵管，并通过伞端流入腹腔。由于血液的刺激，输卵管发生水肿及炎性反应，引起粘连，使输卵管伞端闭锁，形成子宫输卵管积血，发生剧烈腹痛。

（二）病情分析

（1）青春期无初潮，出现逐渐加重的周期性下腹痛，当积血日久形成黏稠的血液时刺激组织发生炎症及粘连，腹胀及腹痛更加明显。

（2）肛门坠胀感，大小便困难，甚至尿潴留。

（3）有时下腹正中可触到包块，并感到包块逐渐增大，上缘可达脐平。

（4）积血口久可继发感染，发热经久不退。

（5）妇科检查发现处女膜无孔，此处为紫色膨隆膜，壁厚者仅膨隆而无紫色。

（6）肛查在相当阴道的部位有明显压痛包块，压向直肠，紧张度很大，向上方与子宫连成一片，查不清子宫。

（7）有时可在耻骨上部触到一胀大的肿块，此为子宫输卵管积血形成的肿块。

（三）诊断要点

从未来过月经，处女膜膨隆处穿刺，可抽出黏稠不凝的深褐色血液，B 超可协助诊断。病情危重指标：急性剧烈下腹胀痛，坠痛。下腹有明显包块，压痛剧。全腹压痛反跳痛，显示腹腔内积血。注意与阴道下段闭锁畸形鉴别。

（四）治疗

（1）确诊后尽快手术，将闭锁处女膜行 X 形切开，放出积血，要保持引流通畅。

（2）检查宫颈口，如果宫颈口闭合，则应扩张，放出宫腔和输卵管积血，以油纱布塞于宫颈口以防粘连。

（3）给予抗感染治疗，避免阴道冲洗及其他阴道内操作，特别不要用探针探管腔，以免上行感染。

（4）子宫积血如充分排出，子宫逐渐缩小，恢复原形，输卵管内积血多能自然排出，包块因之消失。治疗后每隔数日进行一次 B 超检查，追踪观察子宫恢复情况。

（5）手术切开后经过一段时间，盆腔内包块仍不缩小及消失，甚至发热有化脓现象时，则需剖腹探查，切除化脓病灶，尽量保留生育功能。

（6）如为阴道下段闭锁积血，术时应行阴道成形术。

（五）护理

一、日常护理

1. 注意个人卫生，勤换洗消毒会阴垫和内裤。

2. 大小便后要清洁会阴，大便后擦拭会阴时由前向后擦。

3. 术后禁盆浴 1 个月，避免按压下腹部和冲洗阴道，不宜做阴道检查，以免引起上行性感染。

二、饮食调理

进食高蛋白、高营养、高维生素及富含铁质、粗纤维食物，多食新鲜蔬菜和水果。

第十二章　妇产科常用操作技术

第一节　后穹窿穿刺

后穹窿穿刺经常用于宫外孕及盆腔炎的诊断和鉴别诊断。通过后穹窿穿刺可以吸取直肠子宫凹陷内的液体。直肠子宫凹陷是体腔最低的位置，是盆腔病变最易累及的部位，而且盆、腹腔液体也易积聚于此。

（一）适应证

（1）明确子宫直肠凹陷内积液的性质或贴近后穹窿肿块的性质。

（2）超声介导下经后穹窿穿刺取卵。

（二）禁忌证

（1）怀疑肠管与子宫后壁粘连时。

（2）怀疑后穹窿肿块为恶性肿瘤时。

（三）方法

（1）患者排尿后取膀胱截石位。常规消毒外阴、阴道，铺无菌巾，盆腔检查后穹窿是否饱满、宫颈有无举痛、子宫及双附件是否正常、子宫位置及曲度等。

（2）放置阴道窥器暴露宫颈及阴道后穹隆，再次消毒阴道及宫颈，以宫颈钳钳夹宫颈后唇，向前牵拉，充分暴露后穹隆。

（3）以 18 号腰椎穿刺针接 10ml 或 20ml 注射器。于宫颈后唇和阴道后壁之间最突出之处或宫颈后唇下方 1cm 处，取与宫颈平行稍向后的方向刺入 2～3cm，有落空感后抽吸.边抽吸边拔出针头。

（4）抽出针头后若穿刺点渗血可以无菌纱布或干棉球压迫止血，止血后连同阴道窥器、宫颈钳一并取出。

（四）注意事项

（1）抽吸物为鲜血，放置4～5min，血液凝固为血管内血液；若放置6min以上仍不凝，则为腹腔内出血，多见于异位妊娠、滤泡破裂、黄体破裂或脾破裂等引起的血腹症。若抽出为不凝固的陈旧血或有小血块，可能为陈旧性宫外孕。若抽吸的液体为淡红、微混、稀薄甚至脓液，多为盆腔炎性渗出液。

（2）穿刺时针头进入子宫直肠陷凹不可过深，以免超过液平面吸不出积液。穿刺时一定要注意进针方向，避免伤及子宫或直肠，特别是子宫呈后倾后屈位时。

（3）穿刺失败，主要是进针方向不正确或病人欠合作所致，应注意争取病人合作，必要时可针刺穴位麻醉。

（五）并发症

主要为伤及子宫壁或肠管（抽出少量鲜血或肠内容物），一般不会造成严重后果。

第二节　腹腔穿刺

妇科病变多集中在盆腔及下腹部，故可通过经腹壁腹腔穿刺明确盆、腹腔积液性质或查找肿瘤细胞或腹腔内注药治疗。

（一）适应证

（1）明确腹腔积液的性质。

（2）鉴别贴近腹壁的肿物的性质。

（3）腹水过多者，可穿刺放液，必要时向腹腔内注药治疗。

（二）禁忌证

（1）移动性浊音阴性、腹腔积液较少者。

（2）腹腔经多次手术或疑有广泛粘连者均不宜行腹腔穿刺。

（三）方法

（1）排尿后取半卧位或侧卧位。取脐与髂前上棘连线中外 1 / 3 交界处为穿刺点，按常规消毒下腹部，铺无菌洞巾。

（2）用 1%利多卡因 2ml，在穿刺点及其周围做局部浸润麻醉。

（3）持腰椎穿刺针从选定的穿刺点垂直刺入，通过腹膜时有抵抗消失感，拔出针芯，即有液体溢出，连接注射器，按需要抽取足够数量液体，并送化验或病理检查。

（4）若需持续放液引流或减压者，可应用腹腔穿刺器。选好合适的套管与导管，在局部麻醉下在穿刺点切开皮肤、筋膜，用穿刺器穿刺后，拔去针芯，再由套管插入导管，使液体缓慢外流并送检。取下套管，将导管与引流瓶相连。导管放置时间依病情决定。

（5）穿刺术毕拔出穿刺针，局部敷以无菌纱布。穿刺引流者需缝合伤口并固定导管。

（四）注意事项

（1）腹腔积液量较多时，放液过程中应注意患者血压、脉搏、呼吸，控制放液速度不可太快。

（2）穿刺液应首先观察其性状，再做常规生化及细胞学检查。

疑炎性腹水者，应做细菌培养及药敏试验。

第三节　阴道分泌物悬滴检查

（一）适应证

白带增多、有异味、阴道黏膜充血，怀疑有阴道炎症时。

（二）标本采集

用棉拭子取阴道深处分泌物，置入温生理盐水中送检，涂片染色后镜检。

或用生理盐水涂片即可观察。

（三）临床应用

1. 阴道清洁度据镜检　白细胞、上皮细胞、杆菌、球菌多少分度。

2. 病原体检查　对于阴道清洁度Ⅲ～Ⅳ者，应进行病原体检查。湿片直接镜检滴虫呈梨形，可见4根鞭毛，活动；若见孢子和假菌丝即为念珠菌感染。

第四节　阴道及宫颈细胞学检查

（一）适应证

需要了解卵巢或胎盘功能时进行阴道涂片；筛查早期宫颈癌时行宫颈刮片；了解宫颈管内情况时可行宫颈管吸片。

（二）标本采集

1. 阴道涂片　主要目的是了解卵巢或胎盘功能。已婚妇女在阴道侧上1/3处轻轻刮取分泌物及细胞，未婚妇女用湿棉签刮取，薄而均匀地涂于玻片上，置于95%乙醇内固定。

2. 宫颈刮片　是筛查早期宫颈癌的重要方法。取材应在宫颈外口鳞柱状上皮交接处，以宫颈外口为圆心，用木质小脚刮板轻轻刮取一周，均匀地涂在玻片上。

3. 宫颈管吸片　为了解宫颈管内情况。先将宫颈表面分泌物拭净，以吸管轻轻放入宫颈管内，吸取宫颈管分泌物，制成涂片；也可用浸湿生理盐水棉签伸入宫颈管内，轻轻旋转一周取出做涂片。

细胞学染色常用巴氏染色法，既可检查雌激素水平，也可查找癌细胞。

（三）临床应用

1. 阴道脱落细胞在内分泌检查方面的应用　阴道鳞状上皮细胞的成熟程度与体内雌激素水平成正比。雌激素水平越高，阴道上皮细胞分化越成熟。因此，观察阴道鳞状上皮细胞各层细胞的比例，可反映体内雌激素水平。

一般有雌激素影响的涂片，基本上无底层细胞；轻度影响者表层细胞<20%；高度影响者表层细胞>60%。在卵巢功能低落时则出现底层细胞：轻度低落底层细胞<20%；中度低落底层细胞占20%~40%；高度低落底层细胞>40%。

2. 阴道脱落细胞在妇科肿瘤诊断上的应用　主要表现在细胞核、细胞及细胞间关系的改变。诊断标准如下：

巴氏Ⅰ级：正常。

巴氏Ⅱ级：炎症。细胞核普遍增大，淡染或有双核，也可见核周晕或胞浆内空泡。

巴氏Ⅲ级：可疑癌。主要是核异质，表现为核大深染，核形不规则或双核。

巴氏Ⅳ级：高度可疑癌。细胞有恶性特征，但在涂片中恶性细胞较少。

巴氏Ⅴ级：癌。具有典型的多量癌细胞。

第五节　外阴、阴道、宫颈活组织检查

（一）外阴活组织检查

1. 适应证

（1）确定外阴色素减退疾病的类型及排除恶变；

（2）外阴赘生物及久治不愈的溃疡需明确诊断及排除恶变；

（3）外阴特异性感染。

2. 禁忌证

（1）外阴化脓性感染；

（2）月经期；

（3）疑恶性黑色素瘤。

3. 方法　患者取膀胱截石位，常规消毒铺巾，局麻后剪除或部分切除病灶，

压迫止血，标本用10%甲醛固定送检。

（二）阴道活组织检查

1. 适应证　阴道赘生物、溃疡灶。

2. 禁忌症　急性外阴炎、阴道炎、宫颈炎、盆腔炎。

3. 方法　患者取膀胱截石位，常规消毒铺巾，活检钳取可疑部位组织，表面有坏死者要取至深层新鲜组织，无菌纱布压迫止血，24h后取出，标本用10%甲醛固定送检。

（三）宫颈活组织检查

1. 适应证　宫颈脱落细胞学检查巴氏III级及以上；疑有宫颈癌或慢性特异性炎症，需进一步明确诊断者。

2. 禁忌证　急性阴道炎、月经期及妊娠期。

3. 方法　患者取膀胱截石位，用阴道窥器暴露宫颈并消毒。活检钳在宫颈外侧柱状上皮与鳞状上皮交界处取材，可疑宫颈癌者可选3、6、9、12点多点取材。若临床已明确为宫颈浸润癌，只为明确病理类型或浸润程度时也可做单点取材。无菌纱布压迫止血，24h后取出，标本用10%甲醛固定送检。

第六节　宫颈黏液检查

宫颈黏液是宫颈腺体的分泌物，宫颈黏液中无机盐与黏蛋白是形成结晶的物质条件，排卵期是典型羊齿植物叶状结晶，排卵后或妊娠期由于孕激素作用，呈椭圆体。

（一）检查方法

患者取膀胱截石位，暴露宫颈并拭清宫颈及阴道穹隆的分泌物，用干燥长镊伸进宫颈管内1cm取黏液观察其拉丝度并涂于玻片上，干燥后低倍镜下观察。

（二）临床应用

（1）预测排卵期。

（2）诊断妊娠　月经过期，宫颈黏液出现椭圆体 2 周以上，可能为妊娠；若早孕检查见到不典型结晶，提示孕激素不足，可能发生先兆流产。

（3）诊断闭经　若宫颈黏液无周期性变化，提示闭经原因在卵巢或卵巢以上部位。

（4）诊断功能失调性子宫出血　了解有无排卵，若于流血前有羊齿状结晶提示无排卵。

第七节　基础体温测定

基础体温是机体处于最基本情况下的体温，反映机体在静息状态下的能量代谢水平，在月经周期中随雌、孕激素分泌量的不同，基础体温呈周期性变化。在月经后及卵泡期基础体温较低，排卵后在卵巢黄体产生孕酮作用下，体温上升 0.3～0.5℃，一直持续到经前 1～2 日或月经第一日，体温又降至原来水平。正常月经周期呈双相曲线，若无排卵，基础体温无上升改变而呈单相曲线。

（一）测量方法

每晚睡前将体温表水银柱甩至 36%：以下，置于伸手可取的地方。第二日清晨醒后，不讲话，也不活动，取体温表放于舌下，测口腔温度 5min。每天测体温时间最好固定不变。将生活中有可能影响体温的情况如月经期、性生活、失眠、感冒等也随时记在体温单上。一般连续测量 3 个月经周期以上。

（二）临床应用

1. 指导避孕与受孕基础　体温上升前后 2～3 日是排卵期范围，易受孕。

2. 协助诊断妊娠　基础　体温上升持续 18 日即可协助诊断早孕。

3. 协助诊断月经失调　无排卵型功血的基础体温为单相，治疗后可用基础体温监测有无排卵。排卵性月经失调，由基础体温上升持续时间、体温高低、下降方式等，来推断黄体功能状态。若黄体期短于 11 日，属黄体过早萎缩；若持续时间正常，体温上升幅度<0.3℃可能是黄体发育不良；若基础体温为双相，但下降缓慢，可能是黄体萎缩过程延长，导致子宫内膜不规则脱落。可用于提示闭经的原因，如基础体温为双相，则病变部位在子宫；基础体温为单相，则病变部位可能在卵巢或垂体、下丘脑。

第八节　输卵管通液术

（一）适应证

（1）原发或继发不孕症，男方精液正常，疑有输卵管阻塞者。

（2）检验和评价输卵管绝育术、输卵管再通术或输卵管成形术的效果。

（3）对输卵管黏膜轻度粘连有疏通作用；输卵管再通术后经宫腔注药液，可防止吻合处粘连。

（二）禁忌证

（1）内、外生殖器急性炎症或慢性盆腔炎急性或亚急性发作者。

（2）月经期或有不规则阴道流血者。

（3）严重全身性疾病。如心、肺功能异常，不能耐受手术者。

（三）方法

（1）患者排尿后取膀胱截石位。外阴、阴道常规消毒，铺无菌巾，放阴道窥器暴露宫颈，钳夹宫颈前唇，置入宫颈导管，并使其与宫颈外口紧密相贴。

（2）将宫颈导管与压力表、注射器用 Y 型接管相连。

（3）注射器内装有 20ml 无菌生理盐水（内含庆大霉素 8 万 u），缓慢推注，压力不可超过 21.28kPa(160mmHg)，若输卵管闭塞，注入 4～5ml 时，患者即感到下腹部胀痛，此时压力表见压力持续上升不见下降。若输卵管通畅，注入无菌生理盐水 20ml，毫无阻力，无不适，停止注射后压力迅速自行下降，表示所注液体已顺利进入腹腔。

（4）术毕取出宫颈导管，再次消毒宫颈、阴道。

（四）注意事项

（1）手术时间通常在月经净后3～7天为宜。

（2)用无菌生理盐水温度以接近体温为宜,以免过冷刺激输卵管发生痉挛。

（3）术后2周内禁性交及盆浴。

第九节 子宫、输卵管造影检查

（一）适应证

（1）了解输卵管是否通畅及其形态、阻塞部位；

（2）了解宫腔形态，有无子宫畸形及类型，有无宫腔粘连、黏膜下肌瘤、息肉和异物；

（3）内生殖器结核非活动期；

（4）不明原因习惯性流产。

（二）禁忌证

（1）内、外生殖器急性、亚急性炎症：

（2）严重全身疾病不能耐受手术；

（3）妊娠期、月经期；

（4）产后、流产后、刮宫术后6周内；

（5）碘过敏。

（三）术前准备

（1）造影时间以月经干净3～7日为宜，术前3日禁性生活；

（2）做碘过敏试验，阴性者方可造影，造影剂可选择40%碘油或76%泛影葡胺；

（3）术前半小时肌内注射阿托品 0.5mg 解痉；

（4）术前排空膀胱及肠道，必要时灌肠，以免出现外压假象。

（四）方法

（1）患者取膀胱截石位，消毒铺巾，复查子宫位置及大小，阴道窥器暴露宫颈并钳夹前唇，探宫腔。

（2）将造影剂充满宫颈导管，排出空气，沿宫腔方向置入颈管内，慢慢注入造影剂，X 线透视观察输卵管及宫腔情况并及时摄片。并于 20min 后（76%泛影葡胺）或 24h 后（40%碘油）再摄盆腔平片了解造影剂在盆腔弥散情况。

（五）结果评定

1. 正常子宫、输卵管　宫腔呈倒三角形，双输卵管显影形态

柔软，造影剂在盆腔弥散好。

2. 宫腔异常　宫腔结核时子宫失去正常形态，内膜呈锯齿状不平；子宫黏膜下肌瘤有充盈缺损；子宫畸形有相应显示。

3. 输卵管异常　输卵管结核时形态不规则、僵直或呈串珠状，有时可见钙化点；有输卵管积水时远端呈气囊扩张；造影剂未在盆腔弥散示输卵管不通；输卵管发育异常可见过长、过短、异常扩张或输卵管憩室。

（六）注意事项

（1）造影剂充盈宫颈管时，必须排净空气，以免空气进入宫腔造成充盈缺损致误诊。

（2）注射造影剂不可过快或用力太大，以免损伤输卵管。

（3）透视下发现造影剂进入异常通道，同时患者咳嗽，应立即停止操作并取头低脚高位观察，防止发生栓塞。

（4）造影后 2 周禁盆浴及性生活，同时酌情给抗生素预防感染。

（5）有时因输卵管痉挛造成输卵管不通的假象，必要时重复进行。

第十节　阴道镜检查

（一）适应证

（1）有接触性出血，肉眼观察宫颈无明显病变者；

（2）宫颈刮片细胞学检查巴氏Ⅱ级以上，或 TBS 提示上皮细胞异常，或持续性阴道分泌物异常；

（3）肉眼观察可疑癌变，行可疑病灶的指导性活检；

（4）真性糜烂、尖锐湿疣的诊断；

（5）慢性宫颈炎长期治疗无效以排除有无癌变者；

（6）阴道腺病、阴道恶性肿瘤的诊断。

（二）检查方法

（1）检查前应有阴道细胞涂片检查结果，除外阴道毛滴虫、念珠菌、淋菌等炎症。检查前 4h 避免阴道冲洗、双合诊和性生活。

（2）患者取膀胱截石位，用阴道窥器充分暴露宫颈，用棉球轻轻擦净宫颈分泌物。

（3）打开照明开关，调整好焦距，先在白光下用 10 倍镜粗略观察被检部位。

（4）用 3%醋酸棉球涂擦宫颈阴道部，放大 20 倍观察。最后涂以复方碘液，在碘试验阴性区或可疑病变部位，取活检送病理检查。

（三）结果判断

1. 正常宫颈阴道部鳞状上皮　上皮光滑粉红色，涂醋酸后上皮不变色。碘试验阳性。

2. 宫颈阴道部柱状上皮　肉眼见表面绒毛状、色红。涂醋酸后迅速肿胀呈葡萄状。碘试验阴性。

3. 转化区　即鳞状上皮与柱状上皮交错的区域，阴道镜下见树枝状毛细血管，由化生上皮环绕柱状上皮形成的葡萄岛；开口于化生上皮之中的腺体开口及被化生上皮遮盖的宫颈腺囊肿，涂醋酸后化生上皮与圈内的柱状上皮形成明显对比。涂碘后着色深浅不一。病理学检查为鳞状上皮化生。

4.不正常的阴道镜图像，碘试验均为阴性，包括：

（1）白色上皮　涂醋酸后色白，边界清楚，无血管。病理学检查可能为化生上皮、不典型增生。

（2）白斑　白色斑片，表面粗糙稍隆起，无血管。不涂醋酸也可见。病理学检查为角化亢进或角化不全，有时为HPV感染。在白斑深层或周围可能有恶性病变，应常规取活检。

（3）点状结构　旧称白斑基底，涂醋酸后发白，边界清楚，表面光滑面有极细的红点，病理学检查可能有不典型增生。

（4）镶嵌　不规则的血管将涂醋酸后增生的白色上皮分割成边界清楚、形态不规则的小块状，犹如红色细线镶嵌的花纹。若表面呈不规则突出，将血管推向四周。提示细胞增生过速，应注意癌变。病理学检查常为不典型增生。

（5）异型血管　指血管口径、大小、形态、分支、走向及排列极不规则，病理学检查多为程度不等的癌变。

（6）早期宫颈癌　强光照射下表面结构不清，呈云雾、脑回、猪油状，表面稍高或稍凹陷。局部血管异常增生，管腔扩大，失去正常血管分支状，相互距离变宽，走向紊乱，形态特殊，涂醋酸后表面是玻璃样水肿或熟肉状，碘试验阴性或着色极浅。

第十一节　宫腔镜检查

采用膨宫介质扩张宫腔，通过纤维导光束和透镜将冷光源导入宫腔内，观察宫颈管、子宫内口、宫内膜及输卵管开口，对宫腔内的生理及病理情况进行检查和诊断，也可在直视下行管腔内的手术治疗。

（一）适应证

（1）探查异常子宫出血的原因。

（2）寻找不孕症及习惯性流产的宫腔内原因。

（3）除外宫腔内异物残留。

（4）输卵管堵塞的治疗或行输卵管栓堵绝育术。

（二）禁忌证

（1）生殖道急性或亚急性感染。

（2）多量子宫活动性出血。

（3）近期子宫穿孔或子宫手术史。

（4）生殖道结核未经抗结核治疗。

（5）希望继续妊娠者。

（6）宫颈恶性肿瘤或宫颈过度狭窄难以扩张者。

（7）严重心、肺、肝、肾等脏器疾患。

（三）检查前准备

问病史，行全身检查、盆腔检查及宫颈防癌涂片、阴道分泌物检查。检查时选择月经干净 5 日内。

（四）操作步骤

1. 排空膀胱后　取膀胱截石位。外阴、阴道消毒、铺单，复查子宫大小、位置及附件情况。

2. 麻醉　一般不需麻醉。精神过度紧张者肌内注射哌替啶。

3. 膨胀　介质常用 5% 葡萄糖液。

4. 放置窥器，消毒宫颈，钳夹宫颈　探明子宫曲度及宫腔深度，用宫颈扩张器扩张至 6.5 号。将宫腔镜与冷光源及膨宫装置相连，在液体流出的情况下将宫腔镜送入宫颈内口，先冲洗宫腔直至流出液干净为止。然后关闭水孔，使宫腔扩张并调节光源亮度，当子宫内壁清晰可见时移动镜管，按顺序观察宫底、输卵管开口、子宫前后壁、侧壁、宫颈内口及宫颈管，并徐徐退出。

5.检查后处理　卧床观察 1h；酌情给抗生素预防感染；术后 2 周内禁性生活。

（五）注意事项

1.损伤　警惕宫颈裂伤及子宫穿孔。掌握适应证及禁忌症。对可疑结核、癌瘤、哺乳期及绝经后妇女，操作时应格外谨慎。

2.心脑综合征　立即取平卧位、休息，必要时吸氧、用阿托品。

第十二节　腹腔镜检查

（一）适应证

常用于临床诊断有困难时，如生殖器发育异常、炎症、肿瘤、子宫内膜异位症、异位妊娠、不明原因下腹痛、子宫穿孔及不孕等。

（二）禁忌证

严重心、肺疾患，身体衰弱、精神病或癔症、膈疝及结核性腹膜炎等盆腹腔严重粘连者禁忌腹腔镜检查。

（三）检查前准备

详细采集病史，进行全身体格检查、盆腔检查、宫颈防癌涂片及阴道分泌物检查、心电图及胸部 X 线检查以除外心肺疾患。术前化验同开腹手术。注意清洁脐孔。手术当日禁食，术前排尿或持续安置导尿管。

（四）体位与麻醉

检查时需使患者臀部抬高 15°，硬膜外麻醉或全身麻醉。

（五）操作步骤

1.人工气腹　于脐轮下缘切开皮肤 1cm，插入气腹针，回抽无血后接一针管，若生理盐水顺利流入，说明穿刺成功。接 CO_2 充气机，进气速度不超过 1L / min，总量以 2～3L 为宜，腹腔内压力不超过 2.13kPa(16mmHg)。

2. 套管针穿刺　提起脐下腹壁，将套管针先斜后垂直慢慢插入腹腔，进入时有突破感拔出套管芯，听到腹腔内气体冲出声后插入腹腔镜，接通光源调整患者体位成头低臀高 15°，并继续缓慢充气。

3. 检查　观察子宫及各韧带、卵巢及输卵管、直肠子宫凹陷。观察时助手可移动举宫器，必要时可取可疑病灶组织进行病理检查。

4. 取出　腹腔镜检查无内出血及脏器损伤，方可取出腹腔镜，排出腹腔内气体后拔除套管，缝合腹部切口，覆以无菌纱布，胶布固定。

5. 检查后处理　①应给予抗生素预防感染；②缝合腹部切口前虽已排气，腹腔仍可能残留气体而感肩痛和上腹部不适感，通常不严重，无需特殊处理。

（六）注意事项

1. 皮下气肿　皮下气肿多在 24h 内消失。若发生气体栓塞，应紧急处理。

2. 脏器损伤　主要是膀胱及肠管损伤。严格掌握适应证及仔细操作常可避免。一旦发生损伤，可视情况采取腹腔镜下修补或开腹手术。

3. 出血　小血管出血可采用压迫、电凝、缝扎等方法止血。大血管出血应在输血同时立即行开腹手术。

4. 切口疝　检查后应缝合腹壁全层以防切口疝的发生。

第十三节　诊断性刮宫与分段刮宫

诊断性刮宫简称诊刮，其目的是刮取宫腔内容作物病理检查协助诊断。若同时疑有宫颈管病变时，需对宫颈管及宫腔分步进行刮宫，称分段刮宫。

（一）适应证

（1）子宫异常出血或阴道排液，疑为子宫内膜癌或宫颈管癌者。

（2）月经失调如功血或闭经，需了解子宫内膜变化及其对性激素的反应。

（3）不孕症，需了解有无排卵或疑有宫内膜结核者。

（4）因管腔内有组织残留或功血长期多量出血时，刮宫既可诊断，又能止血。

（二）方法

（1）排尿后取膀胱截石位，外阴、阴道常规消毒、铺无菌巾。做双合诊，了解子宫大小及位置。用阴道窥器暴露宫颈，再次消毒宫颈与宫颈管，钳夹宫颈前唇或后唇，用子宫探针探子宫方向及宫腔深度。若宫颈内口过紧，可用宫颈扩张器扩张至小刮匙能进为止。

（2）阴道后穹窿处置盐水纱布一块。以刮匙顺序刮取宫腔内组织特别注意宫底及两侧宫角处。取下纱布上的全部组织送病理检查。查看无活动性出血术毕。

（3）为排除子宫内膜癌，应做分段刮宫。先不要探查宫腔深度，以免将宫颈管组织带入宫腔混淆诊断。先以小刮匙白宫颈内口至外口顺序刮 1 周，刮取宫颈管组织后再探宫腔深度并刮取子宫内膜。刮出组织分别装瓶、固定，送病理检查。若刮出物肉眼观察高度怀疑为癌组织时，不应继续刮宫，以防出血及扩散。

（三）注意事项

（1）不孕或功血者在经前或月经来潮 12h 内刮宫，以判断有无排卵或黄体功能不良。

（2）出血、子宫穿孔、感染是刮宫的主要并发症，应注意预防。

（3）防止刮宫过度伤及内膜基底层，造成子宫内膜炎或宫腔粘连，导致闭经。

参考文献

[1]石一复，周郁鹤.重视妇产科医疗安全，妥善处理医疗纠纷[J].中国实用妇科与产科杂志，2005,21(12)：705

[2] 王枫华，等.妇产科医疗纠纷和事故的常见原因分析与防范[J]中国卫生事业管理，2010,4:234-236

[3]贺曼，刘煜.妇产科护患纠纷分析及防范.现代预防医学，2005,32(10)：1401

[4]黎文清，杨妹，孙艳萍，等.孕产妇死亡原因与干预措施分析[J].中国初级卫生保健，2011,25(7)：58-59

[5]王礼泉，病历书写与医疗纠纷[J]中国病案杂志，2006,7(12):34.

[6]刘洪珍，任飞飞.产科常见医疗纠纷原因及预防[J].中外妇儿健康；2011,19(3)：68-69

[7]陈利维，江媛，陈春素.产科医疗事故案例分析[J].中国计划生育和妇产科，2012,4(4):58-60

[8]鞠民.从医疗纠纷产生原因剖析医患沟通的重要性[J].现代医院,2009,9(9):105-106.

[9]彭金涛,李满超,张宇萍,等.妇产科住院医师规范化培训工作的 经验与思考[J].中国继续医学教育,2021,13(5):104-107.

[10]马敬.微课结合临床路径教学在妇产科规培中的应用[J].中国继续医学教育,2019,11(7):19-21.

[11]杨誉佳,王圆圆,袁利.临床诊疗指南结合病例分析在妇产科规 范化培训中的应用[J].中国继续医学教育,2019,11(5):1-3.

[12]邵聪文，华勤学，刘玉惠等. 护理实习生手卫生现状研究及管理对策[J]. 中华医院感染学杂志，2015,(2)：458-460.

[13]马威,张森煌.多发伤的一体化急救模式分析[J].齐齐哈尔医学院学报,2005,26

(6):623-624.

[14]吴耀建,曾岚,王文锋,等.创伤性休克早期液体复苏的临床研究[J].中国急救医学,2005,25(2):135-136.

[15]金关.创伤性休克急救护理进展[J].中国医学创新,2009,6(28):92-93.

[16]程晨.失血性休克液体复苏治疗与监护进展[J].临床护理杂志,2008,7(5):50-51.

[17]王兰.孕产妇保健与新生儿护理.青岛：青岛出版社，2003.

[18]朱爱娥.孕产妇健康手册.长春市.吉林科学技术出版社，2003.

[19]冯力民，廖秦平.妇产科疾病.北京：高等教育出版社，2014.

[20]陈瑛，王绍海.妇产科速查.北京：人民军医出版社.2009.

[21]沈慧敏等，妇产科临床手册.北京：人民军医出版社.2006.

[22]庞义存，王健，郑军廷.妇产科规范化诊疗.武汉：华中科技大学出版社.2009.